U0203306

慢性阻塞性肺疾病综合防治手册

主编　钱叶长　吴先正

上海科学技术文献出版社
Shanghai Scientific and Technological Literature Press

图书在版编目（CIP）数据

慢性阻塞性肺疾病综合防治手册 / 钱叶长等主编 . 一上海：上海科学技术文献出版社，2015.4
ISBN 978-7-5439-6623-9

Ⅰ . ① 慢…　Ⅱ . ① 钱…　Ⅲ . ①慢性病—阻塞性肺疾病—防治—手册　Ⅳ . ① R563.9-62

中国版本图书馆 CIP 数据核字（2015）第 061832 号

责任编辑：熊　倩　　张　军
封面设计：钱　祯

慢性阻塞性肺疾病综合防治手册
主编　钱叶长　吴先正
出版发行：上海科学技术文献出版社
地　　址：上海市长乐路 746 号
邮政编码：200040
经　　销：全国新华书店
印　　刷：昆山市亭林彩印厂有限公司
开　　本：720×1000　1/16
印　　张：15.25
字　　数：249 000
版　　次：2015 年 4 月第 1 版　2015 年 4 月第 1 次印刷
书　　号：ISBN 978-7-5439-6623-9
定　　价：38.00 元
http://www.sstlp.com

内 容 提 要

　　慢性阻塞性肺疾病是常见的呼吸道疾病,也是一种可防可治的疾病。本书介绍了慢性阻塞性肺疾病的基础知识、定义、易患因素、发病机制、临床表现、并发症、诊断依据、鉴别诊断、中西医治疗方法以及预防保健与护理等。内容深入浅出,通俗易懂,适合基层医院医务人员以及慢性阻塞性肺疾病患者阅读。

主　编　钱叶长　吴先正

编　委　上海市宝山区中西医结合医院
　　　　钱叶长　危　蕾　刘芳英　马　伟　申燕华
　　　　王众福　李　莉　张善芳　陈雅芳　郭美珠

　　　　上海同济大学附属同济医院
　　　　吴先正　戴国兴　荣爱红

主　审　朱友生　汪世龙

序

　　慢性阻塞性肺疾病（简称慢阻肺）是最常见的慢性肺部疾病,该病在临床上以咳嗽、咳痰和呼吸困难为特征。慢阻肺在全世界范围内的患病率不断增加,是危害人类健康的主要疾病之一,给社会、家庭经济带来巨大的损失。目前全球有 6 亿慢阻肺患者,是人类的第 4 大杀手,预计到 2020 年,可能上升至第 3 位。我国医务工作者经过努力完成了慢阻肺的流行病学调查,结果显示在 40 岁以上人群中我国的慢阻肺患病率为 8.2%（男性 12.4%,女性 5.1%）。据统计,仅 2000 年,我国因慢阻肺死亡的人数就高达 128 万,因此慢阻肺越来越受到人们的关注。

　　慢阻肺的发生、发展是一个长期的过程,受到内因和外因的共同影响。我国的吸烟人群还在不断增加,大气环境污染也未得到有效地控制,预计慢阻肺的发病率还将上升,慢阻肺的防治工作面临着严峻的形势。如何有效地开展防治和管理慢阻肺的工作将是从事呼吸病临床和研究工作者的重要使命。

　　在慢阻肺的防治工作中,上海市宝山区中西医结合医院钱叶长主任医师、上海同济大学附属同济医院吴先正主任医师及其团队做了大量卓有成效的工作。他们结合自己丰富的临床实践并组织相关中青年专家共同编写了《慢性阻塞性肺疾病综合防治手册》一书,充分反映了他们在防治慢阻肺工作中所取得的成绩,必将为促进慢阻肺的防治工作起到很大的推动作用。

　　在本书付梓之际,我荣幸受邀为此书作序,且非常系统地阅读了本书,发现作者以问答形式来编写,很符合中国读者特别是患者朋友的需求,形式新颖,内容丰富,浅显易懂,中西并重,是一本非常实用的防治教材。在此,我要感谢参与编写的所有专家和同仁在繁重的医疗工作之余,为慢阻肺的防治工作所付出的辛勤劳动。我相信本书将有助于医学同仁和慢阻肺患者自我学习和提高有关慢阻肺防治的知识。祝广大慢阻肺患者快乐、健康、长寿！

周　新

中华医学会呼吸病学分会常委

上海市医学会呼吸学会主任委员

上海慢阻肺联盟负责人

上海交通大学附属第一人民医院呼吸科教授

2015 年 3 月

前　言

慢性阻塞性肺疾病(简称慢阻肺,或 COPD)是常见的慢性呼吸道疾病之一,其发病率、致残率和死亡率逐步增高,给患者、家庭和社会带来了巨大的负担。根据世界卫生组织的研究,按疾病死亡率对各类疾病进行排序统计,1990年,慢阻肺排在世界十大疾病"杀手"的第 6 位。2013 年,世界卫生组织发布了全世界人口全因死亡率最新结果,在过去的 10 年中慢阻肺死因排位上升到第 4 位。到 2020 年,慢阻肺在疾病"杀手"榜的位置可能跃至第 3 位,将仅次于缺血性心脏病和脑血管疾病。据我国慢阻肺流行病学调查,在全国 40 岁以上的人群中的患病率为 8.2%,男性的患病率要远高于女性。但是,在我国的一些基层医院和老百姓心目中,慢阻肺还不像糖尿病、高血压等其他慢性病那样已经得到广泛的关注和重视,很多慢阻肺患者甚至不知道自己已患该病,导致病情一再贻误,等到症状严重加重时才去诊治,此时患者的肺功能往往已经严重受损,很多慢阻肺患者没能得到早期诊断和早期防治,所以,慢阻肺已成为一种"不动声色"的杀手。为了提高广大患者、基层医务人员防治慢阻肺的水平,在全社会普及慢阻肺的防治知识,我们组织了临床医学、预防医学和护理学等方面的专家,参阅了大量文献,结合自己的长期医疗实践,组织编写了本书,从认识慢阻肺到如何开展防治工作,深入浅出地做了较全面的介绍。希望通过本书,不但能够更新基层医务人员慢阻肺的相关知识,提高其对慢阻肺的预防和诊疗水平,而且能帮助更多的慢阻肺患者正确面对自身的疾病,提高其对疾病的认知能力,以期稳定病情,延缓疾病进程,改善生活质量,降低医疗费用,减轻家庭和社会的负担。

在本书的编写过程中,我们得到了上海市宝山区中西医结合医院、上海同济大学附属同济医院领导的大力支持,还得到了上海市中西医结合重点病种建设项目——中西医结合治疗慢性阻塞性肺疾病(肺胀病)的资助(项目编号:

zxbz2012-06）。同时，上海交通大学附属第一人民医院周新教授、上海中医药大学附属曙光医院张炜教授、上海同济大学生命科学与技术学院汪世龙教授、安徽省铜陵市第二人民医院朱友生教授等均给予了热情的指导和帮助，朱友生、汪世龙两位教授还给本书进行了认真审校，各位编写专家也在繁忙的工作中抽出时间加班加点为本书撰稿。本书能够顺利付印，各位同道付出了很多辛勤的劳动，在此一并致谢！

由于慢阻肺的理论与实践正在不断地更新发展，我们所掌握知识的广度和深度还远远不够，书中所述不当之处，希望同道专家和广大读者批评指正。

钱叶长　吴先正

2015 年 3 月于上海

慢性阻塞性肺疾病综合防治手册

目 录
Contents

基础知识篇

诊 断 篇

鉴 别 篇

治 疗 篇

西医疗法

氧 疗 篇

预 防 篇

慢性阻塞性肺疾病综合防治手册

保健与护理篇

慢性阻塞性肺疾病综合防治手册

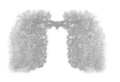

基础知识篇

呼吸系统包括哪些部分？

呼吸系统包括鼻、咽、喉、气管、支气管及肺等器官，分为上呼吸道和下呼吸道。从鼻至喉为上呼吸道，气管及以下为下呼吸道。气管向下在一个称为隆突的位置上分为左右两个主支气管，右侧的主支气管又细又长，且又陡直，因而很多东西会掉进这侧的主支气管中；左侧的主支气管则又粗又短。支气管反复分支及其末端形成的肺泡构成肺，肺也分为左、右两肺。

人体是如何维持"一呼一吸"的？

人需要氧气才能生存，呼吸系统就负责帮助人体从外界吸入氧气，并排出体内的废气（二氧化碳）。如果它受到损害，人体就会感到呼吸困难，即"憋气"，严重时会危及生命。

呼吸系统由肺及呼吸道组成，呼吸道是空气进入人体的通道，肺则是人体与外界进行气体交换的场所。人体通过呼吸肌的舒张和收缩，使胸腔有规律地扩大与缩小，这种互相交替的过程就是呼吸运动，它包括吸气和呼气两部分。

呼吸运动的主要作用是使肺内气体与外界气体交流，有效地提供机体代谢所需的氧，排出体内产生的二氧化碳。成人安静时，每分钟呼吸频率为16～20次，每次吸入和呼出气体量约各为500毫升。

呼吸道的结构特点如何？

呼吸道包括鼻腔、咽、喉、气管和支气管，临床上将鼻腔、咽、喉称为上呼吸道，气管和支气管称为下呼吸道。呼吸道的壁内有骨或软骨支撑以保证气流的畅通。

肺主要由支气管反复分支及肺泡共同构成，气体进入肺泡内，在此与肺泡周围毛细血管内的血液进行气体交换。肺分左肺和右肺,居胸腔内,纵隔的两侧,膈的上方。左肺分为上、下两叶,右肺分为上、中、下三叶。肺是气体交换的场所,从外界吸入的氧气在此进入肺泡周围的毛细血管被运送到全身,从身体内回收的废气(二氧化碳)又通过肺泡周围毛细血管进入肺泡,通过呼吸排出体外。

老年人的呼吸系统有何特点?

老年人组织代谢功能减退,鼻毛自然变短、脱落,鼻黏膜萎缩,黏液分泌减少,使得鼻腔的生理防御能力减退。老年人的支气管弹性也有所降低,同时由于免疫功能的降低以及周身脏器不同程度的衰退,机体对于病原微生物的抵御能力变得大不如前。除此之外,其吞咽功能减弱以及排痰、咳嗽、喷嚏等正常防御反射减退,从而导致呼吸道内异物不能及时排出体外而损伤气道,甚至引发气道感染。老年人肺活量降低,胸壁和肺组织的弹性下降,呼吸肌的肌力减弱更加影响吸气时气体的进入。另外,由于老年人肺炎的临床表现往往不够典型,多数人并不表现为高热、咳嗽、咳痰等典型肺炎症状,反而容易出现低热、轻咳、呼吸加快、恶心呕吐、食欲减退、精神萎靡等症状,而且血常规检查时白细胞总数并不升高,这就加大了临床医师诊断和治疗的难度,容易耽误病情,使之恶化,且反复的呼吸道感染会大大增加其慢性阻塞性肺疾病(慢阻肺)的发生概率。

肺有什么功能?

肺是人体的呼吸器官,它的主要功能就是将氧气送入血液,将二氧化碳排出体外。肺完成这项任务需要通气和换气两个过程。通气过程是通过呼吸中枢控制的,呼吸中枢分吸气中枢和呼气中枢。当我们吸气时,吸气中枢首先兴奋,使肋间外肌和膈肌收缩,胸廓向上和向前外扩张,横膈下降,胸膜腔内负压增大,使肺泡内压力低于外界大气压,空气通过各级支气管流向压力低的肺泡。空气到达肺泡后就与紧贴在肺泡外的毛细血管内的血液进行气体交换,实现肺的换气功能,即氧气从浓度高的肺泡弥散入浓度低的肺泡毛细血管内,二氧化碳从浓度高的肺泡毛细血管弥散到浓度低的肺泡内。吸气到一定程度时,吸气中枢受到抑制,呼气中枢兴奋,吸气转为呼气,膈肌和肋间外肌松弛,胸廓回缩,胸膜腔内压力增加,使肺泡内压力高于外界大气压,肺泡气被呼出体外。通气和换气的过程是连续不断进行着的,使我们的生命得以维持。

肺除了呼吸功能外,还有防御、代谢、免疫、贮血等功能。

肺的防御功能主要是对吸入气体中的病原微生物和其他尘粒进行清除,保持气管、支气管到终末呼吸单位处于无菌状态。

肺的代谢功能是指肺能够合成、激活、释放和分解某些生物活性物质,调节自身及其他器官的功能活动。

肺通过分泌溶菌酶、干扰素、补体等因子提供非特异性体液免疫功能,还可以分泌免疫球蛋白 IgA、IgG 等,特别是分泌型 IgA(SIgA),提供气道局部特异性体液免疫。肺部还有巨噬细胞、细胞毒 T 淋巴细胞和中性粒细胞等组成细胞免疫系统,可以吞噬处理病原体。肺的免疫功能协同肺的防御功能维持下呼吸道处于无菌状态。

肺部血容量约为 450 毫升,约占全身血量的 9%。肺部血容量随呼吸而改变,用力呼气时,肺部血容量可减少至 200 毫升,而在深呼吸时可增加到 1 000 毫升。由于肺的血容量较大,变动范围也大,故肺有贮血库的作用。

‖ 缺氧对呼吸系统有何影响?

氧气如同食物和水,是人体代谢活动的关键物质,是生命运动的第一需要。营养物质必须通过氧化作用,才能产生和释放出能量,如果处在一个缺少氧气的特殊环境,或者虽然环境当中不乏氧气,但由于自身原因不能摄入足够的氧,或者对吸入的氧气不能充分利用,人体就会发生功能、代谢和形态上的变化,这种状态称为缺氧或低氧。呼吸中枢对缺氧的敏感性较二氧化碳低。缺氧可刺激化学感受器,增加通气量;同时,可使动脉血二氧化碳分压下降,产生呼吸抑制。因此轻度缺氧时呼吸运动增强,呼吸加快加深,严重缺氧时可抑制呼吸中枢,导致呼吸困难、呼吸节律失常、发绀、喉头水肿、肺水肿,以及造成动脉收缩、肺血管阻力升高和动脉高压等。

‖ 缺氧时肺循环的特异性变化如何?

轻度的急性缺氧时,由于机体为了保证心、脑的血液供应,包括肺动脉在内的外周血管会出现收缩,随着缺氧的改善,肺动脉恢复正常状态。

慢性缺氧可引起广泛的肺小动脉收缩、肺循环阻力增加、肺动脉高压,特别是慢阻肺引起呼吸衰竭的患者,由于本身已存在肺小动脉壁平滑肌细胞与成纤维细胞的肥大和增生,胶原蛋白与弹性蛋白合成增多,导致肺血管壁增厚和硬化、管腔变窄,形成慢性肺动脉高压。长期的肺动脉高压则导致右心室负荷加重,逐渐形成右心室肥大、扩张,最后引起慢性肺源性心脏病。

肺脏的免疫学基础理论有哪些?

临床免疫学是基础免疫学和临床医学相结合的科学。免疫学从一开始就在临床医学上得到广泛的应用,随着免疫学和临床各科的发展,两者结合得更加紧密,各自从对方的发展中充实和促进了本身的发展。

与肺脏生理和病理生理有关的免疫学基础理论,包括气道上皮细胞、淋巴细胞、嗜酸性粒细胞、中性粒细胞、肥大细胞和嗜碱性粒细胞、巨噬细胞、成纤维细胞、内皮细胞、免疫球蛋白、抗原-抗体复合物以及补体、脂类介质、肺表面活性物质、一氧化氮、内皮素等。气道和肺脏相关的免疫学研究方法,包括变态反应性疾病的诊断、气道反应性和可逆性测定、呼出气检测等。肺脏免疫相关性疾病的发生机制,包括人类免疫缺陷病毒感染/艾滋病的肺部并发症、肺部感染与免疫、肺结核与免疫、急性呼吸窘迫综合征的免疫学机制、慢性阻塞性肺疾病的气道炎症和气道重塑等。肺脏免疫相关性疾病包括嗜酸性粒细胞性支气管炎、支气管哮喘、弥漫性泛细支气管炎、闭塞性支气管炎伴机化性肺炎、外源性变应性肺泡炎、肺嗜酸性粒细胞浸润症、肺变应性肉芽肿性血管炎、变应性支气管肺曲菌病、高免疫球蛋白 E 综合征、结节病、肺出血-肾炎综合征、肺淋巴管平滑肌瘤病、肺朗格汉斯组织细胞病、支气管和肺淀粉样变、韦格纳肉芽肿病等。

血气分析的基础理论是什么?

在正常生理状态下,血液的酸碱度经常维持在一个很狭小的范围,此种稳定称为酸碱平衡。酸碱平衡是维持人体内环境稳定的重要因素,酸碱失衡有时会成为危重患者致死的直接原因,临床上判断呼吸功能和酸碱失衡的最重要检查是动脉血气分析。血气分析仪利用电极对动脉血中氢离子浓度(pH值)、二氧化碳分压($PaCO_2$)和氧分压(PaO_2)进行测定,然后根据所测定的 pH 值、$PaCO_2$、PaO_2 及输入的血红蛋白值,计算出实际碳酸氢根、标准碳酸氢根、血氧饱和度等参数,从而提供给临床医师判断的依据。

心功能如何评价?

目前心脏功能分级标准仍然按照美国心脏病协会(NYHA)所制订的分级方法。

心脏功能Ⅰ级:患有心脏病,但体力活动不受限制,一般体力活动不引起过度疲乏、心悸、呼吸困难或心绞痛;

心功能Ⅱ级(轻度):患有心脏病,体力活动稍受限制,休息时无症状,感觉舒适,但一般体力活动会引起疲乏、心悸、呼吸困难或心绞痛;

心功能Ⅲ级(中度):患有心脏病,体力活动大受限制,休息时无症状,尚感舒适,但一般轻微体力活动会引起疲乏、心悸、呼吸困难或心绞痛;

心功能Ⅳ级(重度):患有心脏病,体力活动能力完全丧失,休息时仍可存在心力衰竭症状或心绞痛(即呼吸困难和疲乏),进行任何体力活动都会使症状加重(即轻微活动就能使呼吸困难和疲乏加重)。

痰是如何产生的?

通过咳嗽排出的呼吸道内的分泌物,就是我们所说的痰。呼吸道黏膜下腺体和杯状细胞正常情况下会分泌黏液和浆液,在气道表面形成一道保护屏障——黏液毯,防止上皮细胞脱水,黏附吸入空气中的微尘颗粒和细菌、病毒等微生物,其中含有的抗体、补体、干扰素和溶菌酶等免疫活性物质可以消灭黏附的病原体。正常情况下,呼吸道黏液和浆液的分泌与清除达到平衡状态,因此一般无痰或偶咳痰。当呼吸道黏膜受到物理或化学刺激后,呼吸道分泌物增多,这些分泌物产生刺激,引起咳嗽反射,经口腔而被咳出体外,即为痰。痰除了黏液和浆液外,还含有红细胞、白细胞、巨噬细胞、免疫球蛋白、补体、纤维蛋白以及病毒、细菌等病原体、尘粒、异物和坏死组织等。

如何观痰辨病?

不同的疾病,因发病机制以及痰的组成不同而呈现不同的特征。观痰辨病可以从以下三方面着手:

(1)痰的颜色:白痰可见于支气管炎或肺炎,也见于白色念珠菌感染;黄色、黄绿色的痰多提示肺部有细菌感染;绿色痰常见于黄疸、干酪性肺炎、肺部铜绿假单胞菌(绿脓杆菌)感染;巧克力色痰提示肺部阿米巴感染;果酱样痰提示肺吸虫感染；有臭味的痰多提示肺部厌氧菌感染；粉红色泡沫样痰提示肺水肿；红色或棕红色痰提示痰中有血液或血红蛋白存在；棕色痰提示肺部慢性充血或肺部出血后红细胞变性；铁锈色痰常见于大叶性肺炎；黑色或灰色痰提示吸入较多的粉尘。

（2）痰的性状：黏液性痰多见于上呼吸道感染、急性支气管炎、肺炎早期，慢性支气管炎常咳黏液泡沫样痰；浆液脓性痰多见于支气管扩张症，痰液静置后可分成三层，上层为泡沫脓块，中层为稀薄的浆液，底层为浑浊的脓渣和坏死物；脓性痰见于肺部感染、肺脓肿、支气管扩张症或肺结核空洞伴感染。

（3）痰量：痰量较少，但比正常时多，多见于上呼吸道感染、急慢性支气管炎、肺炎早期；痰量多见于肺脓肿、肺结核空洞合并感染、肺水肿、支气管扩张症、肺泡细胞癌等；痰液由少渐多提示感染未控制，痰液由多渐少提示病情好转；痰液由多突然减少，同时伴有体温升高，提示痰液引流不畅。

慢性阻塞性肺疾病综合防治手册

如何防御有害物质侵入呼吸道？

呼吸道主要有 3 道防御机制来抵御有害物质的侵入。

（1）气道防御机制：包括物理、生物和神经学防御机制。物理学防御机制是通过对致敏因子的沉积、滞留和气道黏液—纤毛的消除作用完成的。气管、支气管上皮具有黏液、纤毛，人类气道每个纤毛细胞约有 200 支纤毛。纤毛向喉部方向快速摆动，回摆为慢速，如此将黏液向咽部运送。纤毛上面的黏液分两层：内层为溶胶，随纤毛摆动而运动；外层为不吸水的凝胶，具有防止内层液体蒸发的作用。粘着在气道黏膜上的颗粒由黏液—纤毛装置运送至咽部后被吞咽或咳出。同肠道内的正常菌群一样，上呼吸道的正常菌群对机体来说也是一种有效的生物防御机制。有害物质刺激鼻黏膜、咽喉、气管等部位引起的咳嗽反射等，属于神经学防御机制范畴。

（2）气道—肺泡的免疫防御机制：呼吸道除具有物理性屏障作用以外，还有化学性屏障功能。主要通过气道、肺泡内的淋巴结、淋巴组织、淋巴细胞等发挥防御作用。呼吸道分泌物中含有溶菌酶、补体等非特异性免疫因子，可杀灭吸入的微生物，α1-抗胰蛋白酶可减少蛋白酶对组织的损害。

（3）肺泡防御机制：一方面，肺泡中存在大量肺泡巨噬细胞，能有效吞噬有害因子及进入肺泡的颗粒；另外，肺泡表面活性物质也有增强防御的功效。

咳嗽是怎样引起的?

咳嗽是一种保护性的防御反射,是神经与肌肉系统间密切协调而产生的动作,可清除自外界侵入呼吸道的异物与呼吸道内分泌物。在喉、气管和支气管的黏膜上分布着许多感受器,它们可以感受二氧化硫(SO_2)、二氧化氮(NO_2)、氨气(NH_3)等刺激性气体以及内源性组胺、前列腺素、白三烯等产生的化学刺激,也可以感受到冷空气、尘粒、异物、气道内分泌物等产生的物理刺激。主支气管以上部位,特别是喉和气管隆突的感受器对机械刺激敏感,二级支气管以下部位对化学刺激敏感。当感受器受到刺激时,信息传入脑部的咳嗽中枢,咳嗽中枢发布一系列命令,引起咳嗽反射。

咳嗽的过程是先深吸气,当肺扩展到将要到达极限时,反射弧传出神经先经喉返神经将声门关闭约 0.2 秒,然后经膈神经与脊神经命令呼气肌强烈收缩,使胸腔、肺泡和腹腔内压力急剧上升,可达 6.7~13.3 千帕(kPa),然后声门突然打开,由于气压差极大,气体便以极高的速度从肺内冲出,同时将呼吸道的异物或分泌物冲带出。

咳嗽过程中,胸腔和肺内压力迅速升高,心脏回心血量和肺循环血量减少,脑脊液压力升高。这一系列连锁反应可引起一过性大脑缺血、缺氧,严重时可使意识丧失,即产生所谓的"咳嗽反射性晕厥"。

如何看待咳嗽的正面和负面作用?

当异物、刺激性气体、呼吸道内分泌物等刺激呼吸道黏膜内的感受器,冲动通过传入神经纤维传到延髓呼吸中枢,由咳嗽中枢发出冲动,经传出神经到声门和胸部呼吸肌,引起咳嗽反射。咳嗽反射包括短促的吸气、声门和会厌关闭、呼吸肌猛烈收缩、向上冲击、使肺内高压的气体突然喷射而出,遂将呼吸道内的异物或分泌物排出。咳嗽是呼吸系统疾病最常见的症状之一,是人体为从气道排出异物的一种防御性反射,具有保护作用,有利于清除呼吸道分泌物和有害因子;咳嗽也是最常见的病理症状之一,频繁、剧烈的咳嗽,不仅影响患者的休息和睡眠,消耗体力,还可能引起肺泡壁的弹性组织破坏,诱发阻塞性肺气肿,而使咳嗽失去保护性意义。剧烈的咳嗽还会引发气胸、晕厥、肋骨骨折等并发症,甚至危及生命。

什么是湿啰音，有何临床意义？

吸气时气体通过呼吸道内稀薄的分泌物如渗出液、痰液、血液或脓液等产生气泡，气泡破裂所产生的声音即为湿啰音，又称水泡音，还包括陷闭的小气道在吸气时突然张开所产生的爆裂音。

出现以下情况时，肺部可以听到湿啰音：

（1）当肺部感染时，感染灶分泌物增多，可听到肺部局限性的湿啰音，提示该处局部有病变。出现锁骨下区或背部肩胛间区的局限性细湿啰音，提示肺结核可能。广泛肺部感染可闻及两肺满布的湿啰音。

（2）当急性左心衰竭时，肺间质和肺泡水肿，可于双侧肺底部听到细湿啰音。严重的急性肺水肿可闻及两肺布满湿啰音。

（3）昏迷或濒死的患者，因无力排出呼吸道分泌物，可闻及粗湿啰音，有时不用听诊器也可以听到。

（4）肺淤血、肺炎早期和肺间质纤维化者，可于下肺部听到捻发音。正常老年人或长期卧床的患者，在肺底也可听到捻发声，在数次深呼吸或咳嗽后可消失，一般无临床意义。

（5）有些患者由于气道慢性炎症，气道分泌物持续增多或引流不畅，即使在疾病稳定期，肺部湿啰音也会持续存在。如支气管扩张症患者多在下肺部可听到固定性湿啰音，而有些缓解期慢阻肺患者也常在下肺部听到湿啰音。

什么是干啰音，有何临床意义？

由于气管、支气管或细支气管狭窄或部分阻塞，空气吸入或呼出时通过这些部位发生湍流所产生的声音称为干啰音。

出现以下情况时，肺部可以听到干性啰音：

（1）肺部有炎症时，如慢性支气管炎、肺结核、肺炎等，可因局部气道黏膜充血、水肿而产生气道狭窄，或呼吸道分泌物干结附于管壁而产生气道狭窄，根据发生狭窄的气道管径大小而产生不同音调的干啰音。这种干啰音常单独或几个同时出现，大多可彼此区分，可随咳嗽而消失。

（2）支气管痉挛，如支气管哮喘、喘息性慢性支气管炎和部分肺气肿，当气道受到刺激后，呼吸道平滑肌收缩，由于小气道无软骨环支撑，气道明显狭窄，支气管黏膜水肿及腺体分泌物增加又进一步加重小气道狭窄，这种情况下可出现广泛的干啰音。这种干啰音多发生于中小气道,又称哮鸣音,其音调较高,呼气时明显。

(3)支气管黏膜广泛水肿,如急性左心衰竭时,肺间质严重水肿,小气道明显狭窄,肺部缺氧又引起支气管痉挛,加重小气道狭窄,也会产生哮鸣音,此又称心源性哮喘。在患者肺部听到哮鸣音的同时,还可在双下肺听到较多细湿啰音,坐位时哮鸣音常减轻。

(4)呼吸道内肿瘤或异物阻塞,呼吸道外肿大淋巴结或肿瘤压迫引起管腔狭窄时,也可出现干啰音,多为局限性。

▌为什么说慢阻肺是不动声色的杀手?

我们通常将慢性阻塞性肺疾病简称为"慢阻肺",英文全称为 Chronic Obstructive Pulmonary Diseases。COPD 是慢阻肺的英文首字母缩写,它其实并不是一个单一的疾病,而是一组以慢性的气道阻塞、气流受限为特征的呼吸系统疾病的统称。我们通常情况下所说的慢阻肺,包括慢性支气管炎和(或)肺气肿。这种气流受限通常呈进行性发展,不完全可逆,多与肺部对有害颗粒物或有害气体的异常炎症反应有关。老年人是慢阻肺的高发人群,慢阻肺进展缓慢,最终可能发展成慢性肺源性心脏病。

慢阻肺的临床症状较为痛苦,严重影响着患者的生命健康及生活质量,不过它也是一种可以预防和可以治疗的疾病。其特征是不完全可逆的呼出气流受限,主要症状为长期咳嗽、多痰、运动时气急、呼吸困难。引起慢阻肺的主要危险因素是吸烟,其次是长时间、高强度接触烟尘,特定的化学物质和室内外空气污染物,这些危险因素都可增加引起慢阻肺的风险。

根据世界卫生组织的研究,按疾病死亡率对各类疾病进行排序统计,1990年,慢阻肺排在世界 10 大疾病"杀手"的第 6 位,到 2020 年,慢阻肺在疾病"杀手"榜的位置可能跃至第 3 位,将仅次于缺血性心脏病和脑血管疾病。仅 2000年,我国因慢阻肺死亡的人数就高达 128 万。

据我国慢阻肺流行病学调查,在全国 40 岁以上的人群中的患病率为8.2%,男性的患病率要远高于女性。在所有的呼吸道疾病中,慢阻肺称得上是"不动声色"的杀手。许多慢阻肺患者不知道自己已患该病,导致病情一再贻误,等到病情严重加重时才去诊治,此时患者的肺功能往往已经下降到正常人的一半。因此建议 40 岁以上的人群应该每年至少做一次肺功能检查,特别是长期吸烟者,有慢性咳嗽、咳痰者以及活动后有呼吸困难者,更应该要定期做肺功能检查,一旦确诊慢阻肺应及时进行治疗。希望全社会和公众都要重视慢阻肺这个悄悄走进人们生活的"疾病杀手"。

慢阻肺急性加重时的表现如何?

一到冬天,有慢阻肺的患者,病情经常会加重,或者引起急性发作。在夏天、秋天的时候,气候温暖,患者一般在疾病的缓解期,只有咳嗽,咳一些白色的黏液痰。而在冬季和春季,气候经常发生骤变,在受了风寒的情况下,慢阻肺患者的咳喘会加重,咳出的痰也就会由白色的黏液痰,变成了黄色的黏性脓痰或脓性痰,同时体温也会升高(不过有些老年人体温升高并不明显,这一点应该记住)。

到医院检查,医师用听诊器听患者的前胸,会发现患者的肺里有炎症的表现(能听到患者在呼吸的时候,有一种"呼噜、呼噜"的声音,这种声音是患者在呼吸的时候,痰液在支气管或细支气管中移动发出的,在医学上称这种声音为"湿性啰音",听到了湿性啰音,也就找到了炎症的证据);检查患者的血,还可以发现血液中的白细胞增多。于是,医师就认为患者是慢阻肺的急性加重。

如果有了这些症状,就必须进行治疗了。因为慢阻肺反反复复的急性发作,会有许多不良的后果,其中最主要的就是它能发展成肺气肿,最后导致慢性肺源性心脏病。

中医学把慢阻肺叫什么?

慢阻肺不仅仅是西医学的一种疾病,早在《黄帝内经》中,我们的祖先就已经对它有了较为深入的认识。慢阻肺在中医学中被归属于"咳嗽""喘证"以及"肺胀"的范畴。《灵枢》中将"肺胀"解释为"虚满而喘","虚"是指人体肺气虚弱,"满"指肺气胀满,疏通不利,而"喘"就是气促、喘息的临床表现。此后汉代名医张仲景在他的著作《金匮要略》中指出"咳而上气,此为肺胀",并详细而形象地描绘了"肺胀"患者的临床症状:"其人喘,目如脱状,脉浮大者"。"肺胀",顾名思义就是肺气胀满的意思,中医学认为肺脏的功能失调,不能正常地呼出与吸入气体,就会导致气体壅塞在肺中,使肺脏胀大而壅满。这个朴素的认识其实与我们现代医学对于慢阻肺的认识是不谋而合的。

中医学认为"肺胀"的病理因素主要是痰浊、水饮以及血瘀。这三个因素互相影响,互为因果,因此三者的产生其实与"肺胀"的病位息息相关。中医学对于"肺胀"的病位之所在有着独到的见解:认为"肺胀"的病位不仅在肺,而且与脾和肾有关,到后期必累及于心。

"肺胀"的病理过程非常复杂,"痰浊""水饮""血瘀"三种病理因素交互作用,病位涉及肺、脾、肾、心四个脏器,且病情由"痰浊"到"血瘀",由"肺"到"心"逐渐深入。因此,必须相加辨析,做到早期发现,早期诊断,早期治疗。

▌中医学是如何认识肺的功能的?

中医学将呼吸系统称为肺系,其主要包括鼻、咽、喉、气道(气管)、肺脏等组织器官,而肺乃肺系功能之主宰。

肺居上焦,位高近君,犹如宰辅,故称"相辅之官"。由于肺位较高,覆盖其他脏腑,故有"华盖"之称,《灵枢·九针论》曰"肺者,五藏六腑之盖也"。因肺叶娇嫩,不耐寒热,易被邪侵,故又称"娇藏"。《医贯·内经十二官·形影图说》称肺的形态为"喉下为肺,两叶白莹,谓之华盖,以覆诸脏,虚如蜂窠,下无透窍,故吸之则满,呼之则虚"。

肺在体合皮,其华在毛,其经脉起于中焦,下络大肠,与大肠互为表里。肺的主要生理功能是主气,司呼吸以行清浊之气的交换,吸入之清气积于胸中,参与宗气的生成,贯注心脉以运行全身,故有"肺为气之主"的说法。肺又主宣发、肃降,通调水道,宣降以输布气、津,使皮毛得以温养、濡润,水道得以通调,故又有"肺为水之上源"之说。

中医学将肺系的生理功能概括为以下几个方面:

(1)主气、司呼吸:气是构成和维持人体生命活动的最基本物质,它包括元气、宗气、营气和卫气等。肺的主气功能包括主一身之气和呼吸之气。肺主一身之气,是指一身之气都归属于肺,由肺所主。《素问·五脏生成篇》说:"诸气者,皆属于肺"。肺主一身之气,首先体现于气的生成方面,特别是宗气的生成,主要依靠肺吸入的清气与脾胃运化的水谷精气相结合。因此,肺的呼吸功能健全与否,直接影响着宗气的生成,也影响着全身之气的生成。其次,肺主一身之气,还体现于对全身的气机具有调节作用。肺的呼吸运动,即是气的升降出入运动,肺有节律的一呼一吸,对全身之气的升降出入运动起着重要的调节作用。肺主呼吸之气,即指肺是体内外气体交换的场所。通过不断的呼浊吸清,吐故纳新,促进着气的生成,调节着气的升降出入运动,从而保证了人体新陈代谢的正常进行。肺主一身之气和呼吸之气,实际上都隶属于肺的呼吸功能。如果丧失了呼吸的功能,清气不能吸入,浊气不能排出,人的生命活动也就终结。所以说,肺主一身之气的作用,主要取决于肺的呼吸功能。

(2) 主宣发和肃降:所谓"宣发",即是宣布和发散之意,也就是肺气向上的升宣和向外周的布散。所谓"肃降",即是清肃、洁净和下降,也就是肺气向下的通降和使呼吸道保持洁净的作用。肺主宣发的生理作用,主要体现于三个方面:一是通过肺的气化,排出体内的浊气;二是将脾所传输的津液和水谷精微布散到全身,外达于皮毛;三是宣发卫气,调节腠理之开合,将代谢后的津液化为汗液排出体外。肺主肃降的生理作用,主要体现于三个方面:一是吸入自然界的清气;二是将肺吸入的清气和由脾转传输至肺的津液和水谷精微向下布散;三是肃清肺和呼吸道内的异物,以保持呼吸道的洁净。宣发与肃降正常,则气道通畅,呼吸调匀,体内外气体得以正常交换。如果两者的功能失去协调,就会发生"肺气失宣"或"肺失肃降"的病变,而出现咳、喘、哮等肺气上逆之证。

(3) 通调水道:肺主通调水道,是指肺的宣发和肃降运动对体内津液的输布、运行和排泄有疏通和调节的作用。《素问·经脉别论》说:"饮入于胃,游溢精气,上输于脾,脾气散精,上归于肺,通调水道,下输膀胱,水精四布,五经并行。"通过肺的宣发,水液向上、向外输布,布散全身,外达皮毛,代谢后以汗的形式由汗孔排泄;通过肺的肃降,水液向下、向内输送,而成为尿液生成之源,经肾蒸腾气化,将代谢后的水液化为尿贮存于膀胱,而后排出体外。由此,肺的宣发和肃降,不但能使水液运行的道路通畅,而且在维持机体水液代谢平衡中发挥着重要的调节作用。故有"肺主行水""肺为水之上源"之说。

(4) 朝百脉、主治节:所谓肺朝百脉,是指全身的血液都通过百脉会聚于肺,经肺的呼吸,进入体内外清浊之气的交换,再将富含清气的血液通过百脉输送到全身。肺气的宣散和肃降使全身的血液通过百脉会聚于肺,则为向内;肺将血液通过百脉输送到全身,则为向外。也就是说,肺朝百脉的功能,是肺气的运动在血液循行中的具体体现。肺主治节,出自《素问·灵兰秘典论》,"心者君主之官,神明出焉;肺者相傅之官,治节出焉。"主要体现于四个方面:一是肺主呼吸,人体的呼吸运动是有节奏地一呼一吸;二是随着肺的呼吸运动,治理和调节着全身的气机,即是调节着气的升降出入的运动;三是由于调节着气的升降出入运动,因而辅助心脏,推动和调节血液的运行;四是肺的宣发和肃降,治理和调节津液的输布、运行和排泄。

（5）主魄：《素问·六节藏象论》曰"肺者，气之本，魄之处也，其华在毛，其充在皮"，指出肺是人体一身之气的根本，魄的居所。中国传统"魄力"同称，中医学认为，"魄"是与人体的肺经相关联的，是肺气是否充足的体现。而"力"就关系到"肾"。"力"来源于肾，"魄"是肺的神，所谓有"神"，就是精足了以后的外在表现。所谓的精气神的"神"，是指一个人的精和气足了以后的外在表现。所以，"有魄力"必定是肺气和肾气非常充足，也就是精气神足。

中医学对慢阻肺的本质是怎么认识的？

慢阻肺以咳、痰、喘反复发作为主要临床表现，属中医"咳嗽""哮证""喘证""痰饮""肺胀"等范畴，多由肺系疾患日久迁延所致。病机总属本虚标实，但有偏实、偏虚的不同。传统认为，在急性加重期，患者咳、痰、喘症状明显，辨证以邪实为主。稳定期患者咳嗽、咳痰、气短等症状稳定或轻微，则以正虚为主。但就临床所见，即使是在稳定期，患者的临床表现除了气短、乏力、自汗、腰膝酸软等虚症外，还有咯痰、胸脘痞闷、口唇发绀、杵状指等痰瘀表现。正气亏虚，推动、温煦、濡养失职，则津聚为痰，血停为瘀。痰瘀互结，阻于气道，不但使疾病缠绵难愈，更易耗损正气。故痰、瘀、虚三者是其缠绵迁延、反复发作的根本原因，虚实并见、互为因果是慢阻肺稳定期病机特点。

痰是慢阻肺的病理产物和内在致病因素。中医学认为痰是脏腑功能失调，津液输布障碍，或邪热伤津、炼液而成的。脏腑功能失调以肺、脾、肾三脏为主。肺主气，司呼吸，主宣发、肃降，为水之上源，感受六淫外邪，或其他脏腑功能失调，如肝气郁结，横逆伤肺，或久病肺虚，均可使肺失宣降，津液输布失常，停聚为痰；脾主运化，各种原因导致脾胃运化失常，水湿即停而为痰浊，痰浊上乘，蕴贮于肺脏，即所谓"脾为生痰之源，肺为贮痰之器"；肾主水，为水脏，久病肾虚，或劳欲伤肾，肾阳虚弱，不能温化水湿，聚成痰浊。慢阻肺长期反复急性发作，迁延不愈，导致肺、脾、肾虚损，为痰的产生提供了病理基础。痰成之后，又作为内源性致病因素作用于人体，痰阻于肺，肺失宣肃而见咳嗽、咯痰、气喘等症。痰浊内蕴是慢阻肺反复急性发作的重要内因，痰蕴于肺，肺失宣降，腠理失于疏泄，卫外不固，外邪极易入侵。外邪入侵，每借有形质者为其依附，蕴贮于肺之痰浊是外邪最好的附着物，外邪与痰浊相合，黏腻难去，危害机体。

血瘀是慢阻肺病程中的必然病理表现。中医学认为肺主气，司呼吸，肺的生理功能表面上是气的功能，是气自始至终在参与，在职司，在支持，实际上却也无时无刻不与血有关。肺是气肺，同时也是血脏。肺主气、司呼吸的功能完成，最后是通过"肺朝百脉"这一生理去实现的。因为在脉之血都要会聚于肺，并通过肺血的定向流动，把气带到人体的五脏六腑、五官七窍、皮毛筋骨。正如《医学真传·气血》所说："人之一身，皆气血之所循行。气非血不和，血非气不运。"因此，在生理上，肺既主气，亦主血，既行气，亦主行血。病初由肺气郁滞、脾失健运、津液不归正化而成，渐因肺虚不能化津、脾虚不能转输、肾虚不能蒸化，痰浊愈益潴留。痰浊蕴肺，病久势深，肺气郁滞，不能治理调节心血的循环，心脉失畅则血郁为瘀。

瘀血形成的原因大致有三：其一，慢阻肺患者大多年事较高，正气渐虚，且慢阻肺反复发作，迁延不愈，久病伤正气，正虚推动血行不力而易形成瘀血；其二，肺朝百脉、主治节，助心调节血液循环，外邪闭肺，或痰郁肺阻，皆可致肺失宣降，不能助心主治节而形成瘀血；其三，久病脾肾阳虚，甚而累及心阳，不能温煦经脉或鼓动血脉，血液凝滞，形成瘀血。

痰和瘀作为慢阻肺的重要病理因素，两者常相互影响，互生互助，胶结难解。痰阻遏气机，肺气被郁，失于宣降，百脉不能正常朝会于肺，肺不能助心主治节，可形成或加重瘀血病理；反之，血瘀也可引起痰的产生，加重痰郁病理，由于瘀血停滞，经脉涩滞，势必引起肺气郁闭，导致津液失于宣肃输布，停滞为痰。痰可酿瘀，痰为瘀的基础，而瘀亦能变成痰水，形成恶性循环。故慢阻肺患者临床常出现痰瘀相兼表现，如咳嗽、咯痰、喘促、唇甲青紫、胁下痞块、舌质瘀暗等。

慢阻肺之所以反复急性发作，重要原因之一就是机体衰弱，抵抗力低下。其发病率与年龄成正相关，随着我国人口老龄化的进展，慢阻肺的发病率将愈来愈高。"虚"，尤其是肺、脾、肾三脏之虚成为慢阻肺发生及反复发作的重要内因。因肺主气，开窍于鼻，外合皮毛，主表，卫外，故外邪从口鼻、皮毛入侵，每多首先犯肺，导致肺气宣降不利，上逆而为咳，升降失常则为喘，久则肺虚。若肺病及脾，子盗母气，脾失健运，则可导致肺脾两虚，日久及肾。肺虚则不能主气、司呼吸，失于宣降而出现咳、痰、喘等症，肺虚表卫不固易致外邪入侵，使肺失宣肃，引起慢阻肺的反复急性发作；肾虚不能纳气，肺气上逆而喘咳；脾虚升降失常，影响肺主气、肾纳气之功能，使肺肾功能失调而发生喘咳。肺、脾、肾虚弱还是形成痰、瘀或痰瘀相结的重要原因。慢阻肺长期反复急性发作，又进一步损伤肺、脾、肾，即所谓"久病必虚"。

由此可见，慢阻肺以外感六淫为主要诱发因素，肺、脾、肾虚损及外邪、痰浊、血瘀为本病的内在病机病理变化,病机特点是本虚标实,本虚以肺、脾、肾虚为主,标实以外邪、痰浊、血瘀为主,痰、瘀、虚三者是本病缠绵迁延、反复发作的根本原因。

▎中医学治疗慢阻肺的临床思路如何?

慢阻肺以咳嗽、咯痰或伴有气喘为主要临床症状,属于中医学"咳嗽"、"痰饮"、"喘证"等疾病范围。中医学认为它的发生和发展与肺、脾、肾三脏功能的失调和衰退有着极其密切的关系。而脾肾阳虚是本病主要的病理基础,特别是肾脏的衰惫。

古人有"肺不伤不咳,脾不伤不久咳,肾不伤不喘"的论述。肺居高位,为华盖,主气,司呼吸,开窍于鼻,外合皮毛,朝百脉而通调水道。凡外邪侵袭首先犯肺,肺失宣降则气机上逆而致咳嗽、喘促。如果久咳不愈则肺气受损,表卫失固,机体抗御外邪能力下降,也容易招致外感六淫之邪的侵袭,造成反复咳嗽。脾为后天之本,气血生化之源,具有运化水谷和输布水液精微的作用。饮食入胃,依赖脾脏的运化,使水谷精微化生为气血津液以营养全身。如果脾阳不足则运化无权,水谷精微无以化生为气血,反而聚湿生痰,痰湿上壅于肺,造成肺失肃降而致咳嗽、痰多、气喘。肾为先天之本,主水液,藏精,主骨生髓,内寓阴阳,为人体元气之根,水火之宅。人体各脏腑的功能和生理活动,均赖肾阴的滋养和润泽、肾阳的温煦和推动,特别是水液的输布和排泄更离不开肾阳的温煦和调节。如果肾阳不足,命门火衰,则火不生土,造成脾阳不足。脾阳虚则中焦运化失常,不能使津液输布于肺,肺失通调之权,水湿为聚,酿痰成饮,上渍于肺,阻塞气道,以致肺气宣降失司,造成咳嗽、痰多、气喘等症。所以古人云:"肾为生痰之本,脾为生痰之源,肺为贮痰之器。"

本病的发生与发展常与外邪的反复侵袭,肺、脾、肾三脏功能失调密切相关。急性发作期,大多因肺气虚弱,卫外不固,加之外邪入侵,以致咳嗽、咳痰反复发作;或因久咳不已、反复发作,或因年老体虚,肺、脾、肾气虚,水津不布,痰饮内停,阻遏于肺,引起长期咳喘;或因吸烟、饮酒等因素伤及于肺,进而形成本病。病变经久不愈,久病及肾,故病情严重者常伴有气喘不能平卧,动则尤甚等肾不纳气的表现。

中医学将"咳嗽"分为外感咳嗽和内伤咳嗽两大类。外感咳嗽病程短,多由感冒风寒引起,以实证居多;内伤咳嗽病程较长,又称久咳,多为虚证。外感治疗不当,又可以形成内伤。内伤咳嗽往往由外感诱发而导致病情加重。

中医学将"痰饮"的病机概括为:中阳素虚,复加外感寒湿、饮食、劳欲所伤,三焦气化失宣,肺、脾、肾对津液的通调转输蒸化失职,阳虚阴盛,水饮内停。中医学的痰饮与慢性支气管炎的痰液概念是不同的。

中医学的"喘证"指主要表现为呼吸困难,甚至张口抬肩,鼻翼煽动,不能平卧的一种病证。喘证有虚实之分:实喘是指邪气壅肺,气失宣降;虚喘是指精气不足,肺肾出纳失常。中医学的喘证还包括西医的阻塞性肺气肿、呼吸衰竭等造成的呼吸困难,与慢阻肺的气喘不能完全等同。

▌中医学治疗慢阻肺的原则是什么?

中医学治疗慢阻肺,目前多以急性期治以祛邪,稳定期治以固本为原则。对于具体立法原则,尚处于百家争鸣阶段,没有取得共识。先举隅一二,附下:

通过研究,慢阻肺发作期实证的发生率依次为:血瘀证、痰热蕴肺证、表寒肺热证、痰湿阻肺证;虚证的发生率依次为:肺气虚证、脾气虚证、肾阳虚证。缓解期实证的发生率依次为:血瘀证、痰热蕴肺证、痰湿阻肺证;虚证的发生率依次为:肺气虚证、脾气虚证、肾阳虚证。

有学者根据临床特点将该病稳定期分为 3 型辨治:肺虚痰阻证,宜益气化痰,以六君子汤为基本方佐以祛痰药;脾虚痰湿证,治宜益气健肺、理气化痰,方用黄芪生脉散和二陈汤加减;肾虚喘促证,治宜肺肾双补、温阳纳气,方用金匮肾气丸加减。

有学者将慢阻肺稳定期分为六型:肺肾气虚、气阴两虚、肺肾阴虚、肺气虚、痰气互结、肺脾气虚。

有学者认为本病急性期痰热蕴肺、肺肾两虚型多见,缓解期肺脾两虚型为多见,另外还有气虚痰瘀型、肺郁痰瘀型、脾肾阳虚型。

有学者认为本病稳定期分为肺气虚和脾阳虚、肾阳虚不同阶段辨证论治。

有学者认为本病主要病理因素为痰浊与瘀血,辨证论治分为三大类:痰(痰热郁肺、寒痰留肺、痰瘀互结、痰湿蕴肺)、瘀(痰瘀互结)、虚(肺气虚、脾气虚、肾气虚)。

总体上看,中医学证型多为复合型,各证型比例由大到小依次为肺脾气虚、痰瘀阻肺证,肺脾气虚、痰热瘀肺证,气阴两虚、痰热瘀肺证,肺脾肾虚、痰饮瘀肺证,其分布规律体现了"气虚痰瘀"的基本病机。

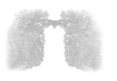

诊 断 篇

▌什么是慢阻肺?

慢性阻塞性肺疾病(简称慢阻肺)是常见的呼吸系统疾病,是一种慢性气道阻塞性疾病的统称,主要指具有不可逆性气道阻塞的慢性支气管炎和肺气肿两种疾病。慢性阻塞性肺疾病(COPD)是一种具有气流受限特征的可以预防及治疗的疾病,气流受限不完全可逆、呈进行性发展,与肺部对香烟烟雾等有害气体或有害颗粒的异常炎症反应有关,慢阻肺主要引起肺脏,但也可引起全身(或称肺外)的不良反应。肺功能检查对明确是否存在气流受限有重要意义,在吸入支气管舒张剂后,如果一秒钟用力呼气容积占用力肺活量的百分比(FEV_1/FVC)%<70%,则表明存在不完全可逆的气流受限。

现代意义上的慢阻肺,包含了以往慢性支气管炎和阻塞性肺气肿两种疾病概念,当慢性支气管炎、阻塞性肺气肿患者发展到了气流不完全可逆性阻塞阶段时,就称为慢性阻塞性肺疾病。

慢阻肺的主要表现:

(1)慢性咳嗽:常为首发症状,初期为间断性咳嗽,常晨间咳嗽明显,病情进展则早晚或整日均可有咳嗽,夜间咳嗽常不显著。

(2)咳痰:一般为白色黏液或浆液性泡沫痰,清晨排痰较多。合并感染时痰量增多,可有脓性痰。

(3)气短或呼吸困难:是慢阻肺的标志性症状,早期在劳力时出现,后逐渐加重,严重时日常活动甚至休息时也感气短。

(4)喘息和胸闷:部分患者,特别是重度患者或急性加重时可出现喘息、胸闷。

(5)全身症状:体重下降、食欲减退、营养不良、外周肌肉萎缩和功能障碍、精神抑郁和(或)焦虑等。

慢阻肺的体征:

早期常无异常体征,随着疾病进展出现阻塞性肺气肿的体征,如视诊桶状胸、呼吸运动减低、触觉语颤减弱、叩诊呈过清音、肺下界下移、听诊呼吸音减弱、呼气延长,并发感染者肺部听诊可有湿啰音。

实验室和辅助检查:

(1)肺功能检查:FEV_1/FVC是慢阻肺的敏感指标,$FEV_1\%$预计值是中、重度气流受限的指标。

(2)胸部 X 线检查:早期胸片可无异常表现,随着病情进展可出现两肺纹理增多、紊乱,合并肺气肿者可见胸廓前后径增长,肋间隙增宽,肺野透亮度增高。

(3)血气分析:对确定发生低氧血症、高碳酸血症、酸碱平衡失调、呼吸衰竭的类型有重要价值。

(4)其他:合并细菌感染时,血白细胞升高,中性粒细胞百分比增加,痰培养可检出病原菌。

此外,慢阻肺应与支气管哮喘、支气管扩张、肺结核、肺癌等疾病进行鉴别诊断。

‖ 如何早期发现慢阻肺?

慢阻肺是一种慢性进行性呼吸系统疾病,若不积极控制病情,会使患者呼吸功能逐渐下降,最终导致呼吸衰竭而死亡。由于该病早期阶段症状较为隐蔽,仅为咳嗽、咳痰、气喘等,并未引起高度重视,常常在被发现时已经是中重度了,因此,尽早发现慢阻肺对挽救呼吸功能意义重大。一般来说,老年人如果患有慢阻肺,常有多年的咳嗽咳痰病史,病程缠绵,临床上呈现缓慢发展的气急和缺氧所引起的一系列症状。其主要症状为气急,早期较轻,仅在劳动或者上楼时候出现,还能够胜任日常的工作,但是容易感到疲劳。随着病情的发展,气急也逐渐明显,轻体力劳动时感到胸闷气急,严重时连说话、平地走路、大便时也发生气急。在体征上,老年慢阻肺的患者,由于肺组织的生理衰退而膨胀,加上肋骨抬高,胸椎后弯,胸廓前后径增大而呈现水桶状,出现特有的桶状胸。结合以上病史和体征,早期发现并不困难。

慢阻肺病程一般比较缓慢,少则 3～5 年,多则 10～20 年。现在如果能及早预防和坚持科学治疗用药,完全能够有效控制病情,减缓发展,使患者的生活质量得到改善。但遗憾的是,患者常常在症状严重时才到医院就诊,而此时慢阻肺病情往往已处于中晚期。

导致慢阻肺病情进展迅速的原因主要有以下 3 种：一是患者自己没有及时看病，不及时看病的原因有很多，有的是对慢阻肺认识不足，因为慢阻肺早期症状主要是咳嗽、咳痰，很多人不把它当回事，不能及时就医；二是某些医务人员由于对慢阻肺认识水平不足，对其的治疗往往不太科学、不太规范，现在慢阻肺虽然是一种不能"根治"的疾病，但由于现代医学的发展，及时科学的治疗完全可以控制病情；三是假医假药坑害患者，一些所谓的"特效药""根治药"，实际都是一些来路不明、未经国家批准的药物，这些药里面往往添加了一些西药成分（如糖皮质激素、平喘药），用药及用量往往不合理。

您可以根据以下情况简单地判断一下自己的情况：

（1）是否有多年吸烟史且现在仍然吸烟，或者以前吸过烟。

（2）是否经常每天咳嗽，咳嗽时是否经常咯出白色黏液痰。

（3）活动时是否比同龄人更容易感觉气短。

（4）年龄是否超过 40 岁。

当上面的 4 个问题的答案有 3 个或者 3 个以上均为"是"，那么您就应该向医师咨询了，到时候医师很可能会为您做个简单的肺功能检查，以明确诊断。

慢性支气管炎、哮喘与慢阻肺有何关系？

慢性阻塞性肺疾病与慢性支气管炎有密切的关系。慢性支气管炎是指气管、支气管的慢性、非特异性炎症。如患者每年咳嗽、咳痰达 3 个月以上，连续 2 年或更长时间，并可除去其他已知原因的慢性咳嗽，可以诊断为慢性支气管炎。当慢性支气管炎患者肺功能检查出现气流受限并且不能完全可逆时，诊断为慢性阻塞性肺疾病。肺气肿则指肺部终末细支气管远端的气道弹性减退，气腔出现异常持久的扩张，并伴有肺泡壁和细支气管的破坏而无明显的肺纤维化。如患者有慢性支气管炎合并肺气肿，肺功能检查出现不能完全可逆的气流受限时，则可诊断为慢性阻塞性肺疾病。临床上，慢性支气管炎和肺气肿是导致慢性阻塞性肺疾病的最常见的疾病。积极预防和治疗慢性支气管炎和肺气肿，有助于减少慢性阻塞性肺疾病的发生和延缓疾病的进展。

虽然哮喘与慢阻肺都是慢性气道炎症性疾病，发作时都存在有气流阻塞，但两者的发病机制不同，临床表现以及对于治疗的反应性也有明显差异，故此目前认为哮喘与慢阻肺是两种疾病。大多数哮喘患者的气流受限具有显著的可逆性,是其不同于慢阻肺的一个关键特征。但是,部分哮喘患者随着病程延长,可出现较明显的气道重塑,导致气流受限的可逆性明显减小,临床难以与慢阻肺相鉴别。慢阻肺和哮喘也可以发生于同一个患者,而且这两者都是常见病、多发病,这种概率并不低。

▌什么是肺大疱?

肺大疱是指气腔直径＞1 厘米的气肿疱。它是由一个或数个肺小叶充气胀破而成,常有一个狭窄的颈部与正常肺组织相连。这种单发性肺大疱多由支气管内活瓣性阻塞所致,吸气时气体进入细支气管和肺泡,呼气时活瓣关闭,气体潴留在细支气管和肺泡内。这样肺泡内气体越积越多,张力增大,使肺泡壁血管受压,血流减少,肺泡破裂融合形成大疱。

▌为什么慢阻肺患者会有肺大疱?

慢阻肺患者在肺气肿的基础上,肺泡本身结构已受到破坏,在小气道出现分泌物阻塞或气道扭曲变形时,特别容易形成活瓣样阻塞。肺气肿患者呼气时小气道壁可处于塌陷状态而提前关闭,使气体滞留在细支气管和肺泡内,张力过高时便胀破肺泡,形成大小不一的多个肺大疱。所以慢阻肺患者可伴有肺大疱。有些肺大疱由先天发育不良引起,易引起气胸,但无阻塞性通气功能障碍,称大疱性病变,不是慢阻肺。

▌哪些因素会引起慢阻肺?

(1)吸烟:吸烟是慢阻肺发生的首要危险因素。慢阻肺患者当中有 80% 是长期吸烟的"瘾君子",而 10%～20% 的吸烟者最终会发展成为慢阻肺。吸烟可损害支气管上皮纤毛,影响纤毛运动,降低局部抵抗力,还能诱发支气管痉挛,增加气道阻力。被动吸烟同样也会增加慢阻肺的发生率。

(2)长期暴露于粉尘、烟雾等环境下:某些职业的劳动者长期暴露于一些化学、物理以及生物危险因素环境下,从而对人体,尤其是呼吸系统造成一定的危害,这些危险因素我们称为职业性危险因素。常见的职业性危险因素有粉尘、烟雾等颗粒性物质,以及二氧化硫等有害化学气体成分。而对人体所产生的危害通常统称为职业危害,如教师吸入粉笔粉尘、厨师吸入油烟、采矿工人吸入煤尘、锯木工人吸入木屑等，都属于职业危害范围。

　　我们熟知的"矽肺"就属于一种职业危害病。它是由于长期大量吸入游离二氧化硅粉尘而导致的一种最常见、也是最严重的职业病。目前发现可以导致这种疾病的职业有 28 种，几乎包括了所有工业类行业，比如煤炭、石油、天然气、金属、建筑、化学肥料、美工、橡胶、玻璃、陶瓷、石灰、砖瓦、炼钢、冶金以及机械工业等等。很多"矽肺"患者到后期都会形成慢阻肺。

　　（3）室内环境污染：室内污染是指室内存在可以释放有毒有害物质的污染源或者由于室内通风不佳，导致室内空气中有毒有害物质的含量和种类超标，从而对人体产生毒害作用，引发人体一系列不适症状。室内污染主要包括以下几个来源：建筑、装饰材料以及日用化学用品等释放出来的一氧化碳、二氧化碳、甲醛、苯等化学性污染；农村地区烧柴、烧煤取暖做饭所产生的粉尘、烟雾等物理性污染；生活垃圾、空调、室内植物、宠物、地毯等产生的细菌、螨虫、毛屑等生物性污染。有研究表明，对于不吸烟的农村女性来讲，烧饭产生的油烟是她们患慢阻肺的最重要因素。

　　（4）反复呼吸道感染：反复的呼吸道感染是慢阻肺发生的一个重要因素。呼吸道感染可以由病毒、细菌、支原体、衣原体等病原微生物引起，反复发作可以引起气道损伤，导致气流受限。同时，呼吸道感染还是慢阻肺急性加重的最重要因素。

　　（5）年龄增大：随着年龄的增长，我们的肺功能会逐渐下降，慢阻肺的发展是一个缓慢的、渐进的过程，它是在机体所接触的各种疾病危险因素不断累积的基础上逐渐形成的。有研究发现，目前全世界慢阻肺患病率升高的主要原因之一就是全球人口的老龄化。瑞典 76～77 岁人群中慢阻肺的发病率为 20.3％，61～62 岁人群为 18.0％，而 46～47 岁人群为 8.1％，这个数据充分说明了慢阻肺与年龄增长之间的密切关系。

　　（6）气道高反应性：我们的气道具有自身防御能力，当异物等外来物质刺激气道时，气道会出现反应性收缩的现象。正常人的这种反应程度很轻，但是还有一部分人，他们的气道对于外来刺激过于敏感，反应过度强烈，因此收缩时就使得气道变得明显狭窄，阻碍了气道的通气能力，这就叫做气道高反应性。支气管哮喘的基本病理特点就是气道高反应性，长期的气道狭窄会引起气道结构改变以及气流受限，从而发展为慢阻肺。

　　（7）长期接触室外空气污染：我们赖以生存的空气中有着非常复杂的成

分，它们并不都是我们的朋友，有些污染物质甚至会对我们造成伤害。通常所说的空气污染是指大气中污染物质的浓度达到对人体有害的程度，超过了环境质量标准，会破坏生态系统，影响人类生命健康和生活条件。空气污染的主要来源有工业生产、生活炉灶、采暖锅炉、交通运输以及森林火灾，污染物主要指一氧化碳、二氧化硫、灰尘、烟雾等等。这些有害物质长期作用于我们的呼吸道，严重影响了呼吸系统的健康。

（8）遗传因素：慢阻肺的发生还与遗传基因有一定的关系。慢阻肺属于多基因遗传疾病，也就是说它的发生是由多种遗传因素来共同控制的。目前，我们发现某些蛋白质与蛋白酶的缺乏会导致慢阻肺的发生风险大大增加。另外，血型抗原可能也与慢阻肺的发生有关。正因为慢阻肺在某种程度上受到来自遗传基因的影响，所以说该病存在家族遗传性，慢阻肺患者的亲属，其发病率要明显高于普通人。一般来说，如果父母的肺功能水平都很低，其子女的肺功能水平也较低的概率达 37%；而对于同卵双胞胎来说，表现就更加明显了，两个人当中假如有一方对烟草敏感，那么另一方的肺功能也会比正常人差。

（9）高海拔、寒冷潮湿的气候：我们所居住的地区的气候也会影响慢阻肺的发生。高海拔、潮湿寒冷多雾的地区慢阻肺的患病率较高，这也是慢阻肺患病率存在地域差异的一个主要原因。例如，上海市 40 岁以上人群慢阻肺的患病率是 3.9%，而重庆为 13.7%，两地差距如此明显，其原因可能就与重庆地区气候潮湿有关。另外，慢阻肺患者病情波动很大程度上受到来自天气的影响，这些患者对于温度及湿度的变化非常敏感。当天气剧变，尤其是变冷时，人体自身的防御功能下降，同时，由于冷空气可以导致黏膜上皮的纤毛运动功能障碍，自净清扫作用减弱，导致原本存在于上呼吸道或者由外界侵入的病毒或细菌迅速繁殖。加之部分慢阻肺患者气道反应性较正常人增强，支气管受到这些病原微生物的刺激后会痉挛收缩，使气道变得狭窄、气流阻力增加，导致慢阻肺患者病情加剧。

▌哪些人易患慢阻肺？

某些具有一定特点的人群，他们患某种疾病的概率要比其他人更高，这些人就叫做患这种疾病的高危人群。慢阻肺的高危人群如下：

（1）吸烟者或者长期接触"二手烟"的人群；

（2）40 岁以上中老年人；

（3）长期从事接触粉尘、有毒有害化学气体、重金属颗粒等的工作的人，比如煤矿工、纺织棉纱工、谷物种植者、金属冶炼工、教师、环保清洁员、化工制造者、厨师、工地建筑工等；

（4）空气污染严重的地区的居民，尤其是二氧化硫等有害气体污染的地区；

（5）患有某些特定疾病，如支气管哮喘、过敏性鼻炎等的人群；

（6）在婴幼儿时期患过下呼吸道感染的人群；

（7）维生素 A 缺乏或者胎儿时期肺发育不良者；

（8）直系亲属中有慢阻肺患者的人；

（9）居住在气候寒冷、潮湿地区以及使用燃煤、木柴取暖的人群；

（10）营养状况较差，体重指数较低的人群。

具有以上这些特点的人群均属于慢阻肺的高危人群。如果您也符合以上某些条件，那么就请注意，尽量避开这些危险因素或者及早着手进行防治，做到未病先防。

▎慢阻肺在什么季节容易发作？

除冬季外，慢阻肺也好发于春季。与冬季一样，人体在春季也易发呼吸道感染，尤其是病毒感染，此外，春季发病还和过敏因素有关。

我国过敏性疾病患者占总人口数的 1/3。由过敏引发的疾病多种多样，如过敏性皮炎、过敏性紫癜、过敏性鼻炎和过敏性哮喘等。我国也是全世界过敏性疾病死亡率最高的国家。其中过敏性鼻炎和过敏性哮喘的发病率占所有过敏性疾病的 35％，对于这两种疾病大家应该并不陌生，而这两者与慢阻肺的发生具有非常密切的关系。

过敏性鼻炎的临床主要表现为喷嚏、鼻痒、鼻涕和鼻塞这四大症状。一般来说，喷嚏多发生在早晨起床以及晚上入睡时，或者每逢季节变换而加重。大多数患者喷嚏呈突然发作，并且是连续性的，可以一次打五六个到几十个不等。另外，多数患者在喷嚏后都会流大量像清水一样的鼻涕。该病具有较为明确的家族遗传史，过敏原一般是花粉、尘螨、动植物毛屑、灰尘、寒冷空气等。

过敏性哮喘的主要症状是喘促、气急、呼吸困难，严重时可以由于支气管阻塞而导致窒息死亡。这种疾病往往具有较为明显的发病征兆，发病前患者可以出现打喷嚏、流鼻涕、咳嗽、胸闷或者鼻痒等症状。过敏性哮喘的过敏原和过敏性鼻炎类似，此外还与反复的呼吸道感染等因素相关。

这两种疾病之间存在着密切关系，超过50％的过敏性鼻炎患者同时患有过敏性哮喘，而过敏性哮喘的主要原因就是由过敏性鼻炎造成的鼻腔通道长期堵塞，破坏鼻腔防御功能，使气道抵抗力降低而发展来的。

由于春季气候转暖，是细菌等病原微生物繁殖的绝好机会，同时许多植物开始散落花粉，因此春季是过敏性鼻炎和过敏性哮喘的高发季节。这两种疾病如果不能及时治愈的话，可能会发展成慢阻肺。

▌慢阻肺和性别有关系吗？

从目前的调查结果来看，男性慢阻肺患病率明显高于女性。某项研究调查了我国七个地区的40岁以上人群，发现慢阻肺总患病率为8.2％，而男性患病率为12.4％，女性患病率为5.1％。这项研究同时又对这些慢阻肺患者进行了调查，结果发现他们当中有61.4％为吸烟者，其中男性占了81.1％，而女性只占24％。男性慢阻肺患病率较高的原因与男性吸烟率高有很大的关系。目前我国男性吸烟率为66.9％，女性只有3.2％。但是随着时代的发展，女性的生活方式与男性越来越接近，其中一个表现就是女性吸烟人数的迅速增加，例如：杭州女性的吸烟率已经从原来的2％猛增到现在的7％。而且有研究表明，女性对于烟草更加敏感，也就是说相同量的烟草给女性带来的危害普遍来讲要大于男性，吸烟的女性比吸烟的男性更容易患慢阻肺，发生慢阻肺后症状也比男性更加严重。此外，女性有更多的机会暴露在烹调、取暖时由煤以及生物燃料等释放的粉尘、烟雾污染的环境下，因此，近几年男性与女性之间慢阻肺患病率的差异正在逐渐减小。除此之外，女性慢阻肺的漏诊率也较男性更高，比如很多自己不吸烟，但是却长期接触"二手烟"的女性，一般不容易将症状与慢阻肺联系起来。

▌慢阻肺目前现状如何？

慢阻肺患病率和病死率呈上升趋势。全世界约有2.7亿名慢阻肺患者，发达国家患病率为5％～15％。亚太呼吸学会的调查显示，在11个亚洲国家，慢阻肺的患病率为6.2％。我国40岁以上人群中，慢阻肺患病率约为8.2％，其中男性为12.4％，高于女性的5.1％；农村人群患病率为8.8％，高于城市的

7.8%。至 2007 年,慢阻肺病死率位于心血管疾病、脑血管疾病和急性呼吸道感染性疾病之后,与艾滋病并列为全球第四大死亡原因,死因顺位从 1990 年的第 12 位上升至第 5 位。慢阻肺是我国城市居民的第四大死亡原因,而在农村则为首要死亡原因。慢阻肺病程长,致残率高,医疗费用高,给个人和国家带来沉重的经济负担。我国男性公民吸烟率很高且有增无减,城市大气污染情况仍然很严重,加上我国已逐渐进入老龄化社会,这些因素导致慢阻肺的患病人数将大大增加。所以我们要重视慢阻肺,早期预防,及时诊治,使慢阻肺的发病率、致残率和病死率尽可能下降。

什么是世界慢阻肺日?

慢性阻塞性肺疾病全球防治创议(GOLD)为增加全人类对慢阻肺的认知程度,将每年 11 月的第 3 个星期三定为世界慢阻肺日(WCD),并为每年的慢阻肺日制定出一个宣传主题和口号。通过一系列围绕慢阻肺预防及诊治活动的举办,增加公众对慢阻肺的认识,从而可有效地提高公众对慢阻肺预防和治疗的参与度。

在 GOLD 的官方网站上,GOLD 传播委员会将世界慢阻肺日的活动分为几个步骤,以利实施。如第一步:选择活动,在这一部分中 GOLD 列出了作为医生或作为健康关怀社工可以选择进行的相应活动项目;第二步:寻求支持,GOLD 建议首先通知所在国世界慢阻肺日活动的组织者并获得其支持,邀请那些可能对慢阻肺防治起作用的人,如当地官方的领导人、所在大学或医院的校(院)长、呼吸协会及下属的分会如控烟协会等,以及一些本身是慢阻肺患者或家庭中有慢阻肺患者的名人如著名运动员等;第三步是通知 GOLD;第四步是使媒体知晓;第五步是募集一些可利用的资源;第六步才是举办一届成功的世界慢阻肺日。以上这些活动的详细情况可以从 http://www.goldcopd.org 的主页上一一浏览。

对于患者及其家属来说,参加由正规医疗机构举办的慢阻肺日活动,能够了解每年在慢阻肺诊治方面的进展,有助于参与疾病管理。

什么是慢性阻塞性肺疾病全球防治创议(GOLD)?

GOLD 的全称是 The Global Initiative for Chronic Obstructive Lung Disease(慢性阻塞性肺疾病全球防治创议,其网址为 http://www.goldcopd.com,

感兴趣者可以去浏览），由美国国立卫生研究院、国立心肺血液研究所、世界卫生组织于1997年共同发起成立。目的是通过全世界关注健康的专业人士及公共卫生官方机构的共同努力，以增加全人类对慢阻肺的认知程度，从而改善对慢阻肺的防治水平。下设执行委员会、科学委员会、传播委员会及一个工作小组，以通过制定基于循证医学的慢阻肺管理策略及一系列大事如世界慢阻肺日的宣传等。

GOLD在其官方网站首页上写明自己的职责是：

（1）推荐所有国家均适用的预防和治疗慢阻肺的有效方法。

（2）增加医学社团、公共健康官方机构等对"慢阻肺是一个公共健康问题"的认知。

（3）通过执行和评价诊治慢阻肺的有效方法来降低发病率和病死率。

（4）推动慢阻肺流行病学研究包括环境与慢阻肺的关系。

（5）执行有效方法来预防慢阻肺。

慢阻肺的管理和研究能取得目前的成绩，GOLD功不可没。近年来GOLD将慢阻肺认定为可以预防和可以治疗的疾病，强调了其治疗的长期性。

▌吸烟会得慢阻肺吗？

烟草是所有人熟知的东西，它几乎天天都出现在我们的日常生活中，甚至是很多人一生中都难以割舍的"亲密伙伴"。我国是世界上最大的烟草生产国和消费国，"饭后一支烟，赛过活神仙"，可见中国人对于烟草的"情有独钟"。据估计，从现在到2050年，我国将会有1亿人死于烟草相关疾病，其中一半的人将在中年时期（30～60岁）死亡。2004年，英国科学家指出，每年吸烟者排出的香烟烟雾要比全球汽车排放的尾气还要多10倍！并且，香烟在室内环境中造成的空气污染是在室外环境时的15倍！这些骇人听闻的数据值得我们深深思考和反省。吸烟可以导致多系统病变，其中尤其以呼吸系统为主。

卷烟中的"潜在杀手"有哪些？

卷烟中目前已知的化学成分有2 500多种，这些成分燃烧后产生复杂的物理、化学变化，并且释放出400多种致癌物质，还有10余种促进癌症发展的物质。其中最可怕的两大"杀手"就是我们熟知的尼古丁和烟焦油。

尼古丁，其学名叫做烟碱。是一种无色透明、味苦难闻的油质液体。它的挥发性很强，能迅速溶解在水和酒精中，并且极易通过口、鼻、支气管黏膜被人

慢性阻塞性肺疾病综合防治手册

体吸收,甚至是粘在皮肤表面的尼古丁也会很快渗入到体内。尼古丁具有很强的成瘾性,会使人对其产生依赖。大剂量尼古丁会导致恶心呕吐,血压升高,食欲降低,心跳加速,严重时甚至可以致人死亡。研究显示,一支香烟中所含尼古丁的量可以毒死一只小白鼠。如果将一支雪茄或者三支香烟中的尼古丁一次性注入到人的静脉中,人在3～5分钟就会死亡。正是由于尼古丁这种强大的毒理作用,因此它也是农业杀虫剂的主要成分。也许有人会说,很多吸烟者吸的量可是远远大于40～60支的,那么,他们怎么没有中毒死亡呢? 这是因为卷烟中尼古丁很大程度上被香烟烟雾中的甲醛中和一部分,尼古丁其实是分批、间断、缓缓地进入人体内的,所以吸烟者才不会发生急性中毒现象。此外,长期吸烟者已经对尼古丁产生了一定的耐受性,就像我们刚刚进入到有臭味的房间时,会觉得刺鼻难闻,但是一段时间后你的嗅觉就会慢慢适应,以至于闻不到那种刺鼻气味了。我们的身体也是这样,长期接触尼古丁后,就慢慢地对于它的毒力也不那么敏感了。

烟焦油,它主要存在于香烟的过滤嘴内,是一种棕色的油质液体。它是一种成分非常复杂的混合物,其中99.4％的成分是有害的。卷烟中烟焦油的含量非常小,但是它对人体的危害却是整支香烟中最大的! 长期吸烟使得烟焦油在呼吸道日积月累,对呼吸道产生越来越大的毒害作用。而烟焦油的生成并不是一定的,它与单位时间内吸过滤嘴的次数成正比。也就是说,同一时间内,吸得越频繁,烟焦油的产生量就越多。例如每分钟吸三口烟产生的烟焦油量要比每分钟吸一口烟多出近一倍。烟焦油中既含有0.2％的致癌物质,还有0.4％的促癌物质,因此,它对于呼吸道恶性肿瘤的发生具有不可推卸的责任。但从烟焦油的危害来看,每日吸30支烟就相当于每年进行300次X线胸部透视所释放的总射线量对人体产生的伤害。

既然烟草的危害如此之大,为什么还有那么多的吸烟者呢? 有研究在对大量吸烟者进行调查后发现,有90％的人知道吸烟有害健康,而60％的人表示有意愿控制吸烟数量,近50％的人在未来一年内有戒烟的计划。可是为什么很少有人真正做到呢? 这是因为,吸烟者已经对香烟中的尼古丁"上了瘾"。简单来说,香烟之所以难戒的关键就在于吸烟者很难克服自身对于尼古丁的依赖性。很少有人知道,这种依赖其实本身就是一种疾病。世界卫生组织在1997年就已经将尼古丁依赖列入到了国际疾病分类中。这种疾病单靠毅力是很难戒除的。因此,香烟的成功戒断率仅仅只有3％,并且极易复吸,戒烟者不但要克服戒烟带来的身体不适，更要克服心理依赖。与其说尼古丁依赖是生理疾病，还不如说它更倾向于是一种心理疾病。

为什么有人长期吸烟却没有患上慢阻肺？

慢阻肺有一定的遗传性。同样是吸烟的人，只有 15%～20% 的人患有慢阻肺，说明慢阻肺与遗传的易感性有关。但慢阻肺患者 80% 是烟民，慢阻肺易感人群如果吸烟，患慢阻肺的可能性成倍增加。如父辈有慢阻肺患者，下一辈患慢阻肺的可能性大大增加。经常碰到一些慢阻肺患者，在慢慢出现咳嗽、咳痰症状，获知自己患上慢阻肺后，会回忆起来，"我记得我父亲（或我母亲）在××岁时也有这种情况的"，或"我父亲有气管炎等"。因此，虽然某人长期吸烟并没有得上慢阻肺，但你不是他。所以，如果应该戒烟，或者已经出现咳嗽、咳痰症状时，还是不要找理由继续吸烟。

判断吸烟的危害程度有一个叫"吸烟指数"的名词，以"包年"为单位，即每天吸烟的包数与吸烟时间（年）相乘所得的数值。如每日吸烟 10 支（0.5 包），吸烟 30 年，则吸烟指数＝0.5×30 年＝15 包年。这个数字大于 10，即表示因吸烟所致的危害已足以致病了。

吸烟是病吗？

吸烟在许多人看来只是个人习惯而已，殊不知吸烟本质上就是一种烟草依赖性疾病。很多老烟民在停止吸烟后数十分钟到数小时便开始想吸烟，并感到坐立不安、烦躁、心神不宁、手足无措，继而出现头痛、心慌、乏力、腹部不适、恶心、腹泻、精神萎靡、注意力难以集中、爱发脾气、困倦及睡眠障碍等症状。这些症状一经吸烟便可立即缓解，这也是所有成瘾物质的共同特点。

因此吸烟实质上就是一种疾病，也是需要治疗的。国际上已正式将吸烟行为作为烟草依赖性疾病，具有明确的疾病代码。

什么是被动吸烟？

被动吸烟即俗称的"吸二手烟"，是指在工作和生活中，吸烟者在吸烟时，周围的人们不自觉地吸入香烟中的尘粒以及各种有毒有害物质的过程。而在实际生活中，这种情况是普遍存在而且往往是不容易避免的。

大家可能或多或少都了解一些被动吸烟的危害，但是其机制却不甚清楚，

慢性阻塞性肺疾病综合防治手册

也没有引起重视。因此常常有一些并不吸烟,但却长期大量接触二手烟的女性,在出现咳嗽咳痰后,常常不能意识问题的严重性,一直等到明显的呼吸困难等症状出现才到医院就诊,这时可能就已经错过了诊疗疾病的最佳时期。

目前,我们已经有了相当确凿的证据来对被动吸烟的危害加以证明。研究发现,被动吸烟对人体产生的危害要比我们原先所想的更加严重!被动吸烟的成人患慢阻肺的概率比未被动吸烟的人高出 10%～43%,而患肺癌的几率更是高出 6 倍之多!据世界卫生组织估算,每年全球有 20 万人因为在办公室吸入二手烟而死于相关疾病。

吸烟者在吸烟时,把大约 70% 的烟雾吐到了空气中,周围的人就被强迫"分享"了这些烟雾,这些吐出的烟雾当中所含的有毒有害物质的浓度可一点都不比吸烟者自己吸入的少,甚至有些物质的含量还要更高,比如烟焦油、苯并芘以及一氧化碳等。

被动吸烟也会得慢阻肺吗?

被动吸烟是指不愿吸烟的人无可奈何地吸入别人吐出来的烟气和香烟燃烧时散发在环境中的烟雾,又称"吸二手烟""间接吸烟"或"强迫吸烟"。被动吸烟比众所周知的危害还要危险,被动吸烟 15 分钟等于主动吸烟。与吸烟者共同生活的人,患肺癌的概率比常人多出 6 倍,被动吸烟对婴幼儿、青少年及妇女的危害尤为严重。对儿童来说,被动吸烟可以引起呼吸道症状和疾病,并且影响正常的生长发育;对于孕妇来说,被动吸烟会导致死胎、流产和低出生体重儿;被动吸烟亦会增加成人呼吸道疾病如慢阻肺,以及肺癌和心血管疾病发病的危险。有资料显示,被动吸烟的成人患慢阻肺的概率比未被动吸烟的人明显升高,所以被动吸烟也会得慢阻肺。

年龄与慢阻肺有关吗?

慢阻肺发病年龄多为 40 岁以上,随着年龄升高,人体的各个系统都有不同程度的退化,呼吸系统表现为呼吸道的防御功能减退,因而发病率增加。普通的感冒对年轻人也许没什么太大的影响,一般 1 周左右即使不治疗也可以痊愈,但是对于老年人,由于性腺及肾上腺皮质功能减退,应激能力减退,呼吸道防御功能退化,反复的呼吸道感染可以引起气道损伤,导致气流受限,日积月累就可能会发展为慢阻肺。

▍收入多少与患慢阻肺有关吗？

一般来说，社会经济地位、受教育程度较高的人慢阻肺患病率相对较低，其中的原因是多方面的。

与社会经济地位较低的人群相比，社会经济地位较高的人群，通常其居住、工作环境较好，接触危险因素的机会相对来说就比较小。

普遍来讲，社会经济地位、受教育程度较高的人具有较强的卫生保健意识，并且享有较为完善的医疗保障条件。

营养水平的差异也是社会经济地位影响慢阻肺发病率的一个重要因素。体重指数（BMI）是目前国际上常用的衡量人体胖瘦程度、营养水平以及是否健康的一个标准，它与慢阻肺的发生有着较为密切的联系。体重指数的计算公式为：体重指数（BMI）＝体重（kg）/［身高（m）］^{2}。我国人群男性和女性的BMI正常值分别是 20～25 以及 19～24。很多研究都表明，吸烟者的 BMI 普遍低于不吸烟者，而慢阻肺患者 BMI 的平均水平明显低于正常人，可以说BMI 值越低，发生慢阻肺的概率就越大，且发病后病情程度也就越严重。总体来看，经济条件较好的人群，其营养状况相对于经济条件较差的人群来讲，较为良好，平均 BMI 值也较高。

▍早产与慢阻肺有关吗？

早产是指妊娠满 28 周而不足 37 周分娩者，此时出生的新生儿称早产儿，体重一般在 1 000～2 499 克。早产儿出生孕周越小，体重越轻，各器官包括肺的发育越不健全，易被感染，而感染对肺组织的结构与功能均会发生不利影响。若成年后再吸烟，气道则更易受到损伤而发生慢阻肺，但此因果关系还有待进一步研究。

▍慢阻肺会遗传吗？

目前认为，遗传因素在慢阻肺的发生中起着重要作用。支气管哮喘和气道高反应性是慢阻肺的危险因素，气道高反应性可能与机体某些基因和环境因素有关。有研究表明，在有慢阻肺疾病史的家族中，发生慢阻肺的可能性增加。慢阻肺发病具有典型的多基因遗传特点和家族聚集倾向，患者各级家属的发病率高于群体发病率。亲代中患有慢阻肺是其子女患慢阻肺（FEV_1 降低

和 $FEV_1\% < 70\%$ 预计值）的独立危险因素。研究显示,有呼吸病家族史的人群慢阻肺患病率较无呼吸病家族史的人群高;父母和兄弟姐妹中有两个以上患呼吸病的人群,比只有一个患有呼吸病的人群患病的危险性高;提示慢阻肺有家族聚集性,这种聚集性可能与遗传易感性效应有关。已知的遗传因素为α1-抗胰蛋白酶缺乏,它是血清中及肺中的主要蛋白酶抑制剂,可使组织免于受激活的中性粒细胞释放的多种酶的消化,包括中性粒细胞弹性蛋白酶。除α1-抗胰蛋白酶的 ZZ 纯合子引起的 α1-抗胰蛋白酶缺乏是迄今为止唯一确定的慢阻肺遗传易感因素外,还有证据表明,异型生物质代谢、抗氧化、抗炎症反应等各种因素的基因也与慢阻肺有某种程度的联系,多个基因的多个多态性结合,共同决定个体对吸烟和其他环境因素导致慢阻肺的易感性。有研究证明,存在大量候选基因的个体发生慢阻肺的危险增加,包括 α1-抗胰蛋白酶基因、分泌性白细胞蛋白酶抑制物基因、TNF-α 基因等。

‖ 慢阻肺会导致肺癌吗?

有人认为慢阻肺会导致癌症,这种观点是不正确的。虽然很多肺癌患者都有过慢阻肺病史,但是慢阻肺并不会直接导致肺癌。

慢阻肺是以黏膜上皮细胞化生,杯状细胞显著增加,黏膜腺体增生、肥大、分泌亢进,以及支气管壁纤维组织增生、软骨变薄、管腔狭窄为主要特征的呼吸道病变,与癌症并无转化关系,因而慢阻肺本身不会导致肺癌。

虽然慢阻肺并不直接导致肺癌的发生,但是如果是由吸烟所致的慢阻肺,就有可能合并支气管肺癌,且吸烟量越大、时间越长,发生肺癌的可能性也就越大。这是因为烟焦油既可致慢阻肺,又可致肺癌。40 岁以上的人群既是慢阻肺又是肺癌的高发群体,患有慢阻肺特别是伴有长期吸烟的患者,如果逐渐出现呼吸困难加重,咳嗽的性质发生改变,痰中带血、甚至咯血,就要及时就医,排除肺部恶性疾病的可能,采取积极的治疗措施,延缓病情的进展。

‖ 营养不良会引起慢阻肺吗?

据调查,30%～50%的中重度慢阻肺患者有营养不良,即使是轻度慢阻肺患者,营养不良的发生率也在 10%左右。营养不良的最常见表现为体重降低和骨骼肌功能障碍,其体重指数、上肢测量、肺功能、运动耐量、饮食摄入、生活质量明显降低和病死率增加。严重患者出现恶病质,消耗包括皮下脂肪、血蛋白、内脏储备脂肪等。

呼吸肌结构改变的主要表现为膈肌重量减轻。实验发现,当患者体重降低至理想体重的70%时,膈肌重量较正常减少40%。若慢阻肺患者能量供应不足,当脂肪作为饥饿时的能量来源消耗殆尽后,蛋白分解代谢会加速,包括膈肌和肋间肌。

呼吸肌功能的改变则主要是由于机体对能量生物利用率的减少从而改变了肌纤维的结构,最终导致肌肉功能减弱。

患者营养不良时,肺内卵磷脂的含量减少,加上蛋白质缺乏,使表面活性物质生成减少,而表面活性物质缺乏又易致肺泡萎陷,最终造成肺内气体分布不均。

免疫防御功能的改变主要体现在营养不良可损害机体的细胞免疫、体液免疫以及呼吸道局部的防御功能,使呼吸系统易受到病原微生物的侵袭而发生肺部感染。

另外,营养不良还容易引起肺水肿,这是由于患者血清白蛋白降低引起血浆胶体渗透压下降,从而容易引起肺水肿。

▌反复呼吸道感染会引起慢阻肺吗?

呼吸道感染是慢阻肺急性加重发作的主要诱发因素。反复呼吸道感染可加速肺功能的下降,加速慢阻肺进程。肺炎链球菌和流感嗜血杆菌可能为慢阻肺急性发作的主要病原菌,病毒也对慢阻肺的发生和发展起着重要作用,肺炎衣原体和肺炎支原体与慢阻肺发病的直接关系有待进一步阐明。呼吸道病毒感染发生率很高,有些病毒侵入人体后,可侵犯重要器官。急性或隐性病毒感染后,病毒便潜伏在组织内,形成潜在性感染,无临床症状。在某些条件刺激下,病毒可再度增生而出现急性发作。病毒感染可活化炎性细胞,使炎性细胞趋化侵入气道,使支气管炎症和肺泡壁结缔组织增生,气道狭窄。病毒感染还可使黏膜下毛细血管通透性增加,使该区域水肿,组织水肿导致支气管上皮通透性增加,炎症介质进入呼吸道,呼吸道阻力增加。病毒感染后形成慢性病毒感染,经过很长的潜伏期,以后出现慢性进行性疾病。

▌慢阻肺患者容易并发哪些疾病?

(1)自发性气胸:自发性气胸并发于慢阻肺者并不少见,多因胸膜下肺大疱破裂,空气进入胸膜腔所致。若患者基础肺功能较差,即便是气体量不多,临床表现也较重,必须积极抢救,不可掉以轻心,慢阻肺患者肺野透亮度较高,常有肺大疱存在,体征不够典型,给局限性气胸的诊断带来一定困难。如果患者有突然加重的呼吸困难,且伴有明显的胸痛、发绀,听诊呼吸音减弱或者消失,应该考虑气胸,积极进行救治。

（2）肺部感染:患者常有畏寒、发热、呼吸困难,咳嗽咳痰加重,血象中白细胞以及中性粒细胞增多。老年患者以及体弱的患者由于免疫力低,有时虽然有严重的感染,可能并不伴有发热,但是常迅速引起呼吸衰竭,需要引起注意。

（3）呼吸衰竭:慢阻肺患者往往呼吸功能严重受损,在某些诱因如呼吸道感染、分泌物干结潴留、不适当氧疗、外科手术等的影响下,通气和换气功能障碍进一步加重,可诱发呼吸衰竭。

（4）慢性肺源性心脏病和右心衰竭:低氧血症和二氧化碳潴留以及肺泡毛细血管床被破坏等均可引起肺动脉高压。在心功能代偿期,并无右心衰竭表现。当呼吸系统疾病进一步加重,动脉血气恶化时,肺动脉压显著增高,心脏负荷加重,加上心肌缺氧和代谢障碍等因素,可诱发右心衰竭。患者常逐步出现活动后乏力、呼吸困难,可有心慌、胸闷、食欲不振、恶心呕吐以及头痛、头胀、烦躁不安、言语障碍、抽搐、精神错乱、嗜睡,甚至昏迷等表现。严重的慢性肺源性心脏病除了以上表现以外,还可能发生肺性脑病、酸碱失衡以及电解质紊乱、心律失常、休克、消化道出血、弥散性血管内凝血等并发症。

（5）睡眠呼吸障碍:正常人睡眠中通气可以稍有降低,而慢阻肺患者睡眠时通气降低较为明显。尤其是患者清醒状态下,动脉血氧分压已经低达 60 毫米汞柱左右时,如果睡眠中再进一步降低,就更为危险。若患者睡眠质量降低,可出现心律失常和肺动脉高压等。

▍慢阻肺有哪些表现?

慢阻肺起病隐匿,多于中年以后发病,常有反复急性加重发作,好发于秋冬寒冷季节。

慢性咳嗽、咯痰通常为首发症状,少数患者咳嗽不伴咯痰,也有少数患者虽有明显气急但无咳嗽症状。痰为白色泡沫样痰或黏液性痰,合并感染时痰量增多,常有脓性痰。

气促或呼吸困难是慢阻肺的典型症状，早期仅于劳力时出现，以后逐渐加重，以致日常活动甚至休息时也感气促。部分患者特别是重度患者可伴喘息、胸闷、通常于劳力后发生。

晚期患者常有体重下降、食欲减退、外周肌肉萎缩和功能障碍、骨质疏松、精神抑郁和（或）焦虑等，合并感染时可有咳血痰或咯血。随着病情进展，后期出现低氧血症和（或）高碳酸血症，可并发慢性肺源性心脏病和右心衰竭。

▌慢阻肺需要做哪些辅助检查？

（1）肺功能检查：尤其是通气功能检查对慢阻肺的诊断及病情严重程度分级评估具有重要意义。

（2）胸部 X 线影像学检查：对确定是否存在肺部并发症及与其他疾病（如气胸、肺大疱、肺炎、肺结核、肺间质纤维化等）鉴别有重要意义。

（3）胸部 CT 检查：高分辨 CT（HRCT）对辨别小叶中心型或全小叶型肺气肿及确定肺大疱的大小和数量，有很高的敏感性和特异性，有助于慢阻肺的表型分析，对判断肺大疱切除或外科减容手术的指征有重要价值，对慢阻肺与其他疾病的鉴别诊断有较大帮助。

（4）血气分析检查：可据以诊断低氧血症、高碳酸血症、酸碱平衡失调、呼吸衰竭及其类型。

（5）其他实验室检查：血红蛋白、红细胞计数和红细胞压积、痰涂片及痰培养、血液中病原微生物核酸及抗体检查等。

▌什么是肺功能检查？

肺功能测定是一项十分重要的呼吸系统疾病的诊治技术。肺功能测定能客观地检验呼吸系统，识别可能被忽略的异常肺功能，协助疾病的诊断和鉴别诊断，评定治疗效果，有很大的临床价值。肺功能主要用于检测呼吸道的通畅程度、肺容量的大小，了解通气功能的损害程度，鉴别肺通气功能障碍的类型如：阻塞性、限制性、混合型通气功能障碍。肺功能检查可作为诊断慢阻肺的"金标准"。

做肺功能检查基本不会有任何痛苦，医师通常会让患者夹住鼻子用嘴来呼吸，再做一些配合医师口令的吸气和呼气动作。在肺功能检查的过程中应该注意的是：

（1）因为鼻子被夹住，所以应该学会用嘴来呼吸。

（2）尽可能闭紧口唇，保证在测试的过程中不会漏气。

（3）尽可能配合医师的口令，及时做出呼气和吸气的动作。

（4）尽最大的能力吸气，然后配合医师以最大力量呼出。

慢阻肺患者的肺功能检查包括哪些内容？

肺功能检查是最基本的检查，常规的通气功能为慢阻肺的诊断和严重程度分级提供客观的依据。气流受限是以 1 秒钟用力呼气容积（FEV_1）和 1 秒率（1 秒钟用力呼气容积与肺活量比值：FEV_1/FVC）降低来确定的。FEV_1/FVC 是慢阻肺的一项敏感指标，可检出轻度气流受限。FEV_1 占预计值的百分比是中重度气流受限的良好指标，它变异性小，易于操作，应作为慢阻肺功能检查的基本项目。肺功能是诊断慢阻肺的金标准，使用支气管扩张剂后 $FEV_1/FVC<70\%$ 可确定为不完全可逆性气流受限。

（1）支气管舒张试验：使用一定剂量的扩张支气管药物，使狭窄的支气管扩张，以测定其扩张程度的肺功能实验。对于有明显气流受限（尤其是 $FEV_1<60\%$ 的预计值）的慢阻肺患者，应做此试验。一般只需要做 1 次，在首次诊断时进行。

（2）其他检查：肺容量和弥散功能测定有助于肺气肿严重程度的判断，运动心肺功能测试有助于判断引起呼吸困难和运动耐受力受限的主要原因。呼吸肌功能测定有助于指导呼吸康复治疗。肺功能检测在人工通气的慢阻肺患者中的应用有助于指导呼吸机的参数调节和脱机。

肺功能检查有什么意义？

肺功能检查对受检者呼吸生理功能的基本状况作出评价，明确肺功能障碍的程度和类型，主要内容包括肺容积、通气、换气、血流和呼吸动力等项目。

肺功能是判断气流受限的客观指标，其重复性好，对慢阻肺的早期发现、明确诊断和鉴别诊断、严重程度评价、监控疾病进展、预后及制定合理的个性化治疗方案、客观疗效评价等均有重要意义，是慢阻肺诊断和治疗中必要的检查手段。美国国家肺部保健教育方案提出，具有以下危险因素的人群均应常规在门诊进行肺功能检查：≥45 岁的吸烟者或曾经是吸烟者，有慢阻肺家族史，有慢性咳嗽史、发作性喘息以及劳力性呼吸困难史者。世界卫生组织和美国国立心、肺、血液研究所联合组织制定的"慢性阻塞性肺疾病全球倡议（GOLD）"中亦强调,应该争取对每一位慢阻肺患者进行肺功能的测定。

（1）肺功能是慢阻肺诊断和严重程度分级的主要依据：慢阻肺的诊断是以气流受限为主要依据的,早期的诊断必须有肺功能的指标。肺功能也是严重程度分级的主要依据。可见没有肺功能检查就难以对早期的患者,尤其是无症状的患者做出诊断,也无法对慢阻肺患者进行合理的分级和相应的治疗。

（2）肺功能检查在慢阻肺鉴别诊断中的作用：慢阻肺的临床表现缺乏特异性,许多疾病均可引起类似于慢阻肺的临床表现。这些疾病包括支气管哮喘、充血性心力衰竭、不典型的支气管扩张症、弥漫性泛细支气管炎和肺结核等。在以呼吸困难为主要临床表现的患者中,肺功能检查具有更为重要的意义。在老年人,引起呼吸困难的常见原因包括慢阻肺、老年性支气管哮喘和充血性心力衰竭,比较少见的原因有间质性肺疾病、胸膜腔疾病、大气道阻塞等,单纯依据临床表现常常难以肯定诊断。肺功能结果显示为限制性通气功能障碍,有利于充血性心力衰竭和间质性肺疾病的诊断,主要为可逆性气流受限则有利于哮喘的诊断,而流量—容积曲线出现"流量的平台"是大气道阻塞性疾病的特征。老年性哮喘或慢阻肺与哮喘合并存在时,临床表现与普通的慢阻肺相似,肺功能检查是主要的鉴别诊断方法。

（3）监测病情进展：慢阻肺是一种缓慢进展性疾病,然而其进展的速度有明显的个体差异,需要动态监测肺功能的变化来判断其进展的速度,以便能够及时发现进展快的患者,采取更加积极的方法来控制疾病的进展。对于吸烟者,进行肺功能的监测有利于了解肺功能下降的速度,促使患者及时戒烟。

（4）评价药物和其他治疗方法的疗效：目前用于治疗慢阻肺的常用药物包括抗胆碱能药物、β_2 受体激动剂、茶碱类和激素等,其他药物包括免疫调节剂和抗氧化剂等。慢阻肺患者对上述药物的疗效和耐受性有非常明显的个体差异。在治疗过程中需要动态监测肺功能的变化,为患者建立个体化的治疗方案。

▌慢阻肺患者为什么要做血常规检查？

血常规检查是指血液的一般检查,也就是我们大家口中的"血象",包括血红蛋白测定、红细胞计数、白细胞及其分类计数,也就是检查血液中两种主要的有形成分——红细胞及白细胞在数量与质量方面的变化,以配合临床诊断。

作为一项常规检查,血常规检查对慢阻肺的诊断是有一定意义的,如慢阻肺合并气道或肺部的感染,血常规检查结果或可见白细胞、中性粒细胞、淋巴细胞等变化,进而确定病因。另一方面,慢阻肺引起长时间低氧血症对血液中各种细胞的数目变化也是有影响的,长期的低氧血症,会使得血液中红细胞增多,以增加氧气的运输,满足机体对氧的需求。因此,慢阻肺晚期常出现代偿性高血红蛋白血症及代偿性红细胞增多症,这样就会引起血黏度增高,血流阻力增大,流速缓慢,血管扩张充血。而血常规中亦可见红细胞计数和血红蛋白含量升高,红细胞压积正常或偏高。由于慢阻肺患者纳食差,常会出现营养不良,也可出现红细胞计数偏低和血红蛋白减少的情况。

▍慢阻肺患者为什么要做血气分析?

在呼吸过程中,血液起着运输气体的作用,它把氧气从肺运送到全身组织细胞,又把组织细胞代谢产生的二氧化碳运送到肺部。通过测定血液中氧气和二氧化碳分压,可了解肺通气和换气功能是否失代偿及受损程度,以便指导治疗。这种抽取动脉血进行氧和二氧化碳分压测定的检查称为血液气体分析检查,简称血气分析检查。

在海平面呼吸空气条件下,正常成人的动脉血氧分压为 10.7～13.3 千帕(80～100 毫米汞柱),动脉血二氧化碳分压为 4.67～6.0 千帕(35～45 毫米汞柱),血氧饱和度为 92%～99%(平均 96%)。

除此之外,血气分析还可同时检测 pH 值、碳酸氢根及剩余碱等,这些都是判定体液酸碱平衡的重要指标。血液气体和酸碱平衡是有一定的相互关系的,因此,血气分析既能反映呼吸功能的变化,又可以了解体内酸碱平衡情况。

▍慢阻肺患者血气分析有何变化?

轻、中度慢阻肺患者血气分析可完全正常,当肺功能下降到一定程度(常为极重度),由于支气管和肺血管受损,吸入气体和肺内血液分布不均匀,造成通气/血流比例失调,加上氧气弥散障碍,可出现动脉血氧分压降低。当病变严重特别是慢阻肺急性加重时,气道黏膜充血、水肿,平滑肌痉挛,分泌物堵塞,呼吸阻力明显增加,此时呼吸中枢兴奋性增加,指挥呼吸肌加强收缩来对抗呼吸阻力,故动脉血二氧化碳分压还能维持正常。当呼吸中枢或呼吸肌的努力不足以对抗增高的呼吸阻力时,动脉血二氧化碳分压即高于正常。此时机体在另一层面通过复杂的途径产生代谢性碱中毒,使血 pH 值在正常范围,维持组织代谢必需的内环境;如果失代偿,pH 值降低,则需要积极处理(应用呼吸机进行机械通气治疗等),当 pH 值降至 7.2 以下时,会发生致命性心律失常,死亡风险极大。

▎慢阻肺患者为什么要做胸片或 CT 检查?

慢阻肺早期,胸片一般看不到变化,尽管肺功能已经提示轻度通气障碍,或部分小气道阻塞,但胸片表现可无异常,即使胸片出现肺纹理增粗、紊乱等,这亦不能说明患了慢阻肺,此时仍以肺功能作为确定和衡量慢阻肺的金指标。胸片作为一项常规检查,可以帮助鉴别排除其他疾病的干扰。肺炎、肺结核、肺癌等都可以引起类似的症状,这时胸片就是一个鉴别的好办法。此外,胸片还可以从外形上观察心脏大小的变化,排除其他肺外病变引起的可能,以避免误诊和漏诊。

当慢阻肺出现急性加重时,应及时做一个胸片,了解一下情况,因为导致病情急性加重的原因有很多,如肺部感染、自发性气胸、心力衰竭等,它们在胸片上的表现都有各自的特异性。

慢阻肺到了肺气肿的中度或重度阶段,胸片上有明显的特征,如两肺野透亮度增加,肋间隙增宽,有的还会出现肺泡增大融合而成的肺大疱等,配合肺功能的变化,可以对疾病进行明确诊断并指导治疗。

胸部 CT 可以更清楚地显示肺内的变化,可以发现胸片尚不能显示的较小范围内的病变,如肺栓塞、肺部较小的肿瘤等;另外,胸膜的变化,如增厚、粘连等,胸水的多少在 CT 上都可以很直观地显现出来,为临床治疗提供了依据。还可以根据胸片对肺气肿做出定性、定位和定量诊断,对气道病变加以识别和定量,为治疗方法的选取提供了重要的依据。

▎慢阻肺患者胸片有哪些表现?

慢阻肺患者早期 X 线胸片可无明显变化,病变反复发作,引起支气管管壁增厚,细支气管或肺泡间质炎症细胞浸润或纤维化时,可见两肺纹理增粗、紊乱,呈网状或条索状、斑点状阴影,以下肺野较明显。典型的阻塞性肺气肿 X 线征为肺过度充气,肺容积增大,胸腔前后径增长,肋骨走向变平,肺野透亮度增高,横膈位置低平,心脏悬垂狭长;肺门血管纹理呈残根状,肺野外周血管纹理纤细稀少等,有时可见肺大疱形成。并发肺动脉高压和肺源性心脏病时,除右心增大的 X 线征外,还可有肺动脉圆锥膨隆(肺动脉段高度≥3 毫米)、肺门血管影扩大及右下肺动脉增宽(右下肺动脉干横径≥15 毫米,其横径与气管横径之比值≥1.07)等。

▌ 慢阻肺患者为什么要做心电图?

心电图是一种心脏的周期性电生理活动的记录,具体是指心脏在每一次机械收缩之前,首先产生电激动,在激动过程中产生的微小电流可经人体组织传导到体表,将测定电极放置在体表的一定部位,利用心电图机从体表记录心脏每一心动周期心电变化的连续的曲线图像,简称心电图。从慢性支气管炎到慢阻肺,再发展到肺源性心脏病(肺心病),是慢阻肺发展的一个基本的发病过程,随着慢阻肺病情的进展变化,对心脏产生了一系列影响改变,如心肌毒害、心律失常、甚至心力衰竭等。如果慢阻肺引起的肺动脉压力持续增高,造成右心室负荷增加,心房心室肌肥厚、扩张,这些都会引起心电图的异常改变,因此,定期检测心电图可以了解慢阻肺病情是否有进展到肺心病的情况,以便及时根据病情更改治疗方案,防止病情进展。此外,慢阻肺所造成的低氧血症容易引发心律失常,利用心电图进行类型判定和检测,以便正确应用强心剂及利尿剂,实时监测和改善肺血循环及氧气交换。因此,为了有效、及时发现和治疗心律失常,应定期进行心电检测,以尽早发现并及时处理心律失常,这对改善预后、降低病死率有着十分重要的意义。

▌ 慢阻肺患者的心电图有哪些表现?

慢阻肺早期心电图一般无异常,有时可呈低电压,晚期并发肺心病时可出现心律失常[如房性期前收缩(房早)、室上性心动过速(室上速)、右束支传导阻滞、心房颤动(房颤)或心房扑动(房扑)等]、心肌缺血和右心室肥厚。右心室肥厚表现主要有电轴右偏、额面平均电轴≥+90°,重度顺钟向转位,$Rv_1 + Sv_5 ≥ 1.05$ 毫伏及肺型 P 波等。

▌ 慢阻肺患者为什么要做心脏彩超?

心脏疾病亦可出现咳嗽、咳痰、气喘等临床表现,故行心脏彩超检查有利于鉴别慢阻肺及心脏疾病。且慢阻肺患者晚期会并发肺心病,是由于肺、胸廓或肺动脉血管慢性病变所致的肺循环阻力增加、肺动脉高压,进而使右心室肥厚、扩大,甚至发生右心衰竭的心脏病,故需要做心脏方面的检查如心脏彩超来及时评估心脏大小及心功能的情况。

▎慢阻肺患者心脏彩超有哪些表现?

慢阻肺患者心脏彩超主要表现为肺动脉高压(静息状态下肺动脉平均压>25 毫米汞柱)、右心室肥厚、扩大,通过测定右心室流出道内径≥33 毫米,右心室内径≥20 毫米,左、右心室内径的比值<2。

▎慢阻肺如何分期?

按病情是否稳定,慢阻肺分为稳定期(或缓解期)和急性加重期(或发作期)。稳定期是指患者咳嗽、咯痰、气短等症状稳定或症状轻微;急性加重期是指患者在稳定状态下出现持续的咳嗽、咯痰、气短等症状恶化,超出平时的正常变异,并需要调整原治疗方案(增加支气管扩张剂吸入,使用抗生素和激素等)。

慢阻肺的整个病程就是病情轻重不等的急性加重期夹杂于病情相对稳定的缓解期的过程。病情控制得好,急性加重期的时间可以很短,次数可以很少。但如果控制不好,患者会出现频繁的急性加重,正如有些患者自己说的"刚出院没几天,又进来了"。而且,每次出现急性加重后,患者的肺功能会明显下降,直到这次加重恢复后 6 周左右肺功能才能恢复到加重前的水平,甚至有的患者再也不能恢复到加重前的水平了。

▎慢阻肺如何分级?

如果有咳嗽、咳痰或活动后气急等症状,再加上肺功能检查单上的一些数据符合慢阻肺的诊断标准,即 $FEV_1/FVC<70\%$,并排除引起气流受限的其他一些疾病如哮喘、支气管扩张症等,即可诊断为慢阻肺。FVC 是用力肺活量,FEV_1 是第 1 秒钟用力呼吸容积。有人会奇怪,为什么选择 70% 而不是 80% 或 65% 呢? 其实这是统计学家们经过对很多肺功能正常和异常的人测量分析后得出的结论。另外,需注意的是,这个指标是吸入支气管扩张剂后测定的 FEV_1 及 FVC。目前最常用的支气管扩张剂有沙丁胺醇和溴化异丙托品两种。之所以要在吸入支气管扩张剂后再进行肺功能检查并分级,是为了排除

可逆因素,并和哮喘相鉴别。

诊断为慢阻肺后,要对疾病进行分级。分级的基础是肺功能检查的数据。根据 FEV_1 占预计值的百分比,将慢阻肺分为 4 级,见表 1。

表1　慢阻肺严重度分级

分　度	标　准
Ⅰ级(轻度)	$FEV_1/FVC<70\%$, $FEV_1≥80\%$预计值,有或无症状
Ⅱ级(中度)	$FEV_1/FVC<70\%$, $50\%≤FEV_1<80\%$预计值,有或无症状
Ⅲ级(重度)	$FEV_1/FVC<70\%$, $30\%≤FEV_1<50\%$预计值,有或无症状
Ⅳ级(极重度)	$FEV_1/FVC<70\%$, $FEV_1<30\%$预计值或 $FEV_1<50\%$预计值,合并呼吸衰竭或右心衰竭

注:该分级以应用支气管扩张剂后测得的 FEV_1 为基础

据我国的流行病学数据表明,大多数慢阻肺患者并非在Ⅰ级就能被诊断出来,多数患者确诊时已是Ⅱ级或Ⅲ级,一部分患者是到了Ⅳ级才被诊断出来的。这是非常让人感到难过的事情,因为Ⅲ级以上的慢阻肺对生活质量就有影响了。

由于除肺功能检查外并无其他手段可以明确诊断是否患上慢阻肺,而且很多人对肺功能检查的重要性认识不够,因而有些患者即使症状表现很像慢阻肺,出现呼吸衰竭了却还不知道肺功能的情况,此时只能是临床诊断。相信随着普通人群对慢阻肺认识的提高,这种状况会逐步改善的。

▌慢阻肺常见的并发症有哪些?

随着吸烟人数的增加,大气污染日益严重以及人口的老龄化,慢阻肺的发病率、患病率及死亡率不断上升,在我国,慢阻肺是城市的第四位死亡原因,在农村已经上升为第一位的死亡原因。

慢阻肺患者多数有长期吸烟史,主要表现为慢性咳嗽、咯痰、气短等症状,病情进展比较缓慢,患者逐渐出现活动后气促,阻塞性的肺功能减退是诊断慢阻肺的必备条件。

由于慢阻肺病情进展比较缓慢,很多患者出现咳嗽、咯痰、气短加重时认为只要多服点抗生素或茶碱片就能缓解。其实慢阻肺会合并很多的并发症,如果掉以轻心没有及时发现并给予恰当治疗的话,往往会造成十分严重的后果,甚至会造成全身多脏器功能的衰竭,从而导致死亡,因此我们还是有必要对慢阻肺的并发症有所了解。

慢阻肺常见的并发症包括：肺性脑病、自发性气胸、慢性肺源性心脏病、上消化道出血、休克等几大类。

（1）肺性脑病：患者病情加重时因为发热、食欲不佳等原因而出现营养不良，体内电解质紊乱，并导致呼吸肌乏力，咳嗽反应变差，这样很容易出现大量痰液阻塞气道，或是炎症刺激引起支气管痉挛等改变，最终导致缺氧以及二氧化碳不能及时排出体外，也就是我们医学上称为的"Ⅱ型呼吸衰竭"。由于呼吸衰竭导致的缺氧和二氧化碳潴留会引起精神和神经系统的症状，即"肺性脑病"，患者出现头痛、头胀、多汗、失眠等症状，继而出现白天嗜睡，并可以产生幻觉、神志恍惚，严重时还会出现昏迷、躁动不安、胡言乱语甚至抽搐。因此，当慢阻肺患者出现了头痛、失眠、躁动不安等症状时，不要轻易认为是神经衰弱，此时若随便服用镇静剂或是安眠药的话，可能会雪上加霜，患者很快就出现昏迷等严重呼吸衰竭的表现。所以一旦患者出现上述表现，一定要马上到呼吸病专科就诊，医生会采取动脉血气分析等相关检查来确诊。

（2）自发性气胸：慢阻肺患者肺的弹性变差，而且由于长期肺气肿形成肺大疱，在用力咳嗽、屏大便、提重物等情况下，容易出现自发性气胸。通俗地讲，自发性气胸就是肺出现了破口，吸入的气体从这个破口漏到了胸腔内，大量气体积聚就会压迫正常的肺，严重的可以使整侧肺压缩失去呼吸的功能，此时只能靠另一侧肺来呼吸，同时还会因为胸腔内压力的迅速上升，严重影响心脏的供血和功能。此时患者会表现出突然加重的呼吸困难、胸痛、焦躁不安、口唇发紫，严重时还会出现心跳血压的改变，危及生命。多数年老的慢阻肺患者发生气胸时，胸痛表现不明显，仅仅表现为胸闷、气急的加重，同时可以伴有焦虑等情绪波动，很容易被漏诊、误诊，这时需要医生的体检和行胸片检查以明确诊断。

（3）慢性肺源性心脏病：由于慢阻肺引起缺氧、肺动脉压力的增高、心脏的肥厚扩大，最终可以发生右心功能不全。此时患者可以出现胸闷、心慌、心律不齐，食欲不振，有腹胀感，尿量减少，小腿浮肿等症状。这也是慢阻肺晚期的并发症，如果能够得到及早正确的诊断和治疗，患者还是可以维持比较好的生活质量。

（4）上消化道出血：严重的慢阻肺患者发生呼吸衰竭后会造成机体缺氧，从而导致胃黏膜充血水肿、糜烂和渗血，甚至出现上消化道的出血。

（5）休克：可能与感染和心功能不全有关，有上消化道出血的患者还可以由于出血过多引起失血性休克，患者一旦出现休克，往往死亡率很高。

慢阻肺及其并发症是可预防和治疗的，无论是慢阻肺患者还是患者的家属，都应该正确认识和熟悉上述慢阻肺并发症，一旦患者出现类似症状，应该及时就诊，以免延误病情。

什么是慢性肺源性心脏病？

慢性肺源性心脏病简称肺心病，是由于肺和胸廓或肺血管病变引起的肺循环阻力增加，导致肺动脉高压（肺高血压），右心室肥大、扩大或右心衰竭的心脏病。也就是说肺心病的诊断必须具备两个条件，首先要有呼吸系统的基础病变，其次要有肺动脉高压、右心室肥大或扩大，可伴有或不伴有右心功能衰竭。

患者有慢阻肺或其他胸、肺或肺血管疾病，如出现胸闷、气急、心悸等症状，同时伴有颈静脉怒张、肝肿大、肝区压痛、肝颈静脉回流征阳性、下肢水肿等体征，X 线胸片显示肺动脉干扩张、肺动脉结突出或右心室扩大，心电图显示右心室肥大表现或右束支传导阻滞及低电压图形，超声心动图见右心室肥大、右心室流出道增宽及右肺动脉内径增宽等表现，再参考肺功能等其他指标，肺心病诊断一般不难作出。

原发病变在肺组织者以慢阻肺最常见，按病程的急缓可分为急性和慢性两类。急性肺源性心脏病如肺栓塞所致者较为少见，而我们习惯上所说的"肺心病"是指慢性肺源性心脏病。

慢阻肺为什么会发展成肺心病？

慢性肺源性心脏病简称肺心病，是由肺组织、肺动脉血管或胸廓的慢性病变引起肺组织结构和功能的异常，造成肺血管阻力增加，肺动脉压力增高，使右心扩张、肥大，伴或不伴右心衰竭的心脏病。

慢阻肺可发展为肺心病。由慢阻肺发展为肺心病是一个慢性过程，一般需要 6～10 年时间。慢性支气管炎引起肺气肿后，肺泡内压力增加，造成毛细血管腔受压，肺循环阻力增加。长期缺氧可引起肺小血管反射性痉挛，使肺动脉内的压力升高，肺动脉的压力增加可加重右心室的负荷，右心室为了克服阻力，就会肥大、扩张，或伴发生右心衰竭，就形成了肺心病。

慢阻肺是如何发展成肺心病的?

心脏和肺通过肺循环联系。肺循环的正常运行必须具备两个条件,即正常的右心收缩力和正常的肺循环阻力。下列因素促使慢阻肺发展成慢性肺源性心脏病(肺心病):

当慢阻肺肺功能下降到一定程度会出现呼吸衰竭,表现为缺氧和二氧化碳潴留。缺氧引起肺血管收缩,在慢性缺氧的长期刺激下,肺血管管壁增厚并纤维化,甚至闭塞。两者均使肺循环阻力增加,肺动脉压力相应增高。

慢阻肺反复发生气道炎症累及临近小血管,引起血管炎,血管管腔狭窄甚至闭塞,使肺血管阻力增加,产生肺动脉高压。

随着肺气肿的加重,肺内残气量增加,肺泡内压增高,压迫肺泡毛细血管,造成毛细血管管腔狭窄或闭塞。

肺泡壁的破裂造成毛细血管网的损毁,肺泡毛细血管床减损至超过70%时,肺循环阻力增大,促使肺动脉高压的发生。

慢性缺氧产生继发性红细胞增多、血液黏稠度增加、肺动脉微小血栓形成,血流阻力随之增加,缺氧还可使醛固酮增加、水钠潴留、血容量增加。血液黏稠度增加和血容量增多又促使肺动脉压升高。

以上众多因素均可使右心室负担加重,久而久之,右心肥厚,右心室肥大,肺心病就此发生。当肺动脉高压进一步加重,右心室肌肉拉长,心室扩张,心肌收缩力下降,使心排血量减少,就会发生右心功能不全甚至衰竭。

肺心病患者心力衰竭有什么表现?

肺心病的心力衰竭是以右心衰竭为主,患者除了表现为心悸、心率增快、呼吸困难、发绀、上腹胀痛、食欲不振、少尿外,还有体循环淤血的体征,如颈静脉怒张、肝肿大伴有压痛、肝颈静脉回流征阳性、下肢水肿,并可出现腹腔积液(腹水),病情严重的还可出现休克。少数患者可出现急性肺水肿或全心衰竭。肺心病的心力衰竭是可逆的。肺心病急性发作往往由诱因如慢阻肺急性加重等引起,使缺氧和呼吸性酸中毒加重,引起肺小动脉进一步痉挛性收缩,肺动脉压力继续升高。右心室不堪重负,心肌收缩无力,心排出量减少,从而发生心力衰竭。如能及时控制诱因,使缺氧和呼吸性酸中毒改善,肺小动脉痉挛得以缓解,肺动脉压力便会降低,心肺功能就有可能恢复到发病前的状态。此外

48

慢性阻塞性肺疾病综合防治手册

强心和利尿等措施也有助于控制心力衰竭。因此,肺心病患者即使发生右心衰竭,也不必灰心丧气,只要积极治疗,是有可能恢复的。

慢阻肺患者为什么容易发生心律失常?

慢阻肺患者可出现各种心律失常,主要是由于:

(1)感染,细菌毒素特别是内毒素作用于心肌易引发心律失常。

(2)缺氧,心肌缺氧损伤,心肌兴奋性及传导性改变。

(3)高碳酸血症、酸中毒,影响心肌细胞膜内外离子浓度分布。

(4)电解质紊乱,特别是钾离子异常可能影响心肌兴奋性。

(5)肺动脉高压,引起右心房扩大,易出现异常起搏点。

(6)药物因素,拟肾上腺素类支气管解痉剂也可诱发心律失常。

慢阻肺为什么会引起肺大疱和自发性气胸?

正常表现时,肺的脏层胸膜与胸壁内的壁层胸膜之间只有少许的液体,如果有气体进入这两层胸膜之间的胸膜腔,医学上称之为气胸。慢阻肺的患者的细支气管的气流阻力较高,加之支气管痉挛以及炎性分泌物等原因,导致小气道不畅,气体不易充分排出而潴留于肺泡内,肺泡体积不断增大,终于使肺泡破裂,气体溢出而发生气胸。

此时,患者会迅速出现呼吸困难及胸痛、胸闷等症状,严重时可危及生命。所以,阻塞性肺气肿患者一旦出现上述症状,应立即到医院就诊,以便及时发现气胸,及时治疗,有时是需要抢救的。

肺大疱的形成是由于慢阻肺的病理改变为肺过度充气,膨胀,弹性减低,肺泡壁变薄,肺泡腔扩大,破裂形成肺大疱。因呼吸道感染、剧烈活动、用力咳嗽等致胸腔内压急剧升高,容易导致肺泡破裂。

慢阻肺为什么会导致呼吸衰竭?

慢阻肺可引起肺通气和(或)换气功能严重障碍,以致在安静状态下也不能维持足够的气体交换,导致缺氧伴(或不伴)二氧化碳潴留,从而引起一系列生理功能和代谢紊乱的临床综合征,临床表现为呼吸困难、发绀等。当动脉血气分析结果提示 PaO_2 低于 60 毫米汞柱,或伴 $PaCO_2$ 高于 50 毫米汞柱,即发展为呼吸衰竭。

慢阻肺为什么会导致静脉血栓栓塞?

慢阻肺患者常常具有发生静脉血栓栓塞症的危险因素,包括导致血流淤滞、血液高凝状态和血管内皮损伤的多种因素。

另外,慢阻肺患者常存在低氧血症,这不仅会使血液红细胞增多,造成血液高凝状态,而且还会导致血管内皮细胞功能损害。一般认为,慢阻肺急性加重期有发生静脉血栓栓塞症的中度危险性,主要是多种危险因素共同作用的结果,如卧床、支气管—肺部的反复感染、右心衰竭、静脉回流障碍和下肢肿胀使血液淤滞等,另外在治疗过程中,深静脉穿刺损伤血管和利尿等原因也会使静脉血栓的发生率增加。

慢阻肺为什么会并发肺癌?

临床观察发现,慢阻肺患者并发肺癌的比例较正常人高,可能与以下因素有关:

(1)从致病因素看:吸烟、大气污染等因素既是慢阻肺的致病因素,也与肺癌的发生密切相关,且在发病率高低上有相同趋势。吸烟人群慢阻肺发病率高于不吸烟人群,同时吸烟人群肺癌发病率也高于不吸烟人群;同样,大气污染严重的城市中慢阻肺发病率高于大气污染较轻的农村地区,城市中肺癌发病率也高于农村。

(2)从发病机制看:慢阻肺患者的呼吸道持续存在慢性炎症,导致气管、支气管柱状上皮细胞脱落,鳞状上皮化生,发生鳞癌机会增加。

(3)从发病年龄看:慢阻肺大多为中老年起病,而中老年也是肺癌高发年龄。目前有待进一步统计比较慢阻肺患者与同年龄组正常人肺癌发病率的差异情况。

慢阻肺为什么会导致骨质疏松?

"中国健康知识传播激励计划"工作小组曾在杭州进行了一次现场实验,检测结果显示,有相当部分自发前来参与检测的慢阻肺患者,同时被检出有明显的骨质疏松现象,且其发生率明显高于同龄人。这是为什么呢? 首先,慢阻肺的慢性系统性炎症反应和全身氧化应激增强可产生全身影响,主要表现为骨骼肌功能障碍和骨质疏松。其次,反复长期应用全身糖皮质激素亦可引起

慢性阻塞性肺疾病综合防治手册

骨质疏松。值得注意的是，目前在慢阻肺的治疗过程中，存在两个明显的误区：一是在疾病稳定期不治疗、不干预，等到发病才治疗；二是简单地采用效果明显的激素治疗法，而忽视了其长期使用产生的不良反应。

▌慢阻肺患者为什么会出现肺栓塞？

慢阻肺急性加重住院患者发生肺栓塞的比例为 $10\%\sim20\%$。这是因为慢性缺氧引起红细胞代偿性增多，以提高血氧含量和机体氧供，红细胞数量增加，则全血容量相应增加、血黏稠度增高，加上重度以上慢阻肺患者的活动减少，长期静坐或卧床，容易并发血栓栓塞，尤以肺栓塞为多见。

▌慢阻肺患者突然出现呼吸困难时，要考虑哪些情况？

（1）慢阻肺急性加重：常由感冒引起。患者咳嗽加剧，咳较多白色泡沫样痰或黄脓痰，痰量增加，伴或不伴发热，严重时呼吸困难。

（2）并发自发性气胸：慢阻肺特别是含有肺大疱的患者，当剧烈咳嗽或屏气时，肺泡内压力急剧增加，可致肺大疱或肺泡破裂，发生自发性气胸而突然产生呼吸困难，常伴突发胸痛、干咳。拍胸片或胸部 CT 检查可鉴别。

（3）急性肺水肿：由于输血、输液过量或速度过快，使左心负荷加重而产生急性左心衰竭。临床上往往以肺水肿为主要表现，呈端坐呼吸，面色苍白、大汗、烦躁不安，咳大量粉红色泡沫样痰，心率快，两肺满布水泡音和哮鸣音。

（4）肺不张：年老体弱者咳嗽无力，致使痰液阻塞支气管可造成肺不张。若肺不张面积较大，可发生呼吸困难。血块阻塞支气管也可发生肺不张。

（5）急性心肌梗死：突然出现心前区疼痛、胸闷、呼吸困难、心力衰竭、难以纠正的休克及心律紊乱等，如除外肺部因素，应考虑心肌梗死的可能。心电图检查和血清心肌酶测定可以确定诊断。

▌慢阻肺患者出现神经、精神症状时，要考虑哪些情况？

（1）肺性脑病：由于缺氧和二氧化碳严重潴留，引起脑水肿及颅内高压，导致脑功能障碍。

（2）电解质紊乱：低钾和低氯均可引起代谢性碱中毒，使血 pH 值升高，血游离钙降低。患者可表现为兴奋、躁动或谵妄状态，神经反射亢进，肌张力增加，肌颤和手足搐搦。低钠血症表现为淡漠无言、反应迟钝、嗜睡（但能唤醒），严重者甚至昏迷。血中镁或磷降低可表现为倦怠、肌无力、震颤、四肢功能失调、感觉异常等。

（3）感染中毒性脑病：肺部严重感染可出现高热昏厥和昏迷，有时出现病理反射征阳性。随着感染的控制，症状可缓解。

（4）脑血管病变：慢阻肺多见于中老年患者，常合并脑血管病变。脑血管硬化症所致的头痛、头昏、失眠和健忘等症状常因急性缺氧而加重。

（5）药物引起：某些药物如喹诺酮类抗生素、呼吸兴奋剂可拉明以及茶碱类可引起兴奋、躁动或谵妄等精神症状。

▌慢阻肺患者为什么会出现呕血和黑便？

慢阻肺患者出现呕血或黑便，提示预后不良，多因以下原因引起：

（1）缺氧和二氧化碳潴留：缺氧使胃黏膜细胞代谢障碍，胃黏膜屏障功能受损。合并右心衰竭时，胃黏膜充血、水肿、黏膜抵抗力更为降低。二氧化碳潴留造成高碳酸血症，使胃壁细胞碳酸酐酶活性增强，胃酸分泌增加，使胃黏膜进一步损害，导致其糜烂、溃疡和出血。

（2）凝血机制障碍：严重缺氧和二氧化碳潴留，使血液中凝血活酶活性增加，激活凝血过程，造成弥漫性血管内凝血，使血液中凝血因子消耗过多，凝血功能发生障碍。同时血管内凝血又激活纤维蛋白溶解系统，加重凝血功能障碍。

（3）药物刺激：在胃黏膜屏障作用减弱的基础上，如使用肾上腺皮质激素、氨茶碱、退热药等，易导致消化道出血。

▌什么是肺性脑病？

肺性脑病又称二氧化碳麻醉或高碳酸血症，是因各种慢性肺胸疾病伴发呼吸功能衰竭、导致低氧血症和高碳酸血症而出现的各种神经精神症状的一种临床综合征。有研究表明，患者发生肺性脑病后，神经系统损害的发生率约为53％，病死率接近30％，是一种极其危险的高致死率疾病。

慢阻肺患者并发肺性脑病的主要临床特征为原有的咳嗽、咳痰、胸闷、喘息等呼吸系统衰竭的症状加重，并出现一系列精神症状如神志恍惚、嗜睡、胡言乱语、四肢抽搐甚至昏迷，以男性多见，其临床除表现出呼吸系统的症状外，还有头痛、头昏、恶心、记忆力减退、精神亢奋、多语、失眠等意识障碍反应及四肢肌肉震颤、视乳头水肿、视网膜出血等神经症状。

慢阻肺或肺心病患者常因右心功能不全致胃肠淤血,进食减少,加上利尿剂的使用,容易出现电解质紊乱,尤其以低钾、低钠、低氯见多。并且慢阻肺患者多有通气障碍,部分患者还可能合并有呼吸衰竭,在此基础上若再合并呼吸道感染,可引起和加重缺氧和二氧化碳潴留的发生,这两种情况都可能引发患者的神经系统异常,诱使肺性脑病发作而使患者出现生命危险。

▎如何诊断肺性脑病?

肺性脑病是指因缺氧和二氧化碳潴留引起的中枢神经系统功能紊乱。通常根据以下几个方面进行诊断:

(1)临床表现:早期有头痛、烦躁不安,恶心、呕吐,视力、记忆力和判断力减退;后期可有神志恍惚、谵语、无意识动作和四肢小的抽动,有时出现嗜睡与高度兴奋多语相交替,严重者神志模糊甚至昏迷。

(2)动脉血气分析:二氧化碳分压一般大于 9.33 千帕(70 毫米汞柱),pH值小于 7.25,或氧分压小于 8.0 千帕(60 毫米汞柱)。

(3)排除其他可引起中枢神经系统功能紊乱的原因。

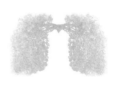

鉴 别 篇

什么是慢性支气管炎?

慢性支气管炎(简称慢支)是指气管、支气管黏膜及其周围组织的慢性非特异性炎症。若病情缓慢进展,常并发阻塞性肺气肿,甚至肺动脉高压、肺源性心脏病。它是一种严重危害人们健康的常见病,尤以老年人多见。

慢性支气管炎人群患病率为4%,50岁以上的中老年人患病率可以高达13%;北方较南方发病率高,农村比城市发病率高。

慢性支气管炎是多因素长期综合作用所致。呼吸道反复细菌、病毒感染是慢性支气管炎病变发展和疾病加重的重要原因;吸烟、工业粉尘、大气污染、过敏因素也常常是引起慢性支气管炎的原因。

慢性支气管炎的临床表现以长期慢性咳嗽、咳痰或伴有喘息为特征;这种慢性咳嗽、咳痰或伴喘息,每年发作持续3个月,连续2年及以上,排除其他心、肺疾病就可以诊断。慢性支气管炎发病早期症状多不明显,不易引起人们注意,如果不积极治疗,随着病情的进展,可以并发阻塞性肺气肿,甚至是肺源性心脏病,这时致残率及致死率就会明显升高。

什么是肺气肿和肺大疱?

肺气肿是一种病理学的定义,它是指支气管远端、中末端支气管及肺泡的永久性异常扩大,伴支气管的破坏,而无明显纤维化。肺大疱则是一些局部过度膨胀的、直径>1厘米的气肿疱。

肺气肿发病缓慢,多有慢性咳嗽、咳痰史。早期症状不明显,或在劳累时感觉呼吸困难,随着病情发展,呼吸困难逐渐加重,以致难以胜任原来的工作。慢性支气管炎(慢支)在并发阻塞性肺气肿时,在原有的咳嗽、咳痰等症状的基础上出现逐渐加重的呼吸困难。当继发感染时,出现胸闷、气急、发绀、头痛、嗜睡、神志恍惚等呼吸衰竭症状。肺气肿加重时出现桶状胸,呼吸运动减弱,呼气延长,语颤音减弱或消失,叩诊呈过清音,心浊音界缩小或消失,肝浊音界下降,心音遥远,呼吸音减弱,肺部有湿啰音。部分患者发生并发症:自发性气胸;肺部急性感染;慢性肺源性心脏病。

轻度肺气肿体征多无异常。肺气肿加重时胸廓前后径增大,外观呈桶状,脊柱后凸,肩和锁骨上抬,肋间隙饱满,肋骨和锁骨活动减弱。语颤减弱,叩诊呈过清音,心浊音界缩小或消失,肝浊音界下降。呼吸音及语颤均减弱,呼气延长。有时肺底可闻及干湿啰音,心音遥远,肺动脉第二心音亢进。重度肺气肿患者,即使在静息时,也会出现呼吸浅快,几乎听不到呼吸音。可出现发绀,合并肺心病右心衰竭时可出现颈静脉怒张、腹水、肝大、凹陷性水肿等体征。

肺大疱指大泡性肺气肿,是一种局限性肺气肿。肺泡高度膨胀,肺泡壁破裂并相互融合而形成,一般是由小支气管的活瓣性阻塞所引起。肺大疱继发于肺炎或肺脓肿者,多见于婴幼儿,有单发的也有多发的。因有炎性病变,小支气管黏膜有水肿,造成管腔部分阻塞,产生活瓣作用,空气能进入肺泡而不易排出,肺泡内压力增高,肺泡间隔逐渐因泡内压力增加而破裂,乃形成巨大的含气囊腔,临床上称之为肺大疱。继发于肺结核的则多为单发,亦无明显之肺气肿同时存在。继发于肺气肿者,常为多发,除大泡之外,常伴有多数小泡。

▎ 慢阻肺与慢性支气管炎、肺气肿有什么关系?

慢性支气管炎是一种黏液高分泌的疾病,与黏膜下腺体的增生肥大和数量增加、黏膜中的杯状细胞增生有关。慢性支气管炎是指在排除引起慢性咳嗽的其他原因后,患者每年咳嗽、咳痰 3 个月以上,并连续 2 年及以上者,它是一个临床诊断。流行病学的研究显示 FEV_1 的下降率、疾病的致死率与慢性支气管炎的症状之间无平行关系。慢性支气管炎的频繁发作可加速其发展为慢阻肺的进程。

肺气肿是一种病理学定义,它是指支气管远端、中末端支气管及肺泡的永久性异常扩大,伴支气管的破坏,而无明显纤维化。

当慢性支气管炎和肺气肿患者肺功能检查出气流受限,并且不完全可逆时,则可诊断为慢阻肺。如患者只有慢性支气管炎和(或)肺气肿,而无气流受限,则不能诊断为慢阻肺。可以将具有咳嗽、咳痰症状的慢性支气管炎视为慢阻肺的高危期,具有各自独特的临床和病理学特征,是慢阻肺的一种类型。慢性支气管炎与哮喘可能合并存在,如果哮喘持续存在且治疗不及时,最终会引起不可逆的气流受限。

慢阻肺与支气管哮喘有什么不同？

慢阻肺与支气管哮喘均为慢性气道炎症性疾病，均有咳、痰、喘的症状，肺功能同样都表现为阻塞性通气功能障碍，因此很容易混淆。

支气管哮喘的发病机制和治疗方法与慢阻肺不同，因此被认为是不同的疾病。然而部分哮喘患者的气流受限也可逐渐发展为不完全可逆，这些患者与慢阻肺很难鉴别，但应按照哮喘治疗。

在普通人群中，支气管哮喘和慢阻肺的发病率很高，还有部分人群同时合并存在两种疾病，也就是说一个患者既可以诊断为慢阻肺也可以同时诊断为支气管哮喘。其特点为明显的气流受限，对支气管扩张剂的反应很好，但是第一秒钟用力呼吸容积（FEV_1）不能达到正常，并且进行性加重。

典型的支气管哮喘是幼年起病，有家族史和个人过敏史，春秋季节发作，无慢性咳嗽、咳痰史，以发作性喘息为特征，用支气管解痉剂效果明显。典型的慢阻肺多于中老年起病，咳嗽、咳痰症状更为突出，往往先有咳嗽、咳痰症状，迁延不愈而伴有喘息出现，用解痉剂后喘息改善程度远不如支气管哮喘。

典型的慢阻肺与支气管哮喘的鉴别还是比较容易的，但中老年起病的哮喘或支气管哮喘反复多年发作后并发慢阻肺时鉴别较为困难。支气管哮喘者血中嗜酸性粒细胞可增高，血清免疫球蛋白 E（IgE）增高，支气管激发试验强阳性等可资鉴别。

慢阻肺与支气管扩张有什么不同？

慢阻肺与支气管扩张症均表现为慢性咳嗽、咳痰，两者不易区别。但与慢阻肺不同，支气管扩张症患者多幼年时起病，常继发麻疹、百日咳，病程中有咳大量脓性痰或反复大量咯血史，肺部啰音多为固定性的。支气管扩张症患者每日咳痰量可达数百毫升，痰液静置后可分层。另外支气管扩张症患者的胸片可有特征性改变，如多发性蜂窝状透光区，有时有液平面，高分辨 CT 检查可确诊。

慢阻肺与睡眠呼吸暂停综合征有何关系？

打鼾是一种普遍存在的睡眠现象，大多数人认为鼾是睡得香的表现。其实打鼾是健康的大敌，由于打鼾使睡眠呼吸反复暂停，造成大脑、血液严重缺氧，形成低氧血症，这样夜复一夜时间长了，使氧气摄入明显减少，身体各重要部位缺血、缺氧，诱发各种严重疾病。如脑细胞组织持续缺氧 4～6 分钟就会引起脑细胞的不可逆性死亡，夜间呼吸暂停时间超过 120 秒容易在凌晨发生猝死。"睡眠呼吸暂停综合征"的界定标准为每停顿 10 秒以上为 1 次呼吸暂停，睡眠 1 小时有 5 次以上大于 10 秒的停顿，或睡眠 7 小时中大于 10 秒的停顿在 30 次左右，即为睡眠呼吸暂停综合征。这是一种由于某些原因而致上呼吸道阻塞，睡眠时有呼吸暂停，伴有缺氧、鼾声、白天嗜睡等症状的一种较复杂的疾病，多发于肥胖者及老年人，上呼吸道任何一个部位的阻塞性病变都可导致。

慢阻肺患者睡眠时通气降低较为明显，可伴有明显的呼吸和气体交换功能恶化，主要是严重的动脉血氧饱和度降低及合并短暂特异性呼吸异常，如呼吸暂停和呼吸不足。尤其是患者清醒状态下动脉血氧分压已经低达 60 毫米汞柱左右时，如果睡眠中因为打鼾而再进一步降低，就更为危险。

慢阻肺与睡眠呼吸暂停综合征都是临床较常见的疾病，当两者并存时称之为"慢阻肺—睡眠呼吸暂停综合征"即"慢阻肺—OSAS"重叠综合征。这些患者多为老年肥胖患者，慢支病史较长，反复发作咳嗽、咳痰、气促，并且逐年加重。患者的夜间缺氧往往比单独一种疾病更加明显，夜间呼吸紊乱现象严重，容易造成严重的低氧血症。此类患者应该注意去除病因、减肥、戒烟酒、睡眠时取侧卧位，保持呼吸道通畅，使气道阻力降低和通气量增加，消除呼吸暂停，改善睡眠结构，提高氧分压。

▌慢阻肺与心源性呼吸困难如何鉴别？

左心衰竭主要表现为肺循环淤血和心排血量降低所致的临床综合征。其最主要和最早出现的症状就是呼吸困难，称为心源性呼吸困难。具体表现为：

（1）劳力性呼吸困难：呼吸困难最先仅发生在重体力活动时，休息时可自行缓解。正常人和心力衰竭患者劳力性呼吸困难之间主要差别在于后者在正常人活动量时也会出现呼吸困难的加重。随着左心室功能不全的加重，引起呼吸困难的劳力强度逐步下降。

（2）夜间阵发性呼吸困难：阵发性呼吸困难常在夜间发作。患者突然醒来，感到严重的窒息感和恐怖感，并迅速坐起，需 30 分钟或更长时间后方能缓解,通常伴有两肺哮鸣音,又称心源性哮喘。其发生的可能机制与卧床后间质液体重吸收和回心血量增加、睡眠时迷走神经张力增高,使小支气管痉挛及卧位时膈肌抬高,肺活量减少等因素有关。

（3）端坐呼吸:患者卧位时很快出现呼吸困难,常在卧位1~2分钟出现,需用枕头抬高头部。这是由于卧位时回心血量增加,左心衰竭使左室舒张末期压力增高,从而肺静脉和肺毛细血管压进一步升高,引起间质性肺水肿,降低肺顺应性,增加呼吸阻力而加重呼吸困难。

（4）急性肺水肿:是心源性哮喘的进一步发展。

慢阻肺多在中老年人群中发病,既往有慢性呼吸系统疾病史,主要的症状表现为长期的咳嗽、咯痰、气喘等,一般平地行走即有气促表现,可以伴有喉间喘鸣,停止步行休息片刻即可缓解。体格检查可以有呼吸系统阳性体征,实验室检查胸片、胸部CT、肺功能检查可以有阳性发现。

左心衰竭患者往往有冠心病、高血压性心脏病等既往心血管疾病史,临床症状多表现为劳力性呼吸困难,表现为登楼气急、夜间不能平卧、休息后可以缓解。体格检查心脏、血压可以有阳性发现,实验室检查心电图、心脏彩色超声、冠状动脉造影等有阳性发现。

▎慢阻肺患者常合并的心脏问题是什么?

慢阻肺患者最常合并的心脏问题是房性心律失常,即人们常说的房早或早搏,以及室上速、房颤或房扑等,还常常合并慢性肺源性心脏病和右心衰竭。低氧血症和二氧化碳潴留以及肺泡毛细血管床破坏等,均可引起肺动脉高压。在心功能代偿期,并无右心衰竭表现。当呼吸系统病变进一步加深,动脉血气恶化时,肺动脉压显著增高,心脏负荷加大,加上心肌缺氧和代谢障碍等因素,可诱发右心衰竭。

▎慢阻肺与肺结核如何鉴别?

我国的结核病发病率较高,虽然经过多年努力,结核病发病率已明显下降,但近年来又有上升趋势,且结核病患病年龄向老年推移,临床表现趋向于不典型,常常造成漏诊或误诊。老年肺结核患者纳差、乏力、低热、盗汗等毒血症状往往不明显,而慢性咳嗽、咳痰症状常易与慢阻肺的症状相混淆与掩盖,因而长期未被发现。实际上只要提高警惕,对长期咳嗽、咳痰,经抗菌、止咳化痰治疗后无明显好转的患者,反复多次进行痰找抗酸杆菌、结核菌素试验及胸片检查,大多可以明确诊断。对痰菌阴性、胸片表现不典型者可进行胸部CT检查或支气管镜检查,可以大大提高确诊率。

‖慢阻肺与肺癌如何鉴别?

两者均为吸烟相关性疾病,因此慢阻肺患者肺癌的发病率高于正常人,但慢阻肺和肺癌由不同的遗传因素决定,也就是说有人吸烟得肺癌不得慢阻肺,有人吸烟得慢阻肺不得肺癌,而有人则两病并发。

慢阻肺患者合并肺癌后,肺癌咳嗽的早期症状易被慢阻肺掩盖。慢阻肺患者出现咳嗽症状改变,无法用急性加重解释或治疗效果不好时,要考虑肺癌的可能性。对于40岁以上有慢性咳嗽症状的患者,特别是有多年吸烟史或痰中带血者,不宜轻易诊断为慢阻肺急性加重,必须作进一步检查包括胸片、胸部CT和痰脱落细胞检查,以排除肺癌的可能。胸片易漏诊直径1厘米以下,以及与脊柱、心脏或膈肌重叠部位的占位性病变,因此痰中带血等高危患者最好作CT检查,以排除肺癌可能。胸片或CT上发现块状或结节状阴影,纵隔淋巴结肿大,痰中找到恶性细胞者,诊断并不困难。但有些类型的肿瘤与慢阻肺较难鉴别,如弥漫型肺泡细胞癌可表现为粟粒状阴影伴肺纹理增多且模糊,与慢阻肺合并肺炎的胸片或CT表现易混淆,若痰找脱落细胞阴性,可行纤维支气管镜活检或刷检以明确诊断。

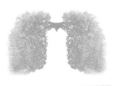

治 疗 篇

西 医 疗 法

什么是慢阻肺急性加重期?

过去我们将慢阻肺的病期分为缓解期和发作期,现在国际上多用稳定期和急性加重期相区分,与我们过去的概念大体相同。慢阻肺急性加重是指在慢阻肺自然病程中出现呼吸困难、咳嗽和(或)咳痰急性加重,需要改变常规的药物治疗,但是对急性加重的科学界定一直尚无一致意见。有人认为急性加重是以超乎平时的稳定状态时的呼吸困难程度为特征的综合征,经规则用药或者增加常规药物治疗无效。另外有人将患者出现的症状分为主要症状(呼吸困难加重、痰量增加、脓性痰)和次要症状(咳嗽、喘鸣、胸闷、感冒等普通症状),如果具备两个症状并且至少有一个为主要症状,持续两天,即为急性加重。

哪些原因会诱发慢阻肺急性加重?

慢阻肺急性加重的原因有:气管、支气管感染,主要是病毒、细菌感染;自发性气胸;镇静剂;利尿剂;不合理氧疗;水电解质失衡;其他难以确定的原因。

慢阻肺急性加重的严重后果:不仅加重经济负担,而且每发作 1 次,病情就恶化 1 次,肺功能明显下降,FEV_1 也越来越低。急性加重对整个慢阻肺的进展起到加速作用,很多慢阻肺患者因此死于呼吸衰竭、心力衰竭及其他并发症。

慢阻肺急性加重期有哪些表现?

(1) 慢性咳嗽:通常为首发症状,往往连续数年。初起咳嗽呈间隙性,早晨较重,以后逐渐发展到早晚或者整日均有咳嗽,但夜间咳嗽并不明显。每当吸烟或遇到冷空气或其他刺激性烟雾、粉尘时,更容易引起咳嗽,气候多变或寒冷季节时发生,多数发展到全年咳嗽,但仍以寒冷季节为严重。少数患者咳嗽不伴有咳痰,也有少数患者虽然有明显气流受限,但是并无咳嗽症状。

(2)咳痰:咳嗽和咳痰症状往往互相伴随,咳嗽后通常咯出少量黏液性痰,初起时痰量少,且多为无色、半透明的黏液性痰,每日痰量不一,部分患者在清晨痰量较多。合并感染时痰量大量增加,常有脓性痰。

(3)呼吸困难:这是慢阻肺的标志性症状,是使患者焦虑不安的主要原因,慢阻肺患者呼吸困难症状呈进行性发展,随病情的发展逐渐加重。初发病时,并无呼吸困难的感觉,以后可能自觉胸闷或呼吸费力,容易产生疲劳感。因此,活动量逐渐减少,不能负担较重的体力劳动,外出或者社交活动减少,到后来甚至发展到走平路或者静坐时也会喘。慢阻肺患者也会出现阵发性喘憋加重,伴有胸闷不适,多发生在急性感染加重时。少数患者则可同时存在支气管哮喘。

(4)喘息和胸闷:部分患者甚至是重度患者有喘息,胸部紧闷感通常于劳力后发生,与呼吸费力、肋间肌等容性收缩有关。

(5)反复肺部感染:慢阻肺患者可反复出现呼吸道感染加重,特别是在换季时或多变季节以及寒冷季节,表现为发热、咳嗽、咳痰和喘憋加重等全身和呼吸道症状。

(6)全身性症状:在疾病的临床过程中,可能会发生全身性症状,如体重下降、食欲减退、外周肌肉萎缩和功能障碍、精神抑郁或焦虑等。

▌慢阻肺患者急性加重后该怎么办?

慢阻肺一旦急性发作,要及时看医生。早期病情较轻的患者可在院外治疗,但需特别注意病情的变化,如经过治疗后病情不缓解或进行性加重,要及时送医院,以免贻误治疗时机。

慢阻肺急性加重期的院外治疗包括联合使用多种支气管扩张剂,适当增加以往所用支气管扩张剂的量及次数。

慢阻肺急性加重时一方面支气管扩张剂需要量增加,另一方面肺活量下降,吸进肺内的药量反而减少,达不到治疗的效果。针对这种情况,可以使用储雾器或射流雾化器以增加药物进入肺内的量,需要时还可加用口服或静脉制剂。

全身使用糖皮质激素对中度以上急性加重患者有益,可加快症状缓解和肺功能恢复。能口服者每日给予泼尼松(强的松)30～40毫克口服,治疗7～

14 天;不能口服者以等效剂量静脉治疗 7~14 天;无酸中毒患者可考虑以雾化或储雾器吸入糖皮质激素替代。延长给药时间不能增加疗效,相反会使不良反应增加。

患者出现脓痰伴痰量增加或气急加重,或需要机械通气时应给予抗生素治疗。抗生素选用需依据患者所在地常见病原菌类型及药物敏感情况决定,应在医生指导下进行,使用要及时、有效、足量,疗程 1~2 周,感染控制后应即时停用。切忌服药不规律,吃吃停停,这样治疗会导致病程迁延难愈。忌在感染控制后长期滥用抗生素,否则会导致菌群失调,耐药菌增多,给以后的治疗增加难度。

除刺激性干咳外,不宜单用镇咳药物,而应以化痰为主,否则痰液不易排出,反而促使感染加重。

同时还要注意增加营养,多吃含维生素和蛋白质丰富的食物。适当休息,保持室内通风,晒枕头、衣物,注意个人卫生。

慢阻肺急性发作患者如出现下列情况要及时复诊,最好留院观察:

(1)基础病变为重度或极重度慢阻肺;

(2)明显的症状加重,如突然出现静息状态下的呼吸困难、嗜睡、淡漠、昏迷等;

(3)出现新的体征,如口唇、指甲发紫,双下肢水肿等;

(4)初始治疗无效;

(5)合并严重并发症;

(6)新发的心律失常;

(7)年迈或缺乏家庭支持者。

慢阻肺急性加重时,何种情况需收入重症监护病房?

下列情况提示慢阻肺急性加重患者病情危重,需收入重症监护病房(ICU)治疗。

(1)呼吸困难严重且经过积极治疗后无明显好转。

(2)出现精神障碍、神志淡漠、嗜睡,甚至昏迷。

(3)经氧疗和无创性正压通气后,血气分析检查提示低氧血症(动脉氧分压 PaO_2 <50 毫米汞柱)、高碳酸血症(动脉二氧化碳分压 $PaCO_2$ >70 毫米汞柱)和(或)严重呼吸性酸中毒(pH<7.30)无缓解,甚至恶化。

‖ 慢阻肺急性加重期应如何选用抗生素?

慢阻肺急性加重期患者并非都需要抗生素治疗,只有存在细菌感染时才需使用。

(1) 何时使用抗生素:当慢阻肺急性加重患者具有三个症状,即呼吸困难、痰量增加、脓性痰时,提示细菌感染,推荐使用抗菌药物。如果仅有两个症状,且其中一个是脓性痰时,也推荐使用,包括病情危重需要机械通气的患者。虽无脓性痰,但 X 线证实并发肺炎及其他细菌感染性疾病者,也需使用抗生素治疗。一旦决定抗生素治疗,应及早使用。

(2) 使用何种抗菌药物:应根据感染细菌的种类及当地细菌耐药情况选择。通常轻度或中度慢阻肺患者加重时,主要致病菌多为肺炎链球菌、流感嗜血杆菌及卡他莫拉菌,所选抗生素应能治疗上述细菌感染且当地耐药率低。属于重度及极重度慢阻肺急性加重时,除以上细菌外,尚可有肠杆菌科细菌、铜绿假单胞菌及耐甲氧西林金黄色葡萄球菌。发生铜绿假单胞菌的危险因素有 3 个月内住院治疗、频繁应用抗菌药物、以往有铜绿假单胞菌分离或寄植的病史等。要根据细菌可能的分布采用适当的抗菌药物治疗,具体用药见表 2。抗菌治疗应尽可能将细菌负荷降低到最低水平,以延长慢阻肺急性加重的间隔时间。

表 2　慢阻肺急性加重期抗菌药物应用参考表

病　　　情	可能的病原菌	宜选用的抗生素
轻度及中度 COPD 急性加重	流感嗜血杆菌、肺炎链球菌、卡他莫拉菌	青霉素、β 内酰胺/酶抑制剂(阿莫西林/克拉维酸等)、大环内酯类(阿奇霉素、克拉霉素、罗红霉素等)、第一代或第二代头孢菌素(头孢呋辛、头孢克洛等)、多西环素、左氧氟沙星等,一般可口服
重度及极重度 COPD 急性加重(无铜绿假单胞菌感染危险因素)	流感嗜血杆菌、肺炎链球菌、卡他莫拉菌、肺炎克雷白菌、大肠杆菌、肠杆菌属等	β 内酰胺/酶抑制剂、第二代头孢菌素(头孢呋辛等)、氟喹诺酮类(左氧氟沙星、莫西沙星、加替沙星等)、第三代头孢菌素(头孢曲松、头孢噻肟等)
重度及极重度 COPD 急性加重(有铜绿假单胞菌感染危险因素)	以上细菌及铜绿假单胞菌	第三代头孢菌素(头孢他啶)、头孢哌酮/舒巴坦、哌拉西林/他唑巴坦、亚胺培南、美洛培南等,也可联合应用氨基糖苷类、喹诺酮类(环丙沙星等)

（3）抗菌药物疗程：推荐治疗疗程为 5～7 天，患者症状改善后即可停药。如对初始治疗方案反应欠佳，应及时根据细菌培养及药物敏感试验结果调整抗生素，疗程以更换后重新计算。长期应用广谱抗生素和糖皮质激素者易继发深部真菌感染，应密切观察真菌感染的临床征象，采用防治真菌感染措施。

‖ 怎样避免抗生素滥用？

尽管在慢阻肺的病因中，感染是其中之一，感染后中性粒细胞释放的弹性蛋白酶是破坏肺组织导致肺气肿的罪魁祸首，而且感染占慢阻肺急性加重病因的 50%～70%。然而，对于抗感染药物，就是平常说的消炎药的使用，还是有着非常大的学问。

大多数医师或临床研究人员对于慢阻肺急性加重期进行抗感染治疗有共识，也会积极地给予治疗；慢阻肺患者们也能感觉到抗感染治疗的确能使他们病程缩短，咳嗽或咳痰、发热等症状好转，气急也能减轻。因此，许多患者一旦出现症状加重，就会积极要求输液，而且认为应用抗感染药物是治疗的常规或必须的手段。更过分的是，有人还把抗感染药物的应用当成了预防慢阻肺急性加重的方法。

事实上，这是在滥用抗生素。笔者经常能看到，有的患者病历上隔三差五就有抗感染药物的配药记录，仔细询问却没有慢阻肺急性加重的情况，更不用说有使用抗生素的指征了。由于微生物有着相当惊人的逃避被杀的本领，长期身经百战、见多识广的细菌就会出现耐药现象，甚至对多种抗感染药物均耐药。我们的实验室曾在多例慢阻肺患者痰中分离出多株对所有目前抗感染药物均耐药的铜绿假单胞菌及鲍曼不动杆菌，这就意味着无药可用！目前众多媒体已提到“超级细菌”，而且在中国已发现了多例感染者，希望所有慢阻肺患者和家属们要更新观念，不要再将抗感染药物作为预防加重的药物，不要当“超级细菌”传播的帮手。但这并不是说不能使用抗感染药物，因为恰当地选择抗感染治疗是慢阻肺急性加重期治疗的一种措施。

慢阻肺患者出现脓痰伴痰量增加或气急加重，或需要机械通气时应给予抗生素治疗。抗生素的选用需依据患者所在地常见病原菌类型及药物敏感情况决定。慢阻肺患者多有支气管或肺部感染反复发作及反复应用抗生素的病史，且部分患者合并有支气管扩张症，因此这些患者感染的细菌耐药情况较一般肺部感染患者更为严重。长期应用广谱抗生素和糖皮质激素者易继发真菌感染,宜采取预防措施。因感染而加重的患者若对最初选择的抗生素反应欠佳,应及时根据痰液培养及抗生素敏感试验结果指导临床用药。

慢阻肺急性加重期平喘治疗有哪些药物?

支气管扩张剂是控制慢阻肺症状的重要治疗药物,主要包括 β_2 受体激动剂(如沙丁胺醇气雾剂)、抗胆碱能药[如异丙托溴铵(爱喘乐)定量喷雾剂]和茶碱类(如氨茶碱)。首选吸入治疗,短效制剂适用于各级慢阻肺患者,按需使用,以缓解症状;长效制剂适用于中度以上患者,可预防和减轻症状,增加运动耐力。此外,甲基黄嘌呤类药物亦有抗炎和调节免疫作用。

不同作用机制与作用时间的药物合理联合应用可增强支气管舒张作用,减少不良反应,应在医生的指导下合理选择。

平喘药物有哪些不良反应?

1. β_2 受体激动剂

使用该类药物时需注意,对于患有高血压、心脏病、糖尿病或甲状腺功能亢进症的患者,应慎用。伴有糖尿病的患者在使用本药时应加强血糖控制。

(1)沙丁胺醇:为国内常用于吸入治疗的短效 β_2 受体激动剂。较常见的不良反应有肢体震颤、恶心、心慌或心悸(心率加快、心搏异常强烈);较少见的不良反应有头昏、目眩、口干;过量、中毒的早期表现为持续心慌或心悸、头晕、胸痛、严重高血压、持续严重的头痛、持续恶心、呕吐、情绪烦躁不安等。

(2)班布特罗:为国内常用于口服治疗的短效 β_2 受体激动剂,不良反应有震颤、头痛、强直性肌肉痉挛和心悸等,其强度与剂量正相关。极少数人可能会出现转氨酶轻度升高及口干、头晕、胃部不适等。

(3)沙美特罗:常用于吸入治疗的长效 β_2 受体激动剂。常见不良反应为头痛、恶心、呕吐、倦怠不适、肌痉挛、颤抖和心悸。本药极少引起震颤反应,即使有这种现象,也往往是暂时性的,经定期使用后即可减弱,头痛和心悸反应很少见,且发生率和安慰剂没有显著差异。采用本品治疗可能会导致血钾过低。极少数患者在吸入本品后可发生咽喉痉挛、刺激或肿胀,如喘鸣和窒息等。

(4)福莫特罗:常用于吸入治疗的长效 β_2 受体激动剂,不良反应有偶见心动过速、室性期外收缩、面部潮红、胸部压迫感、头痛、震颤、兴奋、发热、嗜睡、盗汗、嗳气、腹痛、胃酸过多、过敏反应、口渴、疲劳、倦怠感等。罕见耳鸣、麻木感、不安、头昏、眩晕等。

2. 抗胆碱能药物

(1) 异丙托溴铵：为短效抗胆碱能吸入剂，少见不良反应有口苦或口干、鼻干等症状；心悸、头痛、头晕、神经质、恶心、呕吐、腹部疼痛、震颤、视物模糊、口干、咳嗽，排尿困难、呼吸道症状加重以及皮疹等。心率增加和心悸、眼部调节障碍、胃肠道蠕动紊乱、尿潴留是很少见的。

(2) 噻托溴铵：为长效抗胆碱能吸入剂，不良反应主要是其抗胆碱作用所致，最常见的不良反应为口干，其次为便秘、鼻窦炎、咽炎、念珠菌感染，少见全身过敏反应、心动过速、心悸、排尿困难、尿潴留，偶有恶心、声音嘶哑和头晕，并可诱发青光眼和延长 QT 间期。

3. 茶碱

(1) 氨茶碱：为短效茶碱类药物，可口服或静脉注射，常见的不良反应为恶心、胃部不适、呕吐、食欲减退、心慌、心悸及心律失常、头痛、烦躁、易激动、过敏反应，甚至可引起危及生命的血管神经性水肿。过量时可出现心律失常、心率加快、肌肉颤动或癫痫。

(2) 多索茶碱：不良反应较氨茶碱少，可能引起恶心、呕吐、上腹部疼痛、头痛、失眠、易怒、心动过速、期间收缩、呼吸急促、高血糖、蛋白尿。如过量使用还会出现严重心律失常、阵发性痉挛等。

如何正确使用吸入剂?

有学者对慢阻肺患者吸入药物使用情况及操作程序进行了调查，结果是正确掌握干粉剂吸入操作方法的占 46.9%，正确掌握定量压力气雾剂操作方法的占 86.2%；呼吸困难时能正确区分使用药物种类先后顺序的占 46.7%；未随身携带救急吸入剂的占 33.3%。提示慢阻肺患者对正确使用吸入剂方法及知识掌握不足。慢阻肺患者应学会正确使用吸入剂，以减少药物的不良反应，发挥最好的治疗效果。

定量压力气雾剂使用方法：

(1) 拔掉盖套，擦拭干净，并用力上下摇匀。

(2) 轻轻地、彻底地呼气，然后立即含住咬嘴，深深地、缓缓地吸气的同时按下药罐并继续吸气（请注意这两个动作必须同步进行）。

（3）屏息 10 秒钟或更久，使药物在肺内更好地沉降和均匀分布。

（4）若需要多吸 1 剂，应等待至少 1 分钟后再重做第（2）、（3）步骤。用后，将盖套回咬嘴上，并记录下自己使用的量。

注意事项：

（1）不应匆忙地进行第（2）及第（3）步骤，最重要的是在开始吸气后马上按下吸入气雾剂。

（2）在最初数次使用时，请在镜前练习整个使用步骤。若有喷雾从气雾剂上端口旁漏出，即表示技巧有错误，倘若出现这种情况，必须从第（2）步骤重做这个过程。

（3）正如所有药用气雾剂一样，在首次使用前，或气雾剂已超过 1 星期未被使用时，需先向空气中试喷。

（4）建议至少 1 周清洗 1 次吸入器。清洗方法：把药罐拔出后，用温水冲洗吸入器，彻底晾干，然后把药罐放回原位。

特别提醒：

（1）使用超过推荐的剂量会使心跳加快、手抖，严重时可发生心律失常，有一定危险。

（2）药罐内有压缩气体，即使是空罐也不可试图将它戳穿或烧掉。

（3）不可将药罐浸入水中。

（4）盖紧吸入器咬嘴盖并盖到位。

粉雾剂使用方法因装置不同稍有差别，关键是先呼气（注意不要对着吸嘴呼气，以免弄湿粉末，影响吸入），然后在呼气末用嘴巴完全包裹住粉雾吸入咬口，使周围无空隙。用力深长吸气将粉雾吸入，屏气 10 秒钟后正常呼吸。如使用的为激素类吸入剂，吸入完毕后应立即漱口（深漱喉），最好喝半杯水，以彻底清洗口腔，以免导致声音嘶哑和口腔白色念珠菌感染。

如需使用两种吸入剂时，应先吸入 β_2 受体激动剂等支气管扩张剂，然后吸入激素类制剂，以达到最佳治疗效果。

▍慢阻肺患者如何排痰？

当下，临床上常见的排痰方法分为药物排痰法和物理排痰法。药物排痰法多是指患者在医师的指导下口服药物或雾化吸入药物，稀释气管内的痰液，加速纤毛摆动，以促进痰液的排除。药物排痰法虽对患者排痰有较好的疗效，但若单一使用很容易造成药物的耐受以及不良反应的产生。所以，现行的临床排痰多是以药物和物理两者联合应用。

所谓物理排痰法是指借助人工及外界器械，对患者身体一定部位进行叩击，对附着于支气管黏膜表面的黏液和代谢产物起松弛作用，使其能较为顺利地排出体外。临床上，物理排痰可分为手工叩击法及机械叩击法。近年来，随着相关领域科技的进步及国外先进仪器技术的引进，机械叩击法正逐步取代手工叩击法成为临床上主要的物理排痰方式。机械排痰仪根据物理定向叩击原理，对排除和移动分化的黏液按照选择的方式排出体外，具有叩击力道均衡、持久、节律均匀，穿透性强等优势。临床研究显示，对慢阻肺患者使用机械排痰仪治疗4天后，患者的排痰量可有明显增加；治疗10天左右，排痰量有所减少，血氧饱和度明显升高。

慢阻肺患者总住院时间毕竟较短，接受机械排痰仪治疗时间也相应较短，且一般家庭也无法负担长期使用机械排痰的治疗费用，所以缓解期患者在家中休养时，仍要以手工排痰为主。正确的手工叩击排痰法操作步骤为：首先帮助患者翻身变动体位，在病情允许的情况下，最好取半坐卧位或坐位。家属或护理人员将手空心握拳，适度拍打患者背部，由下至上、由外到内反复进行5～10分钟。然后指导患者进行深吸气，用力将痰液咳出。如果患者痰液黏稠，可先给患者喝温开水后再拍背排痰，这样可使痰液稀释，排痰效果更好。

临床上常用的雾化吸入器有哪些？

1. 定量吸入器

是利用手压制动、定量喷射药物微粒的递送装置。携带方便，操作简单，助推剂是氟利昂。其主要代表有沙丁胺醇气雾剂（万托林）、异丙托溴铵气雾剂（爱全乐）、丙酸倍氯米松气雾剂（必可酮）。

2. 干粉吸入器

可与吸气同步，吸入效果较好，且不含氟利昂，主要有旋转式、蝶式和涡流式3种。吸入气雾之后需屏气10秒，若屏气不足将降低雾化吸入的效果。其主要代表有布地奈德（普米克令舒）、沙美特罗替卡松（舒利迭）等。

3. 雾化器

（1）超声波雾化器：应用超声波声能将药液变成细微的气雾，由呼吸道吸入，以达到治疗的目的。其特点是雾量大小可以调节，雾滴小而均匀（直径在

5~10微米），但其多沉积在鼻咽腔，且可能使药物结构发生破坏，在工作中产热而易使药液蒸发，造成药液浓缩，影响临床疗效，近年来在下气道的吸入治疗中应用逐渐减少。

（2）喷射式雾化器：包括空气压缩雾化器和氧雾化吸入器，是利用压缩空气、高速氧气气流，使药液形成雾状，再由呼吸道吸入，并且氧气又可解决缺氧问题，以达到治疗的目的。其雾化液量较少，设置压缩空气或氧气的驱动流速为6~8升/分钟。

▌慢阻肺患者如何使用雾化吸入器？

（1）定量吸入器及干粉吸入器：捏住鼻子，吸入气雾之后，需屏气10秒，如需再次吸入则重复上述步骤。

（2）空气压缩雾化器及氧气雾化吸入器：手持雾化器，把喷气管放入口中，紧闭口唇，吸气时以手指按住出气口，同时深吸气，呼气时，手指移开出气口，以防药液丢失。如患者感到疲劳，可放松手指，休息片刻再进行吸入，直到药液喷完为止，一般10~15分钟即可将5毫升药液雾化完毕。

（3）超声雾化吸入器：吸气时，将面罩覆于口鼻部，呼气时启开；或将"口含嘴"放入患者口中，嘱其紧闭嘴唇深吸气。

▌使用雾化吸入器时应注意些什么？

使用雾化吸入器时应注意：严格掌握各种雾化吸入器的吸入剂量，做好消毒隔离工作，防止交叉感染；若屏气不足将降低雾化吸入的效果；吸气时以手指按住出气口，同时深吸气，可使药液充分达至支气管和肺内，吸气后再屏气1~2秒，则效果更好；每次雾化吸入完成后应漱口，防止二重感染。

使用气雾剂的吸入步骤如下：

（1）打开盖子，并用力摇匀，喷一喷。

（2）深呼气，口包严，深吸气。轻轻地呼气直到不再有空气可以从肺内呼出，立即将喷口放在口内，并合上嘴唇含着喷口。开始通过口部深深地、缓慢地吸气，同时要立即按下药罐将药物释出，并继续深吸气。

（3）按压后气雾剂迅速撤出，闭唇，屏气。屏息10秒，或在没有不适的感觉下尽量屏息久些，然后才缓慢呼气。若需要多吸1剂，应等待至少1分钟后再重做以上步骤。

（4）最后漱口不能少。气雾剂用后要将盖子套回喷口上，然后漱口。因为是经口腔咽喉部位用药，吸入器内的药物势必在口腔、咽喉部位有残留。如治疗哮喘的常见药物皮质类激素的残留药物长期作用于口腔及咽喉部位，可引起咽喉部位水肿、声音嘶哑等不良反应；若是这些残留药物被吞咽进入肠胃等消化系统，也会影响到这部分组织器官的健康。所以，在用药后都要充分漱口，尤其不能忽视咽喉部位。

雾化吸入疗法护理过程中有哪些注意事项？

（1）超声波雾化和喷射式雾化每次雾化吸入时间不应超过 20 分钟。

（2）注意预防呼吸道再感染。由于雾滴可带细菌入肺泡，故有可能继发革兰阴性杆菌感染。细菌来源于口腔、上呼吸道、雾化液的感染，所以不但要加强口、鼻、咽的护理，还应注意雾化器、室内空气和各种医疗器械的消毒。

（3）雾化吸入疗法有增加呼吸道阻力的可能，当患者雾化吸入完后，若呼吸困难反而加重，除警惕肺水肿外，还可能是由于气道分泌物液化膨胀阻塞加重之故，即治疗矛盾现象。可在雾化吸入后，再对患者辅以拍背、吸痰等护理。

（4）如超声波雾化和喷射式雾化液体过多，液体量应归入液体总入量内，若盲目用量过大有引起肺水肿或水中毒的可能。

（5）在氧雾化吸入过程中，注意严禁接触烟火及易燃品。

慢阻肺急性加重期应如何选用激素治疗？

慢阻肺急性加重期使用糖皮质激素对治疗有益，可促进炎症消退、病情缓解和肺功能的恢复。若喘息症状较重或支气管扩张剂治疗未能控制症状，可全身应用糖皮质激素，常用量为口服泼尼松 30～40 毫克/天，连续 7～10 天后逐渐减量停药；或静脉给予甲泼尼龙 40 毫克，起效更快（30 分钟即可起效），每天 1 次，3～5 天后改为口服并逐渐减量停药。延长给药时间不能增加疗效，反而会使不良反应增加。若条件许可，雾化吸入布地奈德与全身使用疗效相当，且不良反应减少。布地奈德可与支气管扩张剂联合雾化吸入。

激素治疗有哪些不良反应？

慢阻肺患者因其病理因素对外界抵抗能力较弱，易继发感染。使用糖皮质激素，尤其是全身使用，可长时间维持药物作用，增强抗炎效果。临床研究证明,慢阻肺患者经糖皮质激素全身使用治疗后,虽不能降低病死率,但可有效减少慢性阻塞性肺疾病急性加重的次数,并可改善肺功能和健康状况。但长期全身使用糖皮质激素也会对患者造成全身的不良反应。主要表现在以下几个方面:

(1)库欣综合征:多见于长期使用糖皮质激素者。具体表现为向心性肥胖、皮肤变薄、痤疮、多毛、水肿、高血压、血糖升高等。停药后可自行消失。

(2)对骨骼肌肉系统的影响:全身使用糖皮质激素可诱发骨质疏松。对于慢阻肺患者,因其肺功能下降而致活动量少,更易发生骨质疏松。长期使用激素的患者较不使用激素者易出现腰椎骨密度降低、椎骨骨折、无菌性股骨头坏死,且前两者可造成脊柱变形,进一步影响肺功能。

(3)诱发或加重感染:糖皮质激素能抑制机体的免疫功能,这种作用可以诱发新的感染(包括细菌、病毒和真菌感染)或加重机体的原有感染。有报道称,慢阻肺患者因肺炎入院治疗,使用糖皮质激素的患者因肺炎的年入院率显著高于未使用激素者。因此在使用糖皮质激素全身用药疗法前,应注意患者感染是否被控制或是否存在潜在的感染,并注意是否存在结核灶。

(4)代谢紊乱:糖皮质激素对糖、蛋白质、脂肪、水电解质代谢都有影响,全身使用可引起血糖升高、肌肉萎缩、脂肪重新分布、水肿以及各种电解质紊乱。

‖ 慢阻肺急性加重期如何维持水电解质平衡?

低钠血症者依据其严重程度予钠,血清钠在 130～135 毫摩尔/升者,嘱患者饮食适当增加食盐含量,静脉补液增加生理盐水;血钠低于 130 毫摩尔/升者,补液中加入浓钠,浓度不超过 3%,治疗目标每小时提高 0.5～1.0 毫摩尔/升,快速补钠。需要注意的是,血钠纠正过快可导致致死性神经脱髓鞘病变,造成不可逆损伤。一般 24 小时血钠纠正幅度不超过 12 毫摩尔/升。

轻度低钾者,鼓励进食含钾较多的食物,同时口服氯化钾缓释片 3～6 克/天或口服氯化钾针剂;中重度低钾者,使用生理盐水加氯化钾输液,浓度不超过 3%,同时补充硫酸镁,每日静脉补钾 6～8 克,必要时每天检验电解质 2 次,根据化验结果决定是否继续补钾;高钾时停止口服及静脉补钾,并给予高糖、胰岛素、葡萄糖酸钙、速尿等治疗。血钾＞6.5 毫摩尔/升时,考虑急诊血液透析。

▌慢阻肺急性加重期如何进行营养支持？

由于慢阻肺患者肺部呼吸肌能量储备减少，肌肉萎缩，组织缺氧，呼吸困难或呼吸功能衰竭等原因，呼吸消耗的能量是正常人的数倍，所以慢阻肺患者的营养代谢呈高代谢、高消耗，极易导致蛋白质不能充分的发挥其特殊的营养支持和提高免疫功能的作用，而作为能量被消耗掉了，出现负氮平衡、体重下降，严重营养不良发生率达20%～60%。根本原因是患者在高代谢状态下，能量消耗大于能量摄入，特别是一些危重症的患者死亡率高。另外，一些用药如皮质激素类，虽能减轻患者症状，但对蛋白质合成有抑制作用，也加速呼吸肌的萎缩和降低肌肉的耐力，同时因胃肠吸收功能障碍，易引发多种营养素缺乏病，从而影响治疗与康复。因而，慢阻肺患者的营养治疗或营养支持目的是要维持理想体重、增强呼吸肌的力量、维持有效的呼吸通气能力，同时要增强患者的免疫力，增强体质，减少痛苦，预防和减少急性并发症发生，促进康复。

慢阻肺急性加重期应采用高蛋白、高脂肪、低碳水化合物、充足能量、多种必需微量营养素充足的营养治疗原则。

（1）蛋白质食物的选择与配餐：蛋白质食物应占总能量的20%左右，每日在100～120克。蛋白质食物包括各种鱼虾类、禽类、畜肉类、乳类、豆制品、蛋类、动物肝、血制品等，每餐尽量保证两种以上不同蛋白质食物进行配餐。同时，要考虑患者的体重、消化功能等情况，采用熘、烩、汆、炖、蒸等不同的烹调方法，以促进食欲，保证蛋白质的供给。熘小丸子、汆丸子可以用嫩瘦肉、鸡胸肉、鱼丸，或在粥中加入各种肉末、肉丸子等，也可以吃一些油炸的食品，如锅包肉、煎焖丸子等。加餐时尽量补充一些优质高蛋白食物，纯奶、益生菌酸奶、坚果类及豆类。搭配时令水果吃，可缓解由于呼吸困难、缺氧造成的大脑色氨酸水平较高而影响脑功能的作用。豆制品、坚果类、鹌鹑蛋都应在治疗膳食中多加一些。

（2）高脂肪食物的选择及配餐：尽量选择一些富含必需脂肪酸的蛋白质食物，这里我们强调高脂肪食物要多一些，占全天能量的35%左右，相当于80～100克的高脂肪食物。不但蛋白质食物中的好脂肪酸要多一些，也可以用优质的橄榄油做一些煎炸食物，因为本治疗膳食原则要限制碳水化合物，尤其是蔗糖和含糖饮料。碳水化合物的呼吸商较高，产生的二氧化碳多，增加了患者呼吸的负担，大量二氧化碳在体内积聚，呼吸就会更加困难。而高蛋白质、高脂肪的食物没有这种副作用,同时还可以纠正营养不良,提高呼吸肌的力量,促进二氧化碳的排出,提高免疫力。另外,高脂肪、高蛋白在营养治疗膳食中,还可以补充因为限制碳水化合物而引起的能量不足问题。

（3）碳水化合物食物的选择与配餐：碳水化合物主要选择谷类提供的米、面与豆类制作的各种食物,可用一些软食、半流质食物,也可以用一些薯类食品,全天总量在 250～300 克。少用蔗糖或含糖饮料。同时,少量多餐可减少碳水化合物代谢后产生的二氧化碳。

（4）危重患者的营养支持疗法：对危重或高龄老年患者及重度营养不良患者,可采取短期的胃肠外营养支持疗法,也就是静脉营养支持疗法。另外,也可以用一些肠内营养制剂进行营养支持。其特点是营养全面均衡,不用消化即可直接吸收,需要时可咨询营养医生。

▌使用呼吸机患者如何进行营养支持?

使用呼吸机的患者的营养支持途径主要包括肠道内营养和肠道外营养两种。肠道内营养分口服和肠内管饲两种途径,后者包括鼻胃管、双腔胃—空肠管,鼻—十二指肠管及各种造瘘管,其中空肠造瘘营养支持是近年来兴起的一种常用的肠道内营养方法。目前认为,自然营养摄入不足、经周围静脉不能提供足够的营养、胰瘘和十二指肠瘘或需抑制腺体分泌而不能经口进食的患者,均可应用肠道内营养。选择营养支持途径应以经济、安全、并发症少为原则,同时还应考虑患者的具体病情及胃肠功能。一般情况下,首先考虑肠道内营养,肠道外营养可作为肠道内营养的一种补充途径。肠道内营养具有操作简便、价格低廉、严重不良反应少、耐受性好、并可有效地预防胃肠道黏膜萎缩和细菌易位等优点,但它需要有完整的胃肠道系统及肠道功能。机械通气患者虽有肠道功能,但消化和吸收代谢功能尚不稳定,单靠肠道内营养尚不足以满足机体代谢所需,而过量的喂养又会导致肠功能衰竭,因此肠道内营养和肠道外营养需联合应用,对危重病患者的胃肠黏膜既有保护作用,又能促进胃肠蠕动和消化、吸收功能恢复。

▌慢阻肺急性加重如何进行家庭治疗?

慢阻肺是一种可以预防和治疗的疾病。吸烟是慢阻肺最常见的危险因素,空气污染也是常见危险因素。

慢阻肺急性加重,是指患者在自然病程中出现呼吸困难,咳嗽、咳痰急性加重,超越了日常状况的变化,并需要改变常规药物治疗。

慢阻肺经常会出现急性加重,其最常见的原因是气管—支气管感染和空气污染。急性加重影响慢阻肺患者的生活质量和预后,主要表现为:气促加重,常伴有喘息、胸闷,咳嗽加重,痰量增加,痰液变黄,甚至呈脓性痰,有时伴有发热等,此外还可出现心跳过快、全身不适、失眠、嗜睡、疲倦无力、抑郁等。

早期发现和及时治疗慢阻肺的急性加重,可以改善患者的生活质量和减少其住院次数,从而影响他们的临床进展。对于慢阻肺急性加重期呼吸衰竭的患者,如果不伴有酸中毒也可以进行家庭治疗。

(1)抗生素:慢阻肺急性加重,出现发热、痰量增多、痰液变黄,甚者出现脓性痰,常提示细菌感染,常见的细菌有流感嗜血杆菌、肺炎链球菌、卡他莫拉菌及肺炎支原体、肺炎衣原体等。可在以下抗生素中选用一种,口服 5～7 天:阿奇霉素、克拉霉素、罗红霉素等大环内酯类;头孢克洛等二代头孢菌素类;左氧氟沙星、莫西沙星等氟喹诺酮类。

(2)支气管扩张剂:慢阻肺急性加重期,首选吸入短效 β_2 受体激动剂,如沙丁胺醇气雾剂。疗效不显著者,可加用抗胆碱能药物,如异丙托溴铵气雾剂。有时可加用甲基黄嘌呤类药物口服,如复方甲氧那明胶囊、茶碱缓释片等,可以缓解气急等症状。

(3)糖皮质激素:短期全身使用糖皮质激素,对慢阻肺急性加重期的治疗是有益的,能够加快病情缓解,改善肺功能。可口服强的松龙,每日 30～40 毫克,用 7～10 天。

(4)氧疗:是慢阻肺急性加重期的基础治疗,应采用低流量持续吸氧,最好每天应用 24 小时,尤其是夜间更应持续吸氧。吸氧浓度应控制在 30％以下,即氧流量 1～2 升/分钟。氧疗后 30～60 分钟最好复查动脉血气分析,以防吸氧后出现二氧化碳潴留或酸中毒。

(5)对症处理:若痰量较多、痰液黏稠、不易咳出、意识清晰者,应经常变换体位,鼓励用力咳嗽,以利排痰;久病体弱、无力咳嗽者,咳嗽时,用手轻拍患者背部,以帮助排痰;神志不清者,可取半卧位,用吸痰管经鼻腔送入咽喉部,刺激咳痰并吸痰,也可适当给予祛痰药物,如氨溴索等,以利于痰液排出;对于心率过快、伴有肺动脉高压者,除了给予氧疗外,必要时可加用钙离子拮抗剂(如地尔硫卓类)口服。

合并有颈静脉怒张、两下肢水肿、不能平卧等右心衰症状者，可加用α受体阻滞剂，如酚妥拉明10毫克加入100～250毫升液体中，缓慢静滴；或短期使用小剂量利尿剂，如呋塞米（速尿）20毫克，每日1次，口服或螺内酯（安体舒通）20毫克，每日1次，口服。

（6）有条件者，可在医师的指导下，家庭应用无创机械通气。

（7）经上述治疗24～48小时后，无效，或病情加重，出现神志不清、呼吸衰竭伴有二氧化碳潴留、酸中毒者，应立即去医院住院或急诊治疗。

慢阻肺呼吸衰竭的治疗策略是什么？

慢阻肺发展到一定程度，当动脉血氧分压＜8.0千帕（60毫米汞柱）或二氧化碳分压＞6.7千帕（50毫米汞柱）时，即出现呼吸衰竭。极重度慢阻肺患者在缓解期也可以存在呼吸衰竭，称为呼吸衰竭代偿期。一旦急性发作，即可出现明显的临床症状和体征，此外还可有重要脏器的功能不全，严重者危及生命，即处于呼吸衰竭失代偿期。

呼吸衰竭的治疗应包括：

（1）控制诱发因素，如感染、气道痉挛等。

（2）治疗上消化道出血、肺心病、心力衰竭和休克等并发症。

（3）通过呼吸管理和呼吸支持纠正缺氧和二氧化碳潴留，维持生命安全，为治疗诱因和并发症赢得时间。

具体措施如下：

（1）氧疗。

（2）增进通气量，缓解二氧化碳潴留。轻、中度呼吸衰竭者可使用呼吸兴奋剂兴奋呼吸中枢，刺激通气。但如呼吸道阻力太大，增加通气会使机体氧耗量增加，可加重组织缺氧，因而应采取湿化气道、鼓励咳嗽、体位引流排痰、平喘等综合措施以降低气道阻力。严重通气不足时，应考虑人工气道和机械通气支持。急性加重期患者在经过最佳的药物治疗和氧疗后，有呼吸性酸中毒[pH＜7.36和二氧化碳分压＞6.0～8.0千帕（45～60毫米汞柱）]或严重呼吸困难持续存在，应使用无创正压通气。无创机械通气的同时，如果pH＜7.25，应做好气管插管准备。患者如有无创机械通气的禁忌症，应考虑立即插管，收入监护病房。

（3）纠正水、电解质和酸碱平衡紊乱。

（4）营养支持。慢阻肺患者常合并营养不良，综合文献报道，20％～70％的慢阻肺患者体重低于理想体重的90％。呼吸衰竭时，感染等诱因使能量消耗进一步增加，加重营养不良。营养不良使呼吸衰竭患者的呼吸肌力量和耐力下降，通气驱动力降低，导致机械通气患者脱机困难。另外，营养不良还可使免疫功能受损，感染不易控制。对呼吸衰竭患者进行营养支持可改善患者的营养状况，提高呼吸肌功能和肺的防御能力，促使机体早日康复。

（5）加强护理。如翻身、拍背，鼓励咳痰，保持皮肤清洁，预防压疮，注意口腔卫生，预防口腔内病菌吸入引起的呼吸道感染等。

无创机械通气治疗慢阻肺急性加重引起的呼吸衰竭有效，但目前认为慢阻肺缓解期应用无创机械通气尚缺乏足够的循证医学依据。我们的临床应用体会是：无创机械通气能改善部分慢阻肺稳定期患者的气急症状，提升生活质量，提高运动耐量，减少急性加重的次数和程度，减少住院次数，但是否能减少并发症、延长生存期，还有待进一步研究。

‖ 慢阻肺患者如何保持呼吸道通畅？

秋冬季天气干燥，年老体弱的慢阻肺患者气管内分泌物增多，因呼吸道湿化不足，痰液黏稠不易咳出，易造成呼吸道阻塞，加重呼吸困难。保持呼吸道通畅对控制呼吸道感染、改善呼吸功能、预防呼吸衰竭有着重要作用，常用方法有：

（1）痰引流：①痰黏稠者可用祛痰剂；②痰干结者可用蒸汽吸入或超声雾化吸入湿化痰液，并适当补充液体和保持室内空气的湿度；③体位引流，若患者一般情况较差，咳痰无力而痰量较多时，需采用翻身、拍背、变换体位等方法帮助排痰；④痰液潴留经上述治疗无效时，可用支气管镜吸引痰液；⑤经气管插管或气管切开吸引痰液。

（2）解除支气管痉挛：用支气管扩张剂解除气道痉挛，以改善通气功能。

‖ 慢阻肺患者何时需要使用呼吸兴奋剂？

呼吸兴奋剂可兴奋呼吸中枢，增加通气，但同时使机体氧耗量增加，加重组织缺氧，故应掌握指征，合理应用。当慢性呼吸衰竭失代偿期有进行性加重的高碳酸血症伴失代偿性呼吸性酸中毒时，可用呼吸兴奋剂；而慢性呼吸衰竭代偿期，虽有高碳酸血症，但血pH值往往正常或接近正常，不需要用呼吸兴奋剂,因为此时的高碳酸血症是机体代偿所允许的(医学上称允许性高碳酸血症),同样的通气量可排出更多的二氧化碳。血 pH 值正常或接近正常时,对其他脏器影响不大,如用呼吸兴奋剂,虽可增加通气,但同样的通气量,二氧化碳排出却减少,呼吸更费力,且增加机体氧消耗,反而得不偿失。

什么是机械通气?

机械通气是指使用机械装置帮助呼吸,以代替、控制或改变自主呼吸,达到增加通气量,改善换气功能,从而降低二氧化碳、提高动脉血氧分压的目的。另外,机械通气还可以省力,减轻呼吸功能消耗。

最简单的机械通气是手捏皮球,即用手挤压皮球,将气体压入患者肺内。对那些需要长期辅助呼吸的患者,"捏皮球"极其不方便,有时几个人轮流"捏皮球"几日几夜,甚至数十日,耗时费力,效果也不满意,于是人们发明了呼吸机。

最初的呼吸机是负压吸气机,模拟人的呼吸,让患者穿上铁甲,使胸廓外形成负压,从而吸引胸廓扩张,产生吸气;然后取消负压,借助肺的弹性回缩力引起呼气,这就是所谓的"铁肺"。以后出现了正压呼吸机,即在气道外口(口鼻处)产生正压,将气体压入肺内。

20 世纪 60 年代以来,呼吸机已由简单的机械动作跨入精密的电子和电脑控制,具有比较完善的通气模式和监控系统,可以根据病情需要,调整潮气量、呼吸频率和氧浓度,以及应用各种特殊的通气模式进行恰当的治疗。实践证明:呼吸机在临床麻醉、手术中、手术后和急慢性呼吸衰竭的治疗中,发挥着越来越重要的作用。

慢阻肺患者什么时候需要机械通气?

慢阻肺患者并发呼吸衰竭,经抗感染、氧疗、呼吸兴奋剂、止咳、化痰、平喘等治疗后,有呼吸性酸中毒[pH<7.36 和二氧化碳分压>6.0~8.0 千帕(45~60 毫米汞柱)]或严重呼吸困难持续存在时,应使用无创正压通气。无创通气后,如果 pH<7.25,应该做好气管插管准备。患者如有口鼻面罩无创通气禁忌证,应考虑立即插管并收入监护病房。

什么是有创机械通气和无创机械通气? 各有何优缺点?

呼吸机与患者的连接方式主要有 3 种:面罩、气管插管和气管切开。根据连接方式是否对患者有创伤,分为有创机械通气和无创机械通气。经面罩机械通气称无创机械通气,经气管插管和气管切开机械通气称有创机械通气。

气管插管是将特制的导管经口腔或鼻腔插入气管,一端开口在气管,另一端与呼吸机相连,既可作为气体通道,呼吸机通过它把空气或氧气压入肺内,并排出肺泡气,又可便于湿化吸痰。气管插管的优点为操作较气管切开容易,但患者很难受,插管中不能说话,也不能进食,清醒者不易耐受,常需维持性使用镇静剂,还会引起鼻窦炎、声带损伤、喉头水肿等并发症,故插管时间不能太长。

气管切开是在颈前正中处切开气管,插入特制的气管切开套管。气管切开的优点是因导管较短,容易吸痰,气道阻力较插管小,可以进食,患者较气管插管易耐受,套管固定较牢靠。缺点是仍不能讲话,创伤较大,会遗留瘢痕,有些还会引起气管狭窄。主要适用于分泌物多,或需要较长期机械通气的患者。

经面罩机械通气创伤小,并发症少,患者痛苦少,但不能吸痰、面罩处漏气致通气效果差是其不足之处。

▎慢阻肺患者怎样进行机械通气?

慢阻肺合并呼吸衰竭需机械通气时,首先考虑面罩通气,无效时才选择气管插管。只有那些气管插管后痰液引流不畅、出现鼻旁窦炎或不能耐受长期气管插管的患者,才考虑气管切开。

慢阻肺合并呼吸衰竭进行机械通气时,应尽可能采用较大潮气量和较低呼吸频率,吸、呼时间比应在 $1:2$ 以上。应用恰当地呼气末正压,减轻气体陷闭,改善患者吸气同步和吸气相气体分布,有利于气体交换的进行。另外,通气量的调节也十分重要。动脉血二氧化碳分压不一定要立即降到“正常”水平,因为呼吸性酸中毒常合并代偿性代谢性碱中毒,如二氧化碳分压下降过快,肾脏来不及同步排除多余的碱性物质,会发生碱血症。相同的氧分压下,碱血症较酸血症组织缺氧更严重,可致心律不齐、血压下降、支气管痉挛、脑血管收缩(表现为烦躁、抽搐等),严重时会导致死亡。病情稳定后,尤其是准备撤离机械通气前,应调节通气量,使二氧化碳分压保持在接近病情缓解的代偿期水平。如二氧化碳分压过低,一旦停止机械通气,患者将会不适应,造成脱离机械通气困难。

机械通气的开始阶段,可适当增加吸氧浓度,以迅速纠正严重缺氧,但不宜长期吸入高浓度氧,应在维持动脉血氧分压在 8.0 千帕(60 毫米汞柱)的基础上,尽量使吸氧浓度低于 60%,最好低于 30%。

慢阻肺稳定期的治疗目标及治疗原则是什么?

治疗目标:

(1) 减轻症状,避免疾病反复加重,阻止病情发展。

(2) 减缓和阻止肺功能下降。

(3) 改善活动能力,提高生活质量。

(4) 降低病死率。

治疗原则:

慢阻肺病程长,即使在稳定期亦呈进行性发展,并且病情多变,因此应采取综合性防治措施,包括戒烟和避免致病因素、支气管扩张剂治疗、祛痰止咳治疗、康复锻炼、营养支持、家庭氧疗和心理治疗等,并需结合病情及其演变加以调整。具体包括:

(1) 教育与管理:了解戒烟的知识并戒烟;了解慢阻肺的病理生理与临床基础;掌握一般和某些特殊的治疗方法;学会自我控制病情的技巧,如腹式呼吸及缩唇呼吸锻炼等;了解赴医院就诊的时机;接受社区医生定期随访管理。

(2) 控制职业性或环境污染:尽量避免或防止粉尘烟雾及有害气体的吸入。

(3) 药物治疗:药物治疗用于预防和控制症状,减少急性加重的频率和严重程度,提高运动耐力和生活质量。

慢阻肺稳定期有哪些治疗药物?

药物治疗是慢阻肺稳定期的主要治疗方法,其中最常用的是支气管扩张剂。主要的支气管扩张剂有 β_2 受体激动剂、抗胆碱药和茶碱类药物。

(1) β_2 受体激动剂:有口服剂和吸入剂,分短效、长效以及快速起效和缓慢起效。短效定量雾化吸入剂如沙丁胺醇(舒喘灵或万托林),数分钟内开始起效,作用时间 4～5 小时,主要用于缓解症状,按需使用,价格便宜。长效定量吸入剂如福莫特罗,起效快,维持作用时间更长,可达 12 小时以上,使用方便,但价格比较高。与口服剂相比,吸入剂直接作用于呼吸道,不良反应小,应作为首选。

(2)抗胆碱药:有异丙托溴铵气雾剂(爱全乐)和噻托溴铵吸入剂(思力华),异丙托溴铵起效时间比沙丁胺醇等短效 β_2 受体激动剂慢,但持续时间较长,可维持 6~8 小时,长期吸入可改善慢阻肺患者健康状况。噻托溴胺为新型长效抗胆碱药,作用长达 24 小时以上,每天只需一次用药,长期吸入可增加深吸气量,改善呼吸困难,提高运动耐力和生活质量,减少急性加重频率。抗胆碱药不良反应小,非常适合稳定期慢阻肺患者的长期治疗。

(3)茶碱类药物:为口服制剂,常用缓释剂型,可解除气道平滑肌痉挛,价格便宜,在慢阻肺中应用广泛,但不良反应比较多,使用时最好进行茶碱血浓度监测。吸烟、饮酒、服用抗惊厥药、利福平等可降低茶碱作用时间;老人、持续发热、心力衰竭和肝功能明显障碍者,或同时应用西咪替丁(泰胃美)、雷尼替丁、大环内酯类药物(红霉素、阿齐霉素等)、氟喹诺酮类药物(环丙沙星等)和口服避孕药等,都可使茶碱血药浓度增加,使用时要加以注意。

对于重度和极重度慢阻肺并反复急性加重的患者,除了规则吸入长效支气管扩张剂,还建议长期规律吸入糖皮质激素治疗。这一治疗可减少急性加重频率,改善生活质量。吸入糖皮质激素和 β_2 受体激动剂的联合制剂如布地奈德/福莫特罗(信必可)或氟替卡松/沙美特罗(舒利迭),比各自单用效果更好。口服糖皮质激素不良反应大,不推荐长期用于慢阻肺患者。

对于有黏痰的患者,可给予黏液溶解剂(祛痰药)治疗,常用药物有盐酸氨溴索(沐舒坦)、乙酰半胱氨酸(富露施)等。每年秋冬季节注射流感疫苗和(或)肺炎球菌疫苗有助于减轻慢阻肺急性加重的严重程度。研究结果显示抗生素治疗对稳定期慢阻肺患者并无益处,故稳定期慢阻肺患者不推荐应用抗生素预防治疗。

总之,稳定期慢阻肺患者必须坚持长期、规律的药物治疗,定期随访,根据病情严重程度和治疗反应及时调整药物治疗方案,做到个体化规范治疗,尽量避免或减少药物不良反应。

‖ 慢阻肺稳定期治疗药物的用法与用量如何?

支气管扩张药既可以短期按需应用以缓解症状,又可以长期应用以减轻症状。

(1) β_2 肾上腺素受体激动剂:主要有沙丁胺醇气雾剂,每次 100~200 微克(1~2喷),定量吸入,疗效持续 4~5 小时,每 24 小时不超过 8~12 喷。特布他林气雾剂亦有同样作用,可缓解症状,此外尚有沙美特罗、福莫特罗等长效 β_2 肾上腺素受体激动剂,每日仅需吸入 2 次。

(2)抗胆碱能药:主要为异丙托溴铵气雾剂,定量吸入,起效较沙丁胺醇慢,持续 6~8 小时,每次 40~80 微克,每日 3~4 次。长效抗胆碱药有噻托溴铵,每次吸入 18 微克,每日 1 次。

(3)茶碱类:茶碱缓释片或控释片,每次 0.2 克,每 12 小时 1 次;氨茶碱,每次 0.2 克,每日 3 次。

(4)祛痰药:盐酸氨溴索,每次 30 毫克,每日 3 次;N-乙酰半胱氨酸,每次 0.2 克,每日 3 次;羧甲司坦,每次 0.5 克,每日 3 次;稀化黏素,每次 0.3 克,每日 3 次。

(5)糖皮质激素:适用于重度和极重度患者以及反复加重的患者。长期吸入糖皮质激素与长效 β_2 肾上腺素受体激动剂联合制剂,可增加运动耐量、减少急性加重发作频率、提高生活质量,目前常用剂型有氟替卡松/沙美特罗(舒利迭)、布地奈德/福莫特罗(信必可)。

▎慢阻肺患者出现精神症状怎么办?

慢阻肺患者出现头痛、烦躁不安、恶心、呕吐、视力减退、记忆力和判断力减退、神志恍惚、谵语、无意识动作和四肢小的抽动、嗜睡与高度兴奋多语相交替、神志模糊甚至昏迷等精神神经症状时,说明病情严重,有可能合并了肺性脑病,要及时就医。医务人员首先要进行一些实验室检查,如动脉血气分析、血电解质测定等,以判断出现上述症状的原因。如果有电解质紊乱和代谢性碱中毒,要及时纠正。如果确系缺氧、二氧化碳潴留引起的肺性脑病,则按肺性脑病进行治疗。

▎如何治疗肺性脑病?

肺性脑病又称肺心脑综合征,是慢阻肺合并肺气肿、肺源性心脏病、肺功能衰竭患者的常见并发症。早期表现为头痛、头昏、疲乏无力、记忆力减退、工作能力下降;继而出现嗜睡、昏睡,甚至昏迷等程度不同的意识障碍及兴奋、烦躁不安、胡言乱语,有时还出现幻觉、妄想等精神症状;还可出现局限性抽搐或全身性抽搐,不自主运动等。它是慢阻肺和肺源性心脏病的主要死亡原因。

通过氧疗、抗炎、止咳、化痰、平喘、呼吸支持等措施纠正缺氧、二氧化碳潴留和酸中毒。如果缺氧、二氧化碳潴留和酸中毒能被及时纠正，多数患者精神神经症状即能改善。如不能改善，则要进一步检查排除脑动脉硬化、严重电解质紊乱、单纯性碱中毒、感染中毒性脑病等其他病变。

对症治疗：嗜睡、昏迷等中枢抑制性症状可用呼吸兴奋剂。兴奋、烦躁不安时，在机械通气前慎用镇静剂，因为镇静剂可能会引起呼吸抑制，加重二氧化碳潴留，机械通气后可按需使用镇静剂。恶心、呕吐等颅内高压症状时，可用脱水剂如甘露醇。如出现抽搐，首先要排除呼吸兴奋剂的作用，并纠正低钙和碱中毒。

上述治疗无效时，建立人工气道后用镇静剂。

‖ 慢阻肺患者合并肺心病时如何治疗？

肺源性心脏病简称肺心病，主要是由于支气管—肺组织或肺动脉血管病变所致肺动脉高压引起的心脏病。本病发展缓慢，临床上除原有肺、胸疾病的各种症状和体征外，主要是逐步出现肺、心功能衰竭以及其他器官损害的征象。慢阻肺患者合并肺心病时的主要治疗措施如下：

（1）积极治疗原发病，预防和控制慢阻肺急性发作。

（2）治疗呼吸衰竭，纠正缺氧和二氧化碳潴留。

（3）降低肺动脉压力。肺动脉高压的形成是肺心病发生、发展的关键，因此及早治疗肺动脉高压对防治肺心病有重要作用。控制肺动脉高压的常用方法有：①长期持续低流量吸氧：动脉血缺氧是慢阻肺患者发生肺动脉高压和肺心病的主要原因。实践证明，动脉血氧分压低于 6.7 千帕（50 毫米汞柱）的患者，吸氧浓度在 24%～28%，每日吸氧 16～18 小时及以上（包括晚上睡眠时间在内），可降低肺血管阻力、改善生命质量、延长生存期。②应用扩血管药物：由于常用的扩血管药物如硝酸甘油或硫氮卓酮，在降低肺循环血管阻力的同时也降低了体循环血管阻力，有可能引起低血压，因而使用时应当注意观察，目前主要用于心力衰竭时降低心脏负担。近年有一些新的降肺动脉压力药物如波生坦（全可利）和伊洛前列素（万他维）等陆续问世，但主要用于特发性肺动脉高压，也有学者试用于慢阻肺患者，并取得了一定疗效，但由于价格昂贵，限制了其临床使用。③抗凝治疗：对卧床、红细胞增多症或脱水患者，无论有无血栓栓塞性疾病史，均需考虑使用肝素或低分子肝素治疗。

（4）治疗心力衰竭、心律失常、肺性脑病等并发症。

如何治疗肺心病心力衰竭？

肺心病心力衰竭的治疗与其他心脏病心力衰竭的治疗有所不同，因为肺心病患者一般在积极控制感染，改善呼吸功能，动脉血气好转后，心力衰竭大多能得到改善，但对上述治疗无效的病情较重患者可适当选用利尿、强心或扩血管药物治疗。

（1）利尿剂：利尿剂可减轻下肢水肿及心脏负荷，控制心力衰竭，而无需使用强心剂。长期利尿可能会引起脱水、低血容量性休克、低钾、低氯、低钠、低镁、代谢性碱中毒或使痰液黏稠和血液浓缩等，应注意预防。

利尿剂应用原则：以缓慢或中速利尿为主；尽量避免使用强效或快速利尿剂；短期、间歇使用；定期检查血电解质，注意纠正电解质紊乱。大量利尿时应酌情合并使用保钾利尿剂。若有低血钾时应补充钾盐。还应避免血液浓缩，使痰液黏稠而不易咳出，以致加重感染。

（2）强心剂：肺心病患者心力衰竭一般为右心衰竭，经上述治疗无效，或合并室上性心动过速或伴有严重的左心功能不全时，可考虑使用强心剂。

由于肺心病多为高龄患者，心肌多有退行性变，加上慢性缺氧及感染、β肾上腺素激动剂及利尿剂的使用，对强心药耐受性低，故疗效较差，且易中毒，所以强心剂的剂量要小，一般为常规剂量的 1/2 或 2/3 量，并应选用作用快、排泄快的强心剂，如毛花苷丙（西地兰）静脉推注。心力衰竭好转后可改用地高辛口服维持。

应用洋地黄制剂时，应警惕洋地黄中毒表现，如出现黄视、绿视，心电图出现房室传导阻滞等心律失常。有条件者，可监测血地高辛浓度。一旦发现洋地黄中毒，要立即停用洋地黄，并及时治疗洋地黄中毒引起的心律失常。

（3）血管扩张剂：血管扩张药可抑制低氧性肺动脉收缩，从而减轻肺动脉高压和改善右心室功能，也可使缺氧引起的肺动脉扩张作用加强。血管扩张药还可使心搏出量增加，氧的释放增加。有的血管扩张药如硝苯地平还能扩张冠状动脉，缓解心肌缺血，对部分顽固性心力衰竭有一定效果。但其长期反应尚不清楚，长期应用对生存率的影响也不清楚，且易引起低血压。一些血管扩张药还会减弱右心室收缩，增加动静脉分流，导致动脉血氧分压降低。因此我们认为肺心病患者有明显肺动脉高压或右心衰竭，但没有低血压时，可试用血管扩张药,若一旦出现低血压即应停用。

常用的血管扩张药有酚妥拉明、硝苯地平、肼苯哒嗪,血管紧张素转换酶抑制剂如卡托普利(开博通)、贝那普利(洛丁新)等,中药丹参等也可应用。

慢阻肺患者适合接种流感疫苗、肺炎疫苗吗?

在冬季,肺内组织更易受到烟雾、炎症、病毒等因素的损害,肺部细胞在不断的自我修复过程中,产生大量没有功能的纤维化组织,以填补肺部受损后的空缺,随着纤维化程度的加深,患者会觉得呼吸困难和气短。很多人往往会自己服用抗炎、止咳、平喘的药物,这虽然起效快,却不能从根本上有效解决通气、排痰、疏通气道等关键问题。因此,患者更应该防患于未然,从根本上预防慢阻肺,避免引发和加重病情的诱因。其中,流感疫苗是一件重要的"武器"。流感疫苗一般在接种两周后开始起效,作用可以持续半年到一年,对于慢阻肺这个"冬病",夏季接种流感疫苗"正当时"。临床观察显示,流感疫苗可使因流感病毒导致的慢阻肺的死亡率降低 50%。要注意的是,流感疫苗并不能防止普通性感冒的发生,只能起到缓解普通性感冒症状、缩短感冒周期等作用。

慢阻肺患者在各年龄组中肺炎链球菌感染始终是其发病和致死的主要原因之一。肺炎球菌疫苗能预防 23 种细菌引起的肺炎,对慢阻肺的急性发作有预防作用。因此,慢阻肺患者是接种肺炎疫苗的主要对象。

慢阻肺患者应如何接种流感疫苗、肺炎疫苗?

慢阻肺患者多由于免疫功能低下,容易遭受流感病毒或肺炎链球菌的侵袭,往往使病情"雪上加霜",造成急性加重以及呼吸衰竭等严重并发症。国内外临床试验证明,疫苗作为感染的克星,对人体有叠加的免疫保护作用。下面就有关疫苗的使用方法和效果等作简要介绍。

1. 流感疫苗

流感疫苗包含着 3 个病毒株(2 个甲型和 1 个乙型病毒株),接种后可产生较高的抗体滴度以保护慢阻肺患者免受流感病毒侵袭。美国进行的一项多中心随机双盲研究显示,流感季节接种流感活疫苗可改善慢阻肺患者的肺功能状态和健康状况。另有研究表明,接受灭活疫苗的慢阻肺患者与接受安慰剂者相比,每例患者病情加剧总次数显著减少。

应用时机:在每年流感流行季节前接种流感疫苗是减少流感影响的最有

效的办法。流感疫苗含有灭活的或无活性活的病毒,应每年根据预测的病毒种类制备,可每年给予 1 次(秋季)或 2 次(秋季、冬季)。

2. 肺炎疫苗

(1)肺炎球菌多糖疫苗(纽莫法 23)(Pneumococcal Polysaccharide Vaccine):为肺炎球菌提取物,含有混合的高度提纯的 23 种最广泛流行、最具侵袭性的肺炎球菌荚膜多糖,对 90% 的肺炎球菌产生免疫力,故称"多价"。能够覆盖 23 种经常引起肺炎球菌感染的血清型,接种后可使人体对该细菌产生特异免疫力。美国一项为期 3 年的回顾性人群研究表明,与不接种疫苗的患者相比,接种肺炎疫苗能够使老年慢性肺部疾病患者患肺炎死亡的危险性降低 81%。

使用方法:疫苗为液体剂型,可直接于皮下或肌内注射 0.5 毫升,但不能注入皮内或血管。

疫苗效果:已证实接种 23 价肺炎球菌多糖疫苗,对 23 种荚膜型的每一种都可产生抗体,在接种后的第 3 周,抗体的产生达到高峰。保护性抗体至少可持续 5 年。

再接种问题:对慢阻肺患者,在首次接种 5 年后,有必要再次接种。

接种时间:任何季节都可以接种肺炎疫苗;也可与流感疫苗同时接种(注意不要在同一部位)。

接种反应:接种后少数患者可出现注射部位的疼痛、红肿等轻微反应,还有少数患者可出现低热(<38.3 ℃)、肌痛和严重的局部反应。

禁忌症:对疫苗中的任何成分过敏者;正在进行免疫抑制治疗的患者;具有严重心脏病的患者。

注意事项:疫苗一定要注入皮下或肌内,注入皮内可致严重的局部反应;当患有任何发热性呼吸道疾病或其他急性感染时,应推迟使用疫苗。

接种地点:各地疾控中心都可以进行疫苗接种。

(2)兰菌净(Lantigen B):将肺炎链球菌 3 型、化脓性链球菌 A、卡他莫拉菌、金黄色葡萄球菌、流感嗜血杆菌、肺炎克雷白杆菌经溶胞处理而成的多价细菌抗原悬浮液。其优点是无致病性,比完整细菌更能有效地激活局部免疫系统,滴鼻使用方便,通过口咽部黏膜对细菌抗原的吸收,导致黏膜下浆细胞产生分泌型免疫球蛋白 A(SIgA),已证实它们对保护呼吸道表面具有重要意义。

用法:寒冷季节开始使用,开始早晚各 15 滴,连用两瓶后休息 2～3 周,再用 1 瓶。

(3)泛福舒(Broncho-Vaxom):含有草绿色链球菌、化脓性链球菌 A、卡他莫拉菌、金黄色葡萄球菌、流感嗜血杆菌、肺炎克雷白杆菌、臭鼻克雷白杆菌、肺炎双球菌的冻干溶解物。其作用为刺激机体特异及非特异性免疫,预防感染复发和向慢性转化。

用法:每日空腹服 1 粒胶囊,连服 10 天后停 20 天,连续 3 个月。

(4)必思添(Biostim):是一种从克雷白杆菌中提取的含 2 个高纯度糖蛋白的复合物,可作为免疫刺激剂预防呼吸道感染,用时可将胶囊打开,将药与液体或易消化的食物混合后服用。

用法:第 1 个月 8 天,每天服 2 个胶囊,共 2 盒,第 2、3 个月,每月 8 天,每天服 1 个胶囊,共 1 盒。

总之,慢阻肺患者在缓解期内注射流感疫苗和肺炎疫苗,是预防慢阻肺急性加重的新观念和新趋向。但还应注意,接种疫苗后也不能高枕无忧,还应当做到治病防病双管齐下,注意加强营养、适当锻炼等综合防治措施。

慢阻肺患者采用免疫治疗有效吗?

免疫治疗就是用药物增强和恢复机体免疫功能,此类药物又称免疫增强剂。机体免疫力是人体自身的抗病能力,当免疫功能受损,机体抗病能力减退时,可发生各种各样与之相关的疾病。慢阻肺患者大多有免疫功能降低,容易患感冒、反复呼吸道感染,严重时可诱发呼吸衰竭、肺心病、心力衰竭等。慢阻肺患者可以通过免疫治疗增强机体免疫力,预防感冒和慢阻肺急性发作,从而延缓肺功能减退,减少并发症,改善生命质量,延长生命期。

免疫治疗一年四季均可进行,一般在慢阻肺易发季节前开始,疗程宜长,一般 2～3 个月。

临床常用的免疫增强剂根据来源不同,可分以下 5 类:

(1)微生物来源的制剂:如卡介苗多糖核酸,泛福舒(为 8 种细菌的冻干溶解物,此 8 种菌为流感嗜血杆菌、肺炎链球菌、肺炎克雷伯杆菌、臭鼻克雷伯杆菌、金黄色葡萄球菌、草绿色链球菌、化脓性链球菌和卡他奈瑟菌)等。

(2)人或动物的免疫物质:胸腺肽类、转移因子、核酪针剂或口服液、干扰素、白介素-2 等。

（3）化学合成药物：左旋咪唑、聚肌胞苷酸等。

（4）真菌多糖类：香菇多糖、云芝多糖 K、灵芝多糖等。

（5）中药及其他。

慢阻肺患者能采用外科治疗吗？

晚期的慢阻肺患者在应用药物仍不能使症状缓解时，可以考虑手术治疗。现已有两种方法治疗病情严重的慢阻肺患者，一是肺减容术，一是肺移植。然而，由于供体的稀缺和大多数危重慢阻肺患者的年龄问题，所以对大多数患者来说，目前还不是一个切实可行的办法。

治疗慢阻肺有哪些手术方法？

（1）肺大疱切除术：在有指征的患者，术后可使肺功能得到改善。

（2）肺减容术：目前不建议广泛应用。

（3）肺移植术：对于选择合适的慢阻肺晚期患者，肺移植术可改善生活质量，改善肺功能，但手术要求高，花费大，很难推广应用。

什么是肺减容术？

肺减容手术（Lung Volume Reduction Surgery，LVRS）是治疗部分重度肺气肿的有效方法，是内科治疗的有效补充。

适应症：①临床指标：年龄＜75 岁；行系统的内科治疗无效；戒烟＞3 个月；呼吸困难指数 3 级以上；②生理学指标：FEV_1＜35％ pred；RV/TLC＞60％；TLCO＜20％～40％ pred；6 MWD＞300 m；③影像学表现：CT 提示为以上叶为主的非均质性的肺气肿。

相对禁忌证：①临床指标：年龄＞75 岁；合并其他严重疾病并且估计 5 年死亡率＞50％；重度肥胖或恶病质；α1-抗胰蛋白酶缺乏；②生理学指标：FEV_1＞40％ pred；RV＜150％ pred；TLC＜100％ pred；TLCO＜20％ pred；$PaCO_2$＞55 mmHg；6 MWD＜300 m；MPAP＞35 mmHg；③影像学表现：均质性的肺气肿。

应该指出，肺减容手术开展时间还比较短，病例选择、手术入路、手术方式、双侧病变同期手术还是分期进行以及围术期处理等各方面还存在许多问题和争议，肺功能改善的中远期效果的报道还不多，疗效尚未得到确定，因而其确切的临床价值尚有待进一步的观察和探索。

什么是肺移植术?

肺移植是治疗终末期肺病的唯一有效方法,广义的肺移植有 4 种:肺叶移植、单肺移植、双肺移植、心肺联合移植。开展肺移植是一项系统工程,涉及心胸外科、内科学、免疫学等多个学科,需要医疗、行政法律等多个部门协作。

尽管目前肺移植已取得诸多成就,但临床上仍有诸多问题亟待解决,主要有:可供移植的供者严重短缺是最大的制约因素;原发性肺移植功能障碍,以及免疫抑制治疗是移植术后面临的最主要问题,大量的免疫抑制剂已表现出严重的不良反应,且效果仍不能让人满意。

中 医 疗 法

▌中医学如何治疗慢阻肺？

慢阻肺作为一种长期慢性疾病，病因病机较多，症状繁杂，虚实交错，迁延反复，经久难愈。中医学根据其所涉及脏腑、病因、寒热、虚实等因素，将其分为以下几个主要证型：

1. 风寒束肺证

证型特点：咳喘痰多，恶寒肢冷，痰白清稀多泡沫，痰易咳出，咽痒，不发热或低热，口不渴，鼻塞流清涕，舌淡苔薄白或白腻，脉浮紧或滑。

常用治法：解表散寒，宣肺平喘。

治疗方剂：通宣理肺丸、小青龙合剂。

2. 风热袭肺证

证型特点：咳喘痰多，痰黄或白黏难咳出，发热恶风，口干咽痛，便干尿黄，鼻塞流涕，舌红苔黄，脉浮滑数。

常用治法：解表清热，止咳化痰。

治疗方剂：桑菊感冒片、羚羊清肺丸、银翘解毒丸。

3. 痰热壅肺证

证型特点：咳嗽气粗，痰多黄稠，口干口苦，烦躁不安，大便秘结，舌红苔黄腻，脉滑数。

常用治法：清肺化痰止咳。

治疗方剂：清气化痰丸、止嗽化痰丸。

4. 痰湿犯肺证

证型特点：咳声重浊，夜重日轻，痰黏量多，乏力肢重，面部浮虚，纳呆腹胀,便溏,舌淡胖,边有齿痕,苔白腻,脉濡缓或滑。

常用治法:健脾燥湿,化痰止咳。

治疗方剂:二陈丸、桔红丸。

5. 肺气虚弱证

证型特点:咳声无力,日重夜轻,多为单咳或间歇咳嗽,痰量少稀白,恶风,自汗,易感冒,舌淡苔薄,脉细弱。

常用治法:补益肺气,化痰止咳。

治疗方剂:至灵胶囊、人参保肺丸。

6. 肺肾阴虚证

证型特点:呛咳,咳声短促,喘促气急,痰少质黏难咳,或见痰中带血,腰膝酸软,五心烦热,面色潮红,或有低热,口咽干燥,耳中蝉鸣,舌红少津,脉细数无力。

常用治法:滋肾养肺。

治疗方剂:生脉饮、麦味地黄丸、蛤蚧定喘丸、百合固金丸、润肺化痰丸、养阴清肺丸。

7. 脾肾阳虚证

证型特点:咳喘反复发作,咳声低而无力,动则喘甚,神疲乏力,自汗,肢末不温,纳少,便溏,或见浮肿,面青唇紫,舌质紫暗,苔淡白或黑润,脉沉细无力。

常用治法:温补脾肾,纳气平喘。

治疗方剂:金匮肾气丸、参蛤散、六君子丸。

除去以上的几种汤药或成药疗法,医师往往还会根据患者不同的证型采取如体针、耳针、艾灸等不同的治疗手段,并使其取得最佳效果。

什么是慢阻肺的本证?

慢阻肺的本证包括:肺气虚、脾阳虚、肾阳虚、阴阳俱虚、肺肾阴虚等。

1. 肺气虚证

主症:病发时常以咳嗽为主,咳声清朗,多为单声咳或阵发性间断的咳嗽,白天多于夜晚,痰量较少,舌质正常或稍淡,舌苔薄白,脉象弦细或缓细。

次症:怕风,易出汗,易感冒。

辨证要点:以时常咳喘、易出汗、易感冒,舌质淡,脉缓细或弦细为辨证要点。

2. 脾阳虚证

主症:常咳声重浊,多为连声咳,白天晴,夜间重,咳黏液或浆液性痰,痰量常较多,舌质淡或胖,常有齿痕,舌苔白或白厚腻,脉象濡缓或滑。

次症:食欲不振,饭后饱胀感,面容虚肿,大便溏软。

辨证要点:以痰多、食欲不振、面容虚肿、大便溏软,舌质淡或胖伴有齿印、苔白或白腻,脉象濡缓或滑为辨证要点。

3. 肾阳虚证

主症:动则气短为特征,病发时常咳声干涩,多为阵咳,夜间多于白天,痰量多,舌质淡胖或有瘀象,舌苔白滑润,脉多沉细、弦细或细数。

次症:腰酸肢软,咳剧时则遗尿,夜尿多,头晕耳鸣,身寒肢冷,气短语怯。

辨证要点:以动则气短、气喘、痰量多、腰酸肢软、形寒肢冷,舌淡胖、舌苔白滑润,脉细为辨证要点。

4. 阴阳俱虚证

主症:在肾阳虚的基础上兼有口干咽燥、五心烦热、潮热盗汗等阴虚症状,舌胖、色紫、少苔或无苔,常有瘀象,脉多细数。

辨证要点:在肾阳虚的基础上,兼见口干咽燥、五心烦热、潮热盗汗,舌色紫、少苔,脉虚数。

5. 肺肾阴虚证

主症:干咳无痰或痰量较少,痰黏稠呈块,不易咳出,常动则气短,舌苔光剥或少苔,舌质红,脉细数。

次症:口干咽燥,五心烦热,潮热盗汗,头晕目眩,腰酸肢软。

辨证要点:以动则气短、干咳少痰、口干咽燥、腰酸肢软,舌质红、少苔,脉细数为辨证要点。

▌什么是慢阻肺的标证?

慢阻肺的辨证重在肺、脾、肾三脏,由肺而脾而肾,表示病情渐次加重。肺主气司呼吸,为贮痰之器,肺失治节,在肺则表现为以咳嗽为主;脾主运化,为生痰之源,在脾则表现为以咯痰为主;肾主纳气,为气之根,生痰之本,在肾则表现为以气喘为主。肺不伤不咳,脾不伤不久咳,肾不伤不喘促。本病标在肺,其制在脾,其本在肾。

1. 风寒束肺证

主症:咳喘痰多,恶寒肢冷,痰白清稀多泡沫,痰易咳出。

次症:咽痒,不发热或低热,口不干渴,鼻塞,流清涕,尿清长,舌淡苔薄白或白,脉紧或滑。

辨证要点:以咳嗽痰多,恶寒,肢冷,痰液清稀,咽痒,鼻塞清涕为辨证要点。

2. 风热袭肺证

主症:咳喘痰多,痰黄或白黏难咳出,发热恶风。

次症:口干咽痛,便干尿黄,鼻塞,流浊涕,舌红苔黄,脉浮滑数。

辨证要点:以咳嗽痰多,痰黄黏难咳,口干咽痛,舌红苔黄脉数为辨证要点。

3. 风燥伤肺证

主症:干咳无痰或痰少难咯,鼻干咽燥,痰中带血丝,咳甚胸痛。

次症:恶风发热或不发热,舌红少津苔薄黄,脉浮滑或浮数。

辨证要点:以干咳少痰,鼻干咽燥,舌红少津苔薄为辨证要点。

4. 痰热壅肺证

主症:咳嗽气粗,痰多黄稠。

次症:口干口苦,烦躁不安,大便秘结,小便短赤,舌红苔黄腻,脉滑数。

辨证要点:以咳嗽,痰多黄稠,口干口苦,舌红苔黄腻脉滑数为辨证要点。

5. 痰湿犯肺证

主症:咳声重浊,夜重日轻,痰黏量多。

次症:乏力肢重,面部虚浮,纳呆腹胀,便溏,舌淡胖,边有齿痕,苔白腻,脉濡缓。

辨证要点:以咳声重浊,痰黏量多,苔白腻,脉濡缓为辨证要点。

治疗慢阻肺的中成药有哪些?

1. 急支糖浆

组成:金荞麦、四季青、麻黄、紫菀、前胡、枳壳、甘草。

功效:清热化痰,宣肺止咳。

主治:外感风热所引起的咳嗽,症见发热、恶寒、胸膈满闷、咳嗽咽痛;急性支气管炎、慢性支气管炎急性发作见上述证候者。

2. 十味龙胆花颗粒

组成:龙胆花、烈香杜鹃、甘草、矮紫堇、川贝母、小柴皮、鸡蛋参、螃蟹甲、藏木香、马尿泡。

功效：清热化痰，止咳平喘。

主治：痰热壅肺所致的咳嗽，喘鸣，痰黄，或兼发热、流涕、咽痛、口渴、尿黄、便干等症；急性气管炎、慢性支气管炎急性发作见以上证候者。

3. 百咳静糖浆

组成：陈皮、麦冬、前胡、苦杏仁(炒)、清半夏、黄芩、百部(蜜炙)、黄柏、桑白皮、甘草、麻黄(蜜炙)、葶苈子(炒)、紫苏子(炒)、天南星、桔梗、瓜蒌仁(炒)。

功效：清热化痰，平喘止咳。

主治：感冒及急慢性支气管炎引起的咳嗽。

4. 肺力咳合剂

组成：黄芩、前胡、百部、红花龙胆、梧桐根、白花蛇舌草、红管药。

功效：清热解毒，镇咳祛痰。

主治：痰热犯肺所引起的咳嗽、痰黄；支气管哮喘、气管炎见上述证候者。

5. 三拗片

组成：麻黄、苦杏仁、甘草、生姜。

功效：宣肺解表。

主治：用于风寒袭肺证，证见咳嗽声重，咳嗽痰多，痰白清稀；急性支气管炎病情轻者见上述症候者。

6. 正柴胡饮颗粒

组成：柴胡、陈皮、防风、甘草、赤芍、生姜。

功效：表散风寒，解热止痛。

主治：外感风寒初起，发热，恶寒，无汗，头痛，鼻塞，喷嚏，咽痒咳嗽，四肢酸痛，及流行性感冒初起、轻度上呼吸道感染见上述证候者。

7. 通宣理肺丸

组成：紫苏叶、黄芩、枳壳(炒)、杏仁(去皮，炒)、甘草、橘皮、桔梗、茯苓、前胡、麻黄、法半夏(炙)。

功效：解表散寒，宣肺止嗽。

主治：外感咳嗽，发热恶寒，头痛无汗，四肢酸懒，鼻流清涕。

8. 小青龙口服液

组成：麻黄、桂枝、白芍、干姜、细辛、甘草(炙)、半夏(制)、五味子。

功效：解表化饮，止咳平喘。

主治：风寒水饮，恶寒发热，无汗，喘咳痰稀。

9. 金荞麦片

组成:金荞麦浸膏片。

功效:清热解毒,排脓祛瘀,祛痰止咳平喘。

主治:急性肺脓疡、急慢性气管炎、喘息型慢性气管炎、支气管哮喘及细菌性痢疾,症见咳吐腥臭脓血痰液或咳嗽痰多,喘息痰鸣及大便泻下赤白脓血。

10. 贝羚胶囊

组成:川贝母、羚羊角、猪去氧胆酸、人工麝香、沉香、人工天竺黄(飞)、煅青礞石(飞)、硼砂(炒)。

功效:清热化痰,止咳平喘。

主治:痰热阻肺,气喘咳嗽;小儿肺炎、喘息型支气管炎及成人慢性支气管炎见上述证候者。

11. 恒制咳喘胶囊

组成:法半夏、红花、生姜、白及、佛手、甘草、紫苏叶、薄荷、香橼、陈皮、红参、西洋参、砂仁、沉香、丁香、豆蔻、赭石(煅)。

功效:益气养阴,温阳化饮,止咳平喘。

主治:气阴两虚、阳虚痰阻所致的咳嗽痰喘、胸脘满闷、倦怠乏力。

12. 桂龙咳喘宁胶囊

组成:桂枝、龙骨、白芍、生姜、大枣、炙甘草、牡蛎、黄连、法半夏、瓜蒌皮、苦杏仁(炒)。

功效:止咳化痰,降气平喘。

主治:用于外感风寒、痰湿阻肺引起的咳嗽、气喘、痰涎壅盛等症;急、慢性支气管炎见上述证候者。

13. 痰热清注射液

主要成分:黄芩、熊胆粉、山羊角、金银花、连翘。

功效:清热,解毒,化痰。

主治:风温肺热病属痰热阻肺证,症见发热、咳嗽、咯痰不爽、口渴、舌红、苔黄等;急性支气管炎、急性肺炎(早期)出现的上述症状者。

使用方法:静脉滴注,每次 20 毫升,加入 5% 葡萄糖注射液 500 毫升,注意控制滴数在 60 滴/分钟内,每日 1 次。

14. 喜炎平注射液

主要成分:穿心莲内酯磺化物。

功效:清热解毒,止咳止痢。

主治:用于支气管炎、扁桃体炎、细菌性痢疾等。

使用方法:静脉滴注,每次 250～500 毫克,加入 5％葡萄糖注射液 500 毫升,注意控制滴数在 60 滴/分钟内,每日 1～2 次。

15. 清开灵注射液

主要成分:胆酸、珍珠母、猪去氧胆酸、栀子、水牛角、板蓝根、黄芩苷、金银花。

功效:清热解毒,化痰通络,醒神开窍。

主治:热病神昏,中风偏瘫,神志不清;急性肝炎、上呼吸道感染、肺炎、脑血栓形成、脑出血见上述证候者。

使用方法:肌内注射,每日 2～4 毫升。重症患者静脉滴注,每日 20～40 毫升,以 10％葡萄糖注射液 200 毫升或氯化钠注射液 100 毫升稀释后使用。

16. 蜜炼蛇胆川贝枇杷膏

组成:川贝母、枇杷叶、南沙参、茯苓、化橘红、桔梗、法半夏、五味子、瓜蒌仁、款冬花、远志、苦杏仁、生姜、甘草、杏仁水、薄荷脑,辅料为蜂蜜、麦芽糖、糖浆。

功效:清热润肺,止咳平喘,理气化痰。

主治:肺燥之咳嗽,痰多,胸闷,咽喉痛痒,声音沙哑。

17. 橘红化痰丸

组成:橘红、锦灯笼、苦杏仁(炒)、川贝母、罂粟壳、五味子、白矾、甘草。

功效:滋阴清热,敛肺止咳,化痰平喘。

主治:肺肾阴虚,咳嗽,气促喘急,咽干舌红,胸膈满闷。

18. 二陈丸

组成:陈皮、半夏(制)、茯苓、甘草。

功效:燥湿化痰,理气和胃。

主治:痰湿停滞导致的咳嗽痰多,胸脘胀闷,恶心呕吐。

19. 固本咳喘片

组成:党参、白术(麸炒)、茯苓、麦冬、五味子(醋制)、甘草(炙)、补骨脂(盐炒),辅料为糊精、淀粉。

功效:益气固表,健脾补肾。

主治:脾虚痰盛、肾气不固所致的咳嗽,痰多,喘息气促,动则喘剧;慢性支气管炎见上述证候者。

20. 玉屏风颗粒

组成：黄芪、白术(炒)、防风，辅料为糊精、甘露醇、矫味剂、粘合剂。

功效：益气，固表，止汗。

主治：表虚不固，自汗恶风，面色㿠白，或体虚易感风邪者。

21. 金水宝

组成：发酵虫草菌粉(Cs-4)。

功效：补益肺肾，秘精益气。

主治：肺肾两虚，精气不足，久咳虚喘，神疲乏力，不寐健忘，腰膝酸软，月经不调，阳痿早泄；慢性支气管炎、慢性肾功能不全、高脂血症、肝硬化见上述证候者。

22. 金匮肾气丸

组成：地黄、山药、山茱萸(酒炙)、茯苓、牡丹皮、泽泻、桂枝、附子(炙)、牛膝(去头)、车前子(盐炙)，辅料为蜂蜜。

功效：温补肾阳，化气行水。

主治：肾虚水肿，腰膝酸软，小便不利，畏寒肢冷。

23. 六味地黄丸

组成：熟地黄、酒萸肉、牡丹皮、山药、茯苓、泽泻。

功效：滋阴补肾。

主治：头晕耳鸣，腰膝酸软，遗精盗汗。

24. 生脉饮

组成：党参、麦冬、五味子。

功效：益气，养阴，生津。

主治：气阴两亏，心悸气短，自汗。

25. 利肺片

组成：百部、百合、五味子、枇杷叶、白及、牡蛎、甘草、冬虫夏草、蛤蚧粉。

功效：驱痨补肺，镇咳化痰。

主治：肺痨咳嗽，咯痰，咯血，气虚哮喘，慢性气管炎。

慢阻肺如何进行辨证论治？

在正常情况下，肺气应下行归肾，而肾气又有摄纳来自上部肺气的作用，又谓浊气下降，清气上升，是谓气息条畅。若出现肺气不能下行或肾气不能摄纳时,均可导致"气机"的失调,"气机"的失调也是产生气促和咳嗽、咳痰的原因。脾有促进人体体液吸收及运化的作用,脾的功能失常或减弱就会造成体内水湿停滞。"湿"可以转化为"饮","饮"又进一步转化为"痰",当大量的痰饮阻于气道时,也就是阻碍"气机"的正常运行时,它不但可以引起咳嗽,也可以伴有喘息。所以中医学认为慢性支气管炎表现在肺,而病本则在脾肾两脏。

慢阻肺在中医学中属于"咳嗽""痰饮""喘促"等范畴。根据证候的不同,慢阻肺可以分为实证和虚证。实证包括风寒袭肺证、风热犯肺证、痰浊阻肺证、痰热郁肺证。虚证包括肺虚证、脾虚证、肾虚证。

实证(以慢阻肺的急性加重期为主)

1. 风寒袭肺证

临床表现:咳嗽或喘急胸闷,咯痰稀薄色白,初起多兼形寒头痛、身痛、无汗、口不渴,苔薄白或白腻,脉浮滑或弦紧。

基本治法:宣肺散寒,化痰平喘。

基本方药:三拗汤加味。麻黄9克、杏仁9克、射干6克、苏子12克、前胡9克、桔梗6克、甘草6克。

随症加减:痰多胸闷、口淡黏腻、食欲不振者,加陈皮9克、半夏9克、莱菔子9克;形寒骨楚、鼻塞流涕者,加荆芥9克、紫苏9克、桂枝9克、白芍9克;咳嗽喘急、痰咯白沫者,加细辛3克、干姜3克、五味子6克、白术9克、茯苓9克。

2. 风热犯肺证

临床表现:咳嗽,痰咯白稠或黄稠,喘促气粗,甚至鼻翼煽动,口渴喜冷饮,胸闷烦躁,汗出,甚则发热面红,舌质红,苔黄,脉浮数。

基本治法:宣肺泄热定喘。

基本方药:麻杏石甘汤加味。麻黄9克、杏仁9克、石膏15~30克、甘草6克、紫菀9克、款冬花9克、牛蒡子9克、桔梗6克。

随症加减:气急喘促较甚者,加射干6克、广地龙9克、白果9克、山海螺9克;咳嗽较甚、喉痒气逆者,加蝉衣3克、僵蚕6克、象贝母9克、旋覆花9克;咽红痛、口舌干燥者,加桑白皮9克、挂金灯9克、连翘9克、黄芩9克、知母9克;痰黄稠、咯吐不畅者,加鱼腥草9克、桃仁6克、冬瓜子9克、芦根15克、葶苈子9克;胸闷气逆、便结者,加瓜蒌仁9克、枳壳9克、莱菔子9克。

3. 痰浊阻肺证

临床表现:咳嗽气喘,痰多黏腻,咯出不爽,甚则喉中有痰鸣声,胸中满闷,恶心纳呆,口淡无味,舌苔白腻,脉滑。

基本治法:祛痰降气平喘。

基本方药:三子养亲汤合二陈汤加减。陈皮 9 克、半夏 9 克、茯苓 9 克、苏子 12 克、白芥子 9 克、莱菔子 9 克、枳壳 9 克、杏仁 9 克、米仁 12 克、甘草 6 克、生姜 3 片。

随症加减:口腻纳呆、胸闷脘痞者,加苍术 9 克、厚朴 9 克;痰涌量多、不能平卧者,加葶苈子 9 克、皂荚子 6 克;咳痰黄稠、量多者,加制胆星 9 克、天竺黄 9 克、知母 9 克、瓜蒌 9 克、黄芩 9 克、鱼腥草 12 克;气逆喘促者,加前胡 9 克、厚朴 9 克、当归 9 克、肉桂 3 克、沉香 3 克。

4. 痰热郁肺证

临床表现:咳嗽,喘息,痰多色黄白黏,咯痰不爽,舌质红,舌苔黄腻,脉滑数;次症:胸闷,胸痛,发热,口渴,面红,尿黄,大便干结。

基本治法:清肺化痰,降逆平喘。

基本方药:桑白皮汤加减。桑白皮 9 克、半夏 9 克、苏子 9 克、杏仁 9 克、浙贝母 9 克、黄芩 9 克、鱼腥草 9 克、炙麻黄 6 克、甘草 6 克。

随症加减:气急喘促较甚者,加葶苈子 9 克、矮地茶 9 克、金沸草 9 克、广地龙 9 克、黄荆子 9 克;咳嗽较甚、喉痒气逆者,加旋覆花 9 克、紫菀 9 克、蝉衣 3 克、僵蚕 6 克、款冬花 9 克、天竺子 9 克;咽红痛、口舌干燥者,加挂金灯 9 克、连翘 9 克、射干 9 克、木蝴蝶 6 克、芦根 9 克;痰黄稠、咯吐不畅者,加鱼腥草 9 克、桃仁 6 克、冬瓜子 9 克、桔梗 6 克、葶苈子 9 克;胸闷气逆、便结者,加瓜蒌仁 9 克、郁金 9 克、枳壳 9 克、莱菔子 9 克。

虚证(以慢阻肺稳定期为主)

1. 肺虚证

临床表现:咳声低弱,喘急气短,言语无力,自汗畏风,咽喉不利,口干面红,舌质偏红,脉软弱。

基本治法:养肺止咳平喘。

基本方药:生脉散加减。太子参 9 克、麦门冬 9 克、五味子 6 克、北沙参 9 克、光杏仁 9 克、象贝母 9 克、百部 9 克、紫菀 9 克、山海螺 15 克。

随症加减:咳嗽痰少、咽干口燥者,加芦根 9 克、知母 9 克、天花粉 9 克、玉竹 9 克;午后潮热、颧红、手足心热者,加银柴胡 9 克、地骨皮 9 克、胡黄连 6 克;畏风形寒、咳痰稀薄者,去麦门冬、北沙参,加黄芪 15 克、桂枝 9 克、白芍

9克、甘草9克；食少便溏、少气乏力者，去麦冬、北沙参，加黄芪9克、党参9克、白术9克、扁豆15克、茯苓9克。

2. 脾虚证

临床表现：咳嗽喘促，咳痰稀薄，畏风神疲，少气乏力，便溏腹坠，舌胖嫩，苔薄白，脉软弱。

基本治法：健脾化痰，止咳平喘。

基本方药：六君子汤加减。党参9克、白术9克、茯苓9克、陈皮9克、姜半夏9克、肉桂3克、代赭石15克、旋覆花9克、五味子6克、生姜3片、甘草6克。

随症加减：形寒便溏、肢冷神疲者，加制附子9克、补骨脂9克、干姜6克；胸闷脘痞、口腻纳呆者，加苍术9克、木香9克、砂仁3克、厚朴9克、米仁12克；面色无华、头目昏眩者，加当归9克、白芍9克、熟地9克。

3. 肾虚证

临床表现：咳嗽喘促日久，呼长吸短，动则喘息更甚，形瘦神疲，气不得续，汗出，肢冷面青，甚则肢体浮肿，小便不利，心悸不安，舌质淡嫩，苔薄白，脉沉细数。

基本治法：补肾纳气。

基本方药：金匮肾气丸加减。制附子6克、肉桂3克、熟地黄15克、怀山药9克、山萸肉9克、丹皮9克、茯苓9克、泽泻9克、五味子6克。

随症加减：喘促声低息短、慌张气怯者，加人参6克、补骨脂9克、胡桃肉9克、蛤蚧尾一对；阳虚水泛、心悸咳喘、肢体浮肿者，去熟地黄、丹皮，加葶苈子9克、苏子9克、白术9克、白芍9克、生姜3片；肾阴偏虚、咽干口燥、腰酸溲赤者，去附子、肉桂，加知母9克、黄柏9克、麦门冬9克；虚不纳气、喘促动则尤甚、二便失禁、汗出肢冷、面青心悸者，加人参9克、龙骨（煅）30克、代赭石15克、紫石英15克、《局方》黑锡丹（包煎）6克。

▌什么是穴位贴敷？

穴位贴敷疗法，是以中医经络学说为理论依据，把药物研成细末，用水、醋、酒、蛋清、蜂蜜、植物油、清凉油、药液甚至唾液调成糊状，或用呈凝固状的油脂（如凡士林等）、黄醋、米饭、枣泥制成软膏、丸剂或饼剂，或将中药汤剂熬成膏，或将药末散于膏药上，再直接贴敷穴位、患处（阿是穴），用来治疗疾病的一种无创痛穴位疗法。它是中医治疗学的重要组成部分,是我国劳动人民在长期与疾病作斗争中总结出来的一套独特的、行之有效的治疗方法,经历了无数次的实践、认识、再实践、再认识的发展过程,有着极为悠久的历史。

穴位贴敷疗法不但在国内影响广泛,在国外也逐渐兴起。如德国慕尼黑大学医学部发明的避孕膏,贴敷在腋下可收到良好的避孕效果;日本某株式会社研制的中药贴膏深受人们的欢迎,如温经活血止痛的辣椒膏等。

▎穴位贴敷的作用机制如何?

穴位贴敷疗法的作用机制比较复杂,尚不完全清楚。我们认为其可能的机制有如下三个方面:一是穴位的刺激与调节作用;二是药物吸收后的药效作用;三是两者的综合叠加作用。

(1)穴位作用:经络"内属脏腑,外络肢节,沟通表里,贯穿上下",是人体营卫气血循环运行出入的通道,而穴位则是上述物质在运行通路中的交汇点,是"肺气所发"和"神气游行出入"的场所。根据中医学脏腑—经络相关理论,穴位通过经络与脏腑密切相关,不仅有反映各脏腑生理或病理的功能,同时也是治疗五脏六腑疾病的有效刺激点。各种致病之邪滞留在人体内部,脏腑功能受到损害和影响,致使经络涩滞,郁而不通,气血运行不畅,则百病生焉。此时,可能在经络循行部位(尤其在其所属腧穴部位)出现麻木、疼痛、红肿、结节或特定敏感区(带)等异常情况。而运用穴位贴敷疗法,刺激和作用于体表腧穴相应的皮部,通过经络的传导和调整,纠正脏腑阴阳的偏盛或偏衰,"以通郁闭之气……以散瘀结之肿",改善经络气血的运行,对五脏六腑的生理功能和病理状态,产生良好的治疗和调整作用,从而达到以肤固表、以表托毒、以经通脏、以穴驱邪和扶正强身的目的。

(2)药效作用:清代徐大椿曾说:"汤药不足尽病……用膏药贴之,闭塞其气,使药性从毛孔而入其腠理,通经活络,或提而出之,或攻而散之,较服药尤为有力。"贴敷药物直接作用于体表穴位或表面病灶,使局部血管扩张,血液循环加速,起到活血化瘀、清热拔毒、消肿止痛、止血生肌、消炎排脓、改善周围组织营养的作用,还可使药物透过皮毛腠理,由表入里,通过经络的贯通运行,联络脏腑,沟通表里,发挥较强的药效作用。正如《理瀹骈文》所言:"切于皮肤,彻于肉里,摄入吸气,融入渗液"。并随其用药,能祛邪,拔毒气以外出,抑邪气以内清;能扶正,通营卫,调升降,理阴阳,安五脏;能挫折五郁之气,而资化源。

我们知道影响药物透皮吸收的因素除药物的理化性质和药理性质外,还与皮肤所固有的可透性有密切的关系。现代医学已证明,中药完全可以从皮肤吸收。经穴皮肤吸收药物的主要途径:一是透皮吸收,通过动脉通道,角质层转运(包括细胞内扩散和细胞间质扩散)和表皮深层转运而被吸收,药物可通过一种或多种途径进入血液循环;二是水合作用,角质层是透皮吸收的主要屏障,其含水量为环境相对温度的函数,中药外敷"形附丽而不离","气闭藏而不泄",局部形成一种汗水难以蒸发扩散的密闭状态,使角质层含水量从5%～15%增至50%,角质层吸收水分后使皮肤水化,引起角质层细胞膨胀成多孔状态而使其紧密的结构变得疏松,易于药物穿透。研究证明药物的透皮速率可因此增加4～5倍,同时还可使皮温从32℃增至37℃,加速局部血液循环;三是表面活性剂作用,贴敷药物中所含的铅皂是一种表面活性剂,可促进被动扩散的吸收,增加表皮类脂膜对药物的透过率;四是芳香性药物的促进作用,贴敷方中的芳香类药物,多含挥发性烯烃、醛、酮、酚、醇类物质,其较强的穿透性和走窜性,可使皮质类固醇透皮能力提高8～10倍。

(3) 综合作用:穴位贴敷疗法是传统针灸疗法和药物疗法的有机结合,其实质是一种融经络、穴位、药物为一体的复合性治疗方法,而不仅仅是单纯某一因素在起作用。

一般情况下,内服某药物能治某病,用某药外敷也同样治某病,如内服芒硝可治便秘,用芒硝敷脐也能治便秘。但有时也有例外,即外用某药贴敷能治某病,但内服某药却不能治某病,如葱白敷脐可治便秘,但葱白内服却不能治便秘。另外穴位贴敷疗法中单用一种药物,如炒葱白、炒盐、大蒜等外敷患处来治疗证型不一的疾病的情况有许多。一种药物治疗多种证型的疾病,仅从辨证施治和药物性味主治上考虑是难以理解的,这是因为除了中药的有效生物活性物质外,还有温热刺激作用和经络腧穴本身所具的外敏性及放大效应。同时,治疗同一种疾病,在同一穴位上用药不同,疗效也有差异。如同为治疗哮喘的贴敷方,哮喘丸(白芥子、元胡、甘遂、细辛、丁香、肉桂、生姜汁)的疗法就明显优于哮喘糊(天南星、白芥子、生姜汁),说明药性也起着一定的作用。有的根据病的不同选用不同的贴敷部位或穴位,则更显示出穴位和经脉的作用。如咳嗽贴天突穴、定喘穴、肺俞穴有显著疗效,而贴敷他穴或非穴位则疗效不显;遗尿、痛经贴敷首选神阙穴。

这说明,穴位贴敷作用于人体主要表现是一种综合作用,既有药物对穴位的刺激作用,又有药物本身的作用,而且在一般情况下往往是几种治疗因素之间相互影响、相互作用和相互补充,共同发挥着整体叠加治疗作用。首先是药物的温热刺激对局部气血的调整,而温热刺激配合药物外敷必然增加了药物的功效,多具辛味的中药在温热环境中特别易于吸收,由此增强了药物的作用;再者,药物外敷于穴位上则刺激了穴位本身,激发了经气,调动了经脉的功能,使之更好地发挥行气血、营阴阳的整体作用。

穴位贴敷有哪些不良反应?

(1)药物过敏:多表现为初起局部皮肤红肿、瘙痒,继之全身出现斑疹或风团,严重者可伴心慌、胸闷、气短。常见于首次贴敷后,也有患者在多次贴敷后出现,多在贴敷后数分钟至数小时发生。

(2)胶布过敏:贴敷使用麝香膏作胶布或普通纸胶布固定后,出现皮肤红疹、瘙痒。

(3)皮损感染:贴敷部位皮肤破溃,起大水泡,直径可达数厘米,严重者合并感染甚至化脓。

(4)变应性接触性皮炎:均为再次敷药时发生,将贴敷取掉约 6～12 小时后贴敷处红斑逐渐增厚,高出周围皮肤,边界分明,继之起大泡糜烂渗出,伴周围皮肤奇痒,2～4 天后症状渐减轻,5～7 天后结痂,随之痒感消失。

慢阻肺患者做穴位贴敷时如何选取穴位?

慢阻肺患者贴敷时多选用大椎穴(背部第 7 颈椎棘突下凹陷处,此穴有宣散外邪、祛风止痛的作用)、肺俞穴(第 3 胸椎棘突下旁开 1.5 寸处,主治咳嗽气喘)、心俞穴(第 5 胸椎棘突下旁开 1.5 寸处,此穴具有养心安神、调理气血的作用)、膈俞穴(第 7 胸椎棘突下旁开 1.5 寸处,此穴为血之会,有理气降逆、活血通络之功)、天突穴(位于胸骨上窝正中处,此穴能通利气道、宣肺降气、止咳平喘),再配以脾俞穴、肾俞穴、神阙穴等。药物贴敷在肺俞穴、心俞穴、脾俞穴、肾俞穴等穴位上,可产生协同作用。肺俞穴、心俞穴、脾俞穴、肾俞穴等穴多集中在背部交感神经链处,在这些穴位上贴敷药物,可使上中下三焦相通,阴阳平衡,达到"正气内存,邪不可干"的防病治病效果。

慢阻肺患者应选取什么时间做穴位敷贴？

对于慢阻肺这种在寒冷季节反复加重的疾病，可通过夏季提前的预防和治疗，以减轻在冬季发作时的症状和病情，并促进其康复，这主要体现了祖国医学"天人合一"的观点。《素问·四时刺逆从论》曰："夏者，经满气溢，孙络受血，皮肤充实。长夏者，经络皆盛，内溢肌中。"根据中医"春夏养阳"的理论，冬季寒冷的气候对人体伤害较大，加上人体阳气不足，很容易导致慢阻肺急性加重。而夏天慢阻肺多为缓解期，人体阳气旺盛，尤其在三伏天，人体皮肤的腠理完全开泄，选取特定的穴位进行贴敷，所贴药物最容易由皮肤渗入穴位经络，通过经络气血直达病处，对相应的脏腑起到扶正祛邪的效果，达到标本兼治的目的。

什么是穴位注射？

穴位注射又称"水针"，是选用中西药物注入有关穴位以治疗疾病的一种方法。

所谓"水针"，是相对于原来针灸所采用的"金针"而言。这种疗法始创于20世纪50年代，当时蓬勃地搞中医现代化，于是很多医师在临床中尝试用注射器代替原来的金针，很快这种方法拓展到穴位封闭等很多治疗领域，并取得了巨大发展。

由于使用了现代提纯的药物，这种疗法又不同于传统的针灸。因为有药物进入经络，其治疗规律和传统的针灸治疗规律不尽相同。但两种疗法都是以传统经络理论为基础进行的，不仅现代医学还不能解释经络理论，用传统的经络理论也不能完全解释和指导现代的"穴位注射疗法"。

在临床中，"穴位注射"可以治疗哮喘、美尼尔综合征、硬皮病、白塞综合征等国际疑难病，对妇科康复尤其有效。

穴位注射的作用有哪些？

（1）止痛作用：大量的临床资料和实验结果证实，穴位注射与针刺一样，可以兴奋多种感受器，产生针感信号，通过不同的途径到达脊髓和脑，产生诱发电位。这种诱发电位可以有明显的抑制作用，因局部刺激信号进入中枢后，可以激发许多神经元的活动，释放出多种神经递质，其中有具有止痛作用的

5-羟色胺、内源性吗啡物质，这些物质的释放起到了止痛作用。

（2）防御作用：免疫是机体识别和清除外来抗原物质和自身变形物质，以维持机体外环境相对恒定所产生的一系列保护性反应。穴位注射可以增强体质，预防疾病，主要是因其针刺可以激发体内的防御机理有关。

（3）调节作用：穴位注射对人体的消化、呼吸、循环、泌尿系统等均有不同程度的调节作用。如对消化系统的调节作用，主要表现在可解除胃肠平滑肌痉挛、调节消化液分泌、调节胃肠蠕动等方面，而且其调节作用是双向的，当功能亢进时，通过穴位注射使其功能缓解；当功能低下时，通过穴位注射使其功能增强。

穴位注射有哪些不良反应？

穴位注射后，少数患者注射处有少许出血，可予棉签局部按压止血即可。个别患者出现晕针或药物过敏反应，应立即停止注射，让患者平卧，开门窗通气，做好心理安抚工作，消除紧张恐惧心理，必要时给予吸氧，严密观察患者体温、脉搏、呼吸、血压及神志的变化，对过敏者必要时抗过敏治疗。

慢阻肺患者应选取哪些穴位做穴位注射？

穴位注射在药物吸收过程中既能发挥药物药理作用，又可通过持续刺激穴位，疏通经络，增强肺的卫外功能及机体免疫功能，调整阴阳，使阴阳失调的个体差异趋于平衡。一般取肺俞穴、肾俞穴、定喘穴、天突穴、曲池穴、足三里穴、合谷穴、太渊穴等穴位。

什么是穴位埋线？

穴位埋线，是中医学上使用的一种人体穴位治疗法。最初在 20 世纪 60 年代是应用羊肠线(有人称蛋白线或蛋白埋线)埋入穴位，产生长期刺激穴位作用治疗疾病的方法，多用于哮喘、胃痛、腹泻、遗尿、面瘫、癫痫、腰腿痛、痿证以及脊髓灰质炎后遗症、神经官能症等。在传统的埋线疗法中，羊肠线由于价格便宜，来源方便，曾一度作为埋线材料，但是羊肠线含有动物蛋白，埋植容易发生感染和蛋白过敏反应，并在埋线部位产生结节，另外传统穴位埋线疗法如切埋法、穿线法等创伤较大，限制了其临床推广应用。

目前穴位埋线已经从 60 年代的羊肠线(蛋白线)发展到微创埋线阶段，并在减肥和亚健康调理领域广泛应用。与穴位埋线切口法、羊肠线穿线法和腰穿针相比较,微创埋线技术改良了针具,在很大程度上减少了患者的痛苦。植入材料淘汰了容易过敏的羊肠线(蛋白线),采用高分子线体如聚乙交酯-丙交酯(PGLA)进行穴位埋线刺激,该材料在体内不产生免疫反应,终产物为二氧化碳和水,非常安全,不产生结节,术后过敏和感染少见,从而扩大了埋线疗法临床应用范围,提高了治疗的便利化。

▌穴位埋线的作用有哪些?

(1)协调脏腑,平衡阴阳:埋线的各种效应及刺激过程形成一种复杂的刺激信息,通过经络的输入作用于机体,导致功能亢进者受到抑制,衰弱者产生兴奋,起到调整人体脏腑功能、纠正阴阳的偏胜或偏衰的作用,使之恢复相对平衡。

(2)疏通经络,调和气血:疼痛与经络闭塞、气血失调有关,有"痛则不通,通则不痛"之说。埋线疗法"制其神,令气易行",它能转移或抑制与疼痛有关的"神"的活动,使"经气"通畅而达镇静止痛的效果,故可疏通经络中壅滞的气血,使气滞血瘀的病理变化得以恢复正常。

(3)补虚泻实,扶正祛邪:埋线的多种效应,一般具有兴奋的作用,对身体功能减退、免疫力低下者有一定效果,即具有提高免疫功能、补虚扶正的作用。

总之,埋线疗法的三大作用相互关联,其作用方式是双向的功能调整,调整的结果是提高了机体抗病力,消除了病理因素,从而促使人体恢复正常功能。

▌穴位埋线有哪些不良反应?

(1)少数患者因治疗中无菌操作不严或伤口保护不好,造成感染。一般在治疗后3~4天出现局部红肿、疼痛加剧,并可能伴有发热。应予局部热敷及抗感染处理。

(2)个别患者对羊肠线过敏,治疗后出现局部红肿、瘙痒、发热等反应,甚至切口处脂肪液化,羊肠线溢出,应适当作抗过敏处理。

(3)神经损伤,如感觉神经损伤,会出现神经分布区皮肤感觉障碍;运动神经损伤,会出现所支配的肌肉群瘫痪,如损伤了坐骨神经、腓神经,会引起足下垂和足拇指不能背屈。如发生此种现象,应及时抽出羊肠线,并给予适当处理。

慢阻肺患者能拔罐吗?

拔罐就是将罐子吸附在身体的某一部位,通过机械作用、温热作用等,起到治疗疾病的目的。拔罐有各种不同的治疗方法,可根据临床需要加以选用,包括:

(1)坐罐(留罐)法:即将罐子吸附在体表后,使罐子留置一定时间,一般10～15分钟,然后将罐起下。罐大吸拔力强的留置时间稍短,吸力小的时间可稍长。用玻璃罐可以观察皮肤颜色,一般以变紫红色为度。

(2)闪罐法:将罐子拔住后,立即起下,反复吸拔多次,以皮肤变潮红、充血时为止。

(3)走罐(推罐)法:先在所拔部位的皮肤或罐口上涂一些滑润油,待罐吸上后,以手握住罐底,将罐略提起,慢慢向前推动,可上下或左右来回推移数次,至皮肤潮红为止。

(4)煮药罐法:将配制成的药物装入布袋中,放入清水煮到适当浓度,再把竹罐投入药汁煮15分钟,拔在所需部位。

(5)贮药罐法:可用特制的抽气罐,内盛贮一定药液,然后抽去空气,产生负压,使吸在要拔罐的部位皮肤上,让药物起到治疗作用。

慢阻肺患者多用坐罐法,也可采用贮药罐法。拔罐部位要注意选择肌肉丰满、富于弹性及毛发少的部位,或用穴位。慢阻肺患者可以选取背部第1～12胸椎两侧,足太阳膀胱经背部第一侧线上,或者选取大椎穴、肺腧穴、定喘穴等穴位。一次可以取1个到数个穴位,拔至皮肤瘀血为度,每天或者隔1天拔1次,10次为1个疗程。起罐时要用手指轻轻按压罐子边缘皮肤,使空气进入罐中,让火罐自行脱落,不能硬拉或旋转。皮肤有破溃、水肿或周围有大血管部位不宜拔罐,发热及有自发性出血倾向的患者也不能使用拔罐法。

慢阻肺患者冬病冬治包括哪些具体方法?

"数九"期间天气最为寒冷,人体阴气最盛、阳气最弱,寒气更易侵袭人体,诱发或加重呼吸道等慢性疾病,如哮喘、肺气肿、鼻炎、肺炎等容易反复发作。

"冬病冬治"主要是通过对穴位的刺激而调理全身,能够防治的疾病有:反复感冒、咳嗽、哮喘、气管炎、肺气肿、肺心病、肺炎、慢性咽炎、扁桃体炎、过敏性鼻炎等。

中医学所谓"天人相应"，认为人与自然是一个相互统一、相互影响的整体，防治疾病时顺应天气和时节变化将起到事半功倍的效果。数九寒天阳气收敛，经络也处于半休眠状态，此时进行穴位敷贴、穴位注射，可以及时起到温阳益气、健脾补肾益肺、祛风散寒、止咳平喘的功效，减少冬令呼吸道疾病的发生与加重。此外还有助于体内阳气的升发，增强人的体质和抗病能力，为来年身体健康打下坚实基础。

目前比较流行的中医冬病冬治手段，包括膏方调理、穴位敷贴、穴位注射。

（1）膏方：是指通过中医辨证以后，根据患者具体病症和体质，进行中医处方，其中含有调理体质的膏滋药（如阿胶、鹿角胶、龟板胶）、补益药（如人参、西洋参、冬虫夏草）以及中草药，共同制成用于调补的中药膏药。对于反复呼吸道感染、支气管哮喘、慢阻肺等呼吸道患者，具有显著疗效。一般在冬至前4～6周进行辨证处方，冬至始服，立春乃止。

（2）穴位贴敷：穴位贴敷是指应用特定的有效的中药配方加工成的药粉调制成药饼，贴敷于相应的穴位上。中药贴敷通过经络、穴位刺激和药物渗透、吸收的双重作用，达到调畅经络、调节气血、调理脏腑功能的目的。穴位贴敷是祖国医学传统外治法之一，于四季均可应用。适用于支气管哮喘、慢阻肺、反复呼吸道感染的患者。治疗时间为每年大雪至小寒（12月初～1月中旬），共计6周，涵盖"三九"。

（3）穴位注射：适用于慢阻肺、支气管哮喘、反复呼吸道感染的患者。治疗药物根据中医辨证论治原则而具体决定，肾阳虚患者应用喘可治注射液、气虚患者应用黄芪注射液、血瘀患者应用丹参注射液。治疗时间为每年大雪至小寒（12月初～1月中旬），每周2次，连续4周为1个疗程。建议每年2个疗程，连续治疗3年。

▌慢阻肺患者冬病夏治的理论基础是什么？

冬病夏治是具有中医学"治未病"思想的一种独特的治疗手段。强调在未发疾病以前，做好预防工作，以防止疾病的发生，这是最积极的预防措施。

（1）从气机升降论冬病夏治：中医学气机升降出入学说与《易经》的卦象相互为用，《易经》"震、离、兑、坎"等四卦象则具体演示了春夏秋冬四气的气机升降出入运动变化。秋天燥金肃杀之气，至阴肃肃，自天而降，阳气收敛而沉降,如兑卦之象;至冬天,阳气藏于五脏,内实外虚,如坎卦之象,因此冬天易感受寒邪致病,或阳虚之体寒病易加重。此时因阳气藏于五脏,五脏实,冬天治疗,而致实实之戒,故治疗效果不是很明显。春天人体阳气乘肝木升发、疏泄之势由里出表,如震卦一阳奋起于地下,病情减轻;至夏天阳气实于表,虚于里,如离卦中虚外实之象,此时若误用寒凉,则更伤五脏阳气,犯虚虚之戒,以致冬天病情加重。若此时,以五脏阳气虚之时而采用温补之法,虚既得实,正气不亏即能抗邪,治疗效果较好。

(2)从四季阴阳论冬病夏治:"春温,夏热,长夏湿,秋燥,冬寒",这是四时五气之气。当其"太过"与"不及",皆可成为致病因素。加非其时而有其气,如春气当温,今反为寒,冬令当寒,今反为温,凡此等等,不但植物生长受到气候的影响,而且人体亦将受其伤害,正如《素问·六微旨大论》云:"亢则害,承乃制,制则生化……害则败乱,生化大病"。根据《内经》"天人合一"的学说,人体的阳气与自然界的阳气相一致,即生于春,旺于夏,收于秋,而藏于冬。同时在一年的气候变化中,"冬至"与"夏至"是阴阳转化的两个转折点,冬至伊始,阳气渐生,阴气渐衰,经过小寒、大寒、立春、雨水、惊蛰、春分、清明、谷雨、立夏、小满、芒种,到了夏至,阳气的胜复达到了顶点,同时阴气的消退也趋于尽头。夏至开始,阴气渐旺,阳气日衰,经过小暑、大暑、立秋、处暑、白露、秋分、寒露、霜降、立冬、小雪、大雪,到了冬至,阴气的胜复达到了顶点,同时阳气的消退也趋于尽头。根据阴阳制约关系,在夏季三伏天,阳气最旺和体内寒凝之气易解之时,扶益阳气,可达到祛寒目的,从而使失衡阴阳达到稳态。从阴阳互根而论,春夏养阳是为秋冬储备阳气;秋冬养阴是为春夏养阳奠定基础。正如张介宾所言:"夫阴根于阳,阳根于阴,阴以阳生,阳以阴长。所以圣人春夏则养阳,以为秋冬之计。"

(3)从中医体质学说论冬病夏治:因个体体质差异,个体对外邪的抗御能力有所不同,正如《医宗金鉴》"六气之邪,感人虽同,人受之而生病各异者,何也?盖人之形有厚薄,气有盛衰,藏有寒热,所受之邪,每从其人之盛气而化,故生病各异也。"有些人素体阳虚,抗御外邪的能力不足,加之冬季寒气太过而致病,致使夏至阳气至盛之时也未能消退,此时补益阳气则可有效克制体内阴寒之气,从而达到冬病夏治的目的。

▌慢阻肺患者如何冬病夏治?

慢阻肺患者夏季病情往往处于缓解状态,但并未痊愈。加之夏季伏天人体气血旺盛,腠理开泄,通过内服汤药或外敷药物的方法可进行治疗和调理,以减轻疾病在冬季发作时的症状和病情,从而延缓病情的进展。

冬病夏治的时间一般在每年的阳历6月份~9月份进行。坚持数年,则可预防感冒,减少和防止慢阻肺的复发。

冬病夏治的具体治疗方法很多,包括内服和外治两大类。内服包括:药膳、中药汤药、中成药等;外治包括:贴敷疗法、针刺疗法、艾灸疗法、拔罐疗法、推拿疗法、刮痧疗法等。下面主要介绍我们常用的中药汤药、药膳、贴敷疗法及穴位注射疗法。

1. 中药汤药调理

慢阻肺患者运用中药汤药进行冬病夏治,原则上根据辨证论治进行,从头伏开始进服中药汤药,连续3周。基本处方由补肺汤或者金水六君煎化裁而来,常用:生黄芪15克、炙黄芪15克、党参9克、北沙参9克、南沙参9克、紫菀9克、桑叶9克、白果9克、橘红6克、白术9克、当归9克、熟地9克、橘皮6克。为了加强冬病夏治温通散寒的效果,常加入桂枝、干姜、细辛、仙灵脾、补骨脂、巴戟天、蛤蚧,同时也加入女贞子、旱莲草等阴中求阳,五味子等收敛镇摄。

2. 药膳

患者在夏季病情缓解期,除了要注意保暖、预防感冒和进行呼吸锻炼等积极预防外,还应辅以健脾养肺、补益肺肾类的药膳,这样可以明显减少复发,延缓病情发展。

(1)黄芪乌骨鸡:黄芪30克,乌骨鸡半只。将乌骨鸡去毛和内脏,洗净,切半只,再切块,放砂锅中与黄芪共炖,鸡肉熟烂后,加调味品;饮汤食肉,可分3次食用,连食1个月左右。本品能起到益气养肺、滋肾养血、预防感冒的作用,长期使用可提高机体的抵抗力。

(2)补肾胡桃泥:紫衣胡桃1个,每晚临睡前细嚼后服下,长期服用有补肾养血、润肺纳气的作用。适宜于肾虚的老年慢阻肺患者食用,常服有效。

(3)艾姜芝麻饼:艾叶30克,生姜3片,芝麻油50克,面粉15克。艾叶用芝麻油炸之后,与生姜分别切成细丝,以面粉调拌呈饼,再油锅炸焦捞出食用,每天1次,连续服用5天。能轻宣肺气、止咳化痰,适用于慢阻肺患者。

(4)杏仁粥:取甜杏仁10克,苦杏仁6克,粳米50克,冰糖适量。甜苦杏仁清水泡软去皮,粳米泡软,3种材料一起捣烂,加清水及冰糖煮呈糊状,每天早晚各 1 次。能润肺平喘、止咳化痰、润肠通便,可用于慢阻肺干咳及老年人伴有肠燥便秘者。

（5）虫草炖老鸭:冬虫夏草 15 克,老鸭 1 只。将虫草放于鸭腹内,加水炖熟,调味食用,连食 1 个月左右。可补体内虚损、益肺肾、止咳喘。

（6）核桃仁鸡丁:核桃仁 100 克,油炒至黄色,鸡肉 250 克,切丁油炒至七成熟,鸡丁加佐料后加入核桃仁略炒,即成核桃仁鸡丁。具有益气养血、补肾健身的功效,适用于老年慢阻肺伴有营养不良或贫血者。

（7）贝母梨子汤:梨 1 只,洗净挖去中间果核,放川贝母、浙贝母各 6 克于梨子中间,加入白糖适量共炖,喝汤,吃梨和贝母。适用于慢阻肺干咳少痰者。

（8）百合银耳粥:百合 30 克,银耳 15 克,粳米 50 克,共煮成粥食用。能滋阴润肺、清肺止咳,用于慢阻肺伴有心烦失眠者,效果较好。

3. 贴敷疗法

贴敷疗法是将药物研成细末,并与各种不同药汁调制成糊状制剂,贴敷于一定的穴位或患部,以达到治疗疾病的方法。伏天贴敷治疗法是根据中医学“治病求本”和“冬病夏治”的原则,用一些具有温养作用的药物来调和脏腑,达到温阳利气、祛痰散结、调整肌体免疫功能,从而发挥防病治病的作用,增强身体抗病能力,预防慢阻肺在冬季发作或减少其发作。

方法一:细辛、甘遂各 3 克,白芥子、白芷各 9 克,共研细末,生姜汁调糊,贴于肺俞穴、天突穴、定喘穴,外用胶布固定,每次贴 4～6 小时,每周 2 次,3 周为 1 个疗程,可治疗慢阻肺,预防反复发作。在药物贴敷处,往往加用离子导入、神灯红外线照射等方法,以加强药物透皮效果,增强疗效。

方法二:杏仁、桃仁、栀子各 6 克,胡椒 6 粒,共捣烂,姜汁或蜂蜜调和,取适量,睡前敷于涌泉穴,第 2 天清晨取下,可连续使用 5 天。

注意事项:外敷后应严密观察用药反应,多数患者局部有发红、发热、发痒感,或伴少量小水泡,此属外敷的正常反应,一般不需处理;如果出现较大水泡,可先用消毒毫针将泡壁刺一针孔,放出泡液,再涂龙胆紫药水。要注意保持局部清洁,避免摩擦,防止感染。外敷治疗后皮肤可暂有色素沉着,但 5～7 天会消退,且不会留有疤痕,不必顾及。

4. 穴位注射疗法

穴位取足三里,每周 2 次,每次左右足三里各注射 1 次,连续 3 周为 1 个疗程,可以连续治疗 2 个疗程。

气虚者用黄芪注射液,每穴 2 毫升;阳虚者用喘可治注射液,每穴 2 毫升;血瘀者用丹参酮注射液,每穴 2 毫升。

注意事项:过于疲劳、精神高度紧张、饥饿、有晕针史者不宜使用;年老体弱者应尽量采取卧位等舒适体位,手法宜轻。10 岁以下小儿因不易配合,不宜使用。有出血性疾病的患者,或常有自发性出血、损伤后不易止血者,不宜使用。皮肤感染、溃疡、瘢痕和肿瘤部位不宜针刺。针刺时应掌握深度和角度,防止误伤。

▌什么是膏方?

膏方(膏滋药)是膏剂中用于内服的一种,是经过特殊加工工艺制作成膏状的中药制剂。膏方的拟定是根据服食对象的四诊资料、体质、疾病性质、以往服食膏方或中药汤剂的反应等辨证论治,结合因人因时因地制宜,按照君臣佐使的配伍原则,选择中药组成方剂。

慢
性
阻
塞
性
肺
疾
病
综
合
防
治
手
册

膏方的优点是因人而异、整体调理,兼顾人体气血阴阳、五脏六腑,可以全面平衡、调节人体状况,治养结合,药补相宜,是一种具有高级营养滋补和治疗预防综合作用的中药剂型。在改善慢阻肺患者亚健康状态方面,膏方独具特点。一是针对性强,一人一方,量身定制。可根据慢阻肺患者不同体质、不同症状体征进行组方,体现中医独特的辨证施治、因人制宜的个体化治疗。二是不良反应小,因为膏方是将中药饮片反复煎煮而成,虽然药味多,但平均到每天药量较小,调理时间也要求比较长,是一种细水长流型的调补方法,对肝肾副作用小。三是预防作用明显,因为慢阻肺稳定期患者疾病处于稳定控制阶段,通过膏方调理可以起到改善体质、增强自身抵抗力、延缓和预防疾病发生发展的作用。四是简便易服,口味怡人。与普通汤剂比较,膏方每次服用一汤匙,用量小而纯,可避免汤剂每天煎煮的麻烦。同时膏方辅以冰糖、饴糖、蜂蜜或木糖醇等调制收膏,缓和了中药的苦味,作为辅料的芝麻、胡桃肉等口味醇香,更使人易于接受。

▌膏方的适应人群有哪些?

欲知膏方调理之妙,须知膏方之形成有其源也。内服的膏剂又称为膏滋,《灵枢·五癃津液别》载:"五谷之津液和合而为膏者,内渗入于骨空,补益脑髓。"可见其主要以补益为主,但膏方不完全局限于滋补,其亦能起到治疗疾病的作用。最早见于《黄帝内经》，记载有豕膏、马膏，系动物的脂肪。到了明清时期，使用膏方开始增多，膏方的药味也逐渐增多。

中医学发展至今，膏方应用丰富多彩，尤其冬令欲进补者每每求膏若渴。秦伯未尝谓"膏方非单纯补剂，乃包含救偏却病之义"，揭示膏方之本。膏方包含"救偏却病"的双重作用，因病致虚、因虚致病，可用膏方；慢性、顽固性、消耗性的疾患，亦可用膏方调养，所以膏方不同于其他补药、补方，它具有补中寓治、治中寓补、补治结合、综合调理的特点。膏滋方在提高人体免疫力、抵抗疾病、调理人体内环境方面，确实起到很好的作用。但膏方不是"灵丹妙药"，不是什么病吃了马上就好，也不是每个人都能够进补。中医认为"虚则补之"，即有虚证者才需要补。诸如以下人群：

（1）慢性病患者：冬季可以对慢性病患者采用边补边治的方法，以促进疾病的治疗和康复。

（2）亚健康者：现代社会中青年人的工作、生活压力和劳动强度都很大（主要为精神紧张、脑力透支），同时不良的生活习惯也可造成人体各项正常生理功能大幅度的变化，使机体处于亚健康状态，这就非常需要适时进行整体调理。

（3）老年人：他们的各项生理功能都趋向衰退，冬令进补能增强体质和延缓衰老。

（4）女性人群：脾胃主全身元气，脾胃虚弱则元气不足，易致女性衰老。脾胃正常运转时，全身的营养不断得到补充，人的抗衰老能力、生命力随之增强，脸部就会红润，皮肤就会充满光泽和弹性。

（5）儿童：对小儿可根据生长需要适当进补，尤其是有反复呼吸道感染、厌食、贫血等症的体虚患儿宜调补。

（6）疾病康复期患者：病后、手术后、出血后处于康复阶段者，包括肿瘤患者手术、化疗、放疗后。

（7）性功能减退者："虚则补之，实则泻之"，中医学非常讲究平衡，人体既有不足的一面需要补，也有亢盛的一面需要抑制。如果补得太过了，就会适得其反，破坏平衡，营养过剩，也可能产生疾病，故不可盲从。

如何根据体质进行膏方调补？

气虚体质者，表现为神疲倦怠、动则气喘、汗多、饮食无味、脉弱无力等，可以选用由人参、黄芪、茯苓、白术等中药制成的膏方。

血虚体质者，表现为面色苍白、头晕健忘、失眠少神、脉细无力等，可以选用由阿胶、熟地、当归、白芍等中药制成的膏方。

阴虚体质者，表现为形体瘦削、口干咽燥、渴欲饮水、手足心热、潮热盗汗等，可以选用由麦冬、沙参、龟板、枸杞等中药制成的膏方。

阳虚体质者，表现为畏寒肢冷、性欲淡漠、尿频遗尿、腹中冷痛等，可以选用由鹿角胶、杜仲、蛤蚧、核桃仁等中药制成的膏方。

膏方既可在无病时单独服用，又可在病中与煎药同服或病后服用调养身体，以促进病后恢复健康。

膏方调补时应注意哪些？

随着现代气候的变化，气温整体偏高，人们的食品热量也偏高，能量过剩。特别是白领们通常不是营养不足的问题，而是营养过剩或者营养结构不合理，引起体内阴阳气血失去平衡的问题。因此，食用的膏方不应是滋补药材的简单堆积，而应是辨证论治、配伍讲究的大复方，膏方只要对症就是佳品，并非越贵越好。

另一方面，服用膏方前后要注意调整，为膏方吸收好创造条件。一是服用前有脾胃虚弱、寒湿困脾、肠胃湿热等情况的，或近期有急性胃肠疾病史的患者，服用膏方前需由医师给予运脾健胃、理气化湿的中药调理（即所谓"开路方"），为后续膏方的充分消化、吸收创造条件。二是在服用膏方后，如出现感冒发热、伤食腹泻、胸闷腹胀、咳嗽、咯痰等症时，应暂停服用膏方，或者及时咨询开方医师，待急症消除后再服用。同时，服膏期间宜忌生冷、油腻、辛辣、不易消化的食物，戒烟限酒，不宜饮浓茶。如膏中有人参、黄芪等补气药物时，应忌食生萝卜。在服用膏方的同时还需注意调整日常饮食，这样才能保证膏方的疗效。

膏方调补有哪些误区？

膏方是医生正确运用中医基础理论，辨体质、辨证候，综合患者人文环境等各项因素，利用气象学、禀赋学及药的剂型特色，对患者统筹安排，进行个体化防病治病的一种独特的治疗手段。膏方的辨证论治常将宏观辨证与微观辨病相结合，膏方的确立有四个部分组成，即主方、辅方、佐方、使方。如此执简

慢性阻塞性肺疾病综合防治手册

驭繁，像分析每一张小方子一样，分析其主、辅、佐、使及相应的功效。每张膏方均以主方为核心而布局，以主方为向导，辨证施补，因人、因地、因时制宜。主方对主证，辅方对次证，佐方对兼症，使方引经收膏。膏方是中医辨证论治的综合体现，这就要求膏方的开出者必须具备丰富的临床经验，针对患者症状、体征，宏观辨证与微观辨病相结合，然后根据患者具体情况确定治法，因时、因地、因人完成一张个性化极强的方子。

一张膏方药不在多，价不在高，为此需注意勿入误区，譬如：

（1）膏方就是"补"，膏方离不开人参、鹿茸，膏方就是保健品。其实这些观点都没有正确理解冬令进补和膏方的作用与功能。冬令进补是中医学"天人合一"思想的具体体现，但"补"应理解为"删多余、补不足"，寓"固本清源"为一体。进补前，必须明辨虚实，以免遭受无虚滥补之殃；进补时，应先辨明虚证的不同类型，再分别选用益气、助阳、滋阴、养血的不同补药。要遵循"通补则宜，守补则谬"的原则，即补而不腻、补而不滞、补而不守，补的同时要配合宣通的药物，才能无害。

（2）越贵越补。其实不然，不是越贵越补，补益之剂、补法是否得当取决于辨证是否精当，应以"胃以喜为补"、"莫与气血为难"，即在呵护胃气、畅通气血的前提下，制定理、法、方、药。切不可固于野山参、冬虫夏草、鹿茸、燕窝等品，不仅浪费资源，也会贻误治疗的时机。

（3）超剂量服用。有人常为求速效，每天服用几次，半个月内服完一料膏滋，希望毕其功于一役，结果多适得其反。进补宜从小剂量开始，逐步加量，缓缓图效。

（4）忽视中医辨证。辨证正确与否是疗效的关键，最好药前开路调整脾胃。有以"冬天进补，来年打虎"论者，自购人参、阿胶等南货自煎，忽略了辨证，结果服用后胸闷腹胀，害了自己。有些单位为职工"谋福利"请来一两位医生，一个下午为全体员工开膏方，无非是"十全大补"加"归脾汤"或"补中益气汤"之类，不考虑处方针对性，自无疗效可言。

此外，服用膏方时还要注意忌闭门留寇。疾病的发生是外邪侵入和正气不足所致，病邪犹如寇匪，常趁虚侵入人体，故有"邪之所凑，其气必虚"的说法。当病邪侵入人体时，若先进行补虚，虚虽补了，却等于是关了门，将病邪留在体内就很难驱逐。中医学认为，应当是先将病邪祛除，再考虑进补。若先行补虚而忽视了祛邪，往往会造成病邪迁延不愈，因许多补药具有抗利尿、止泻、止汗等收敛作用,服后不利于病邪从大小便或汗孔排出。因此邪盛体虚时治疗首当祛邪,不可贸然进补;若必须进补,也应攻补同用,免犯闭门留寇之戒。

除了各种名贵中草药和膏方,日常生活中的饮食对于健康进补同样非常重要。食补是中医养生的重要组成部分,生梨、莲藕、板栗、萝卜等水果蔬菜日常饮食也"冬补"。进补要根据体质和病情辨证,俗话说:"药症相符,大黄也补;药不对症,参茸也毒",这是宝贵的经验之谈。

慢阻肺患者能用膏方吗?

膏方是中医药治疗的特色之一,其特点在于运用中医辨证施治整体调理,个体针对性强,可根据不同患者、不同体质特点和症状、体征而组方,充分体现了因人、因时、因地制宜的个体化、全方位辨证施治的治疗原则,使患者阴阳达到新的动态平衡,从而减少和避免疾病的发生和发展。

膏方调理注重扶正补虚,寓攻于补,补攻兼施。补益药是膏方的最主要组成部分,是处方中的君药,针对脏腑虚损和阴阳气血的不足进行补益平衡,最终达到使人体阴平阳秘、气血调和、脏腑健旺的目的。膏方药性缓和持久,对于各种虚证都有独特功效,其强调整体调制,并不等同于单纯补药、补方,不仅补虚,也能疗疾。古今善用膏方的名家拟方时,往往调补与驱邪并施,以达到调整阴阳、脏腑、气血之偏盛偏衰的作用。膏方经提取浓缩后,由于充分利用了药物的功效,对慢性疾病需长期服用中药的患者来说,经济花费相应减少,而且服用方便、口感较好,便于携带和贮藏。一般慢阻肺患者在疾病缓解期可以请中医师指导,依据个体的病程和病况正确服用膏方,以达到改善体质、增强免疫的目的。

什么时间服用膏方合适?

膏方进补,四季皆宜,但民间素有"冬令进补,来春打虎"的说法,认为服用膏滋药以冬季为佳。根据天人相应的观点,按四季"春生、夏长、秋收、冬藏"的特点,冬季是封藏的季节,《黄帝内经》中说:"冬三月,此谓闭藏",天气渐寒,人体的消化功能逐渐增强,所以冬季服用膏方进行滋补有着十分有利的先决条件,但是不必拘泥。因为一年四季,甚至一日之间阴阳之气都在变化,阴阳运动的消长平衡始终在进行当中,在生命活动当中新陈代谢是不会停止的,这就意味着每时每刻都会有消耗支出,需要得到及时的补充。对于久病或大病引起的体虚,特别是一些病情较复杂,病史较长的患者,只要能做到补而不腻,补而不滞,适合身体所需,也是可以在其他季节继续服用膏方的。

▌ 治疗慢阻肺的常用膏方有哪些?

在临床上多数慢阻肺、哮喘患者处于慢性持续期,病程较长,正虚邪恋,可用补肾平喘膏方缓以图之,取方以仙灵脾、巴戟天、首乌、黄精、熟地、山茱萸、蛤蚧、胎盘粉等温阳补肾、填精益髓为主;黄芪、党参、白参等健脾补肺;野荞麦根、胡颓叶、黄荆子、法半夏、蒲公英等兼以祛痰下气、止咳平喘;辅以阿胶、龟版胶、冰糖、饴糖等收膏用并进一步固本培元。

(1) 扶正化痰定哮方:生晒参100克,炙黄芪150克,生熟地各150克,怀山药150克,南北沙参各150克,女贞子150克,制黄精100克,甘杞子100克,全当归100克,广陈皮100克,功劳叶150克,制首乌150克,五味子50克,鹅管石300克,炙麻黄50克,射干150克,炙苏子(包)150克,炙紫菀150克,款冬花100克,杭白芍100克,炒防风100克,前胡100克,炒黄芩150克,软柴胡150克,沥半夏150克,炙甘草90克,阿胶(烊)200克,冰糖(烊)500克。

(2) 固本化饮平喘方:红参100克,炙黄芪150克,仙茅150克,仙灵脾150克,巴戟天100克,锁阳150克,补骨脂150克,怀牛膝100克,菟丝子150克,枸杞子100克,女贞子150克,功劳叶150克,川断100克,狗脊150克,炒杜仲100克,五味子50克,全当归100克,杭白芍90克,云茯苓150克,炒白术150克,广陈皮100克,制半夏150克,炙苏子150克,泽漆150克,炒枳壳90克,玉桔梗90克,生甘草90克,黄芩150克,柴胡150克,射干150克,炙麻黄50克,鹿角胶(烊)200克,冰糖(烊)500克。

▌ 治疗慢阻肺的专方、验方有哪些?

(1)《济生方》的导痰汤加味,药用半夏9克、陈皮6克、茯苓9克、甘草6克、枳实9克、杏仁9克、苏子9克、胆南星9克、黄芩9克、全瓜蒌9克。适用于慢阻肺急性加重,咳嗽痰多,色黄黏稠者。

(2)《医方考》中的清气化痰丸加味,药用法半夏9克、瓜蒌9克、陈皮6克、枳实9克、黄芩9克、茯苓9克、杏仁9克、制胆南星9克。适用于慢阻肺急性加重,咳嗽痰多,色黄黏稠者。

(3) 加味苇茎汤,药用芦根(苇茎)9克、桃仁9克、薏苡仁9克、冬瓜仁9

克、北杏仁 9 克、浙贝母 9 克、紫菀 9 克、款冬花 9 克、海蛤壳 15 克、鱼腥草 9 克、甘草 6 克。适用于慢阻肺急性加重,咳嗽痰多气促者。

（4）清化宣肺汤,药用桑白皮 9 克、杏仁 9 克、陈皮 6 克、茯苓 9 克、沙参 9 克、金银花 9 克、连翘 9 克、鱼腥草 9 克、瓜蒌 9 克、丹参 9 克、甘草 6 克、党参 9 克、炙黄芪 9 克。适用于慢阻肺急性加重,咽痛,咳嗽痰黄,胸闷疲倦者。

（5）清热化痰汤,药用瓜蒌 9 克、桑白皮 9 克、鱼腥草 9 克、厚朴 9 克、茯苓 9 克、黄芩 9 克、枳壳 9 克、杏仁 9 克、生石膏 30 克。适用于慢阻肺急性加重,咳嗽痰多,口苦,苔黄腻者。

（6）健脾化痰汤,药用党参 9 克、白术 9 克、黄芪 9 克、桔梗 6 克、牛膝 9 克、白芥子 9 克、丹参 9 克、补骨脂 9 克、茯苓 9 克、陈皮 6 克、法半夏 9 克、甘草 6 克。适用于慢阻肺缓解期,神疲乏力,纳呆者。

（7）《千金》苇茎汤加味,药用芦根 9 克、败酱草 9 克、金荞麦 9 克、鱼腥草 9 克、冬瓜子 9 克、桃仁 9 克、前胡 9 克、杏仁 9 克、白术 9 克、炒谷芽 9 克。适用于慢阻肺痰多难咯出者。

（8）青龙三子汤,药用麻黄、芍药、桂枝、半夏各 9 克,细辛、干姜、炙甘草、五味子各 6 克,白芥子、葶苈子各 10 克。适用于老年性慢阻肺、肺气肿等因感冒诱发加重,表现为外寒内饮证者。治疗期间要注意避寒保暖,不吃辛辣刺激和生冷食物。

（9）瓜蒌仁 20 克、川贝 10 克、杏仁 10 克、苏子 10 克、半夏 6 克、桑叶心、麻黄各 10 克,水煎服。适用于慢阻肺急性加重,咳嗽气喘痰多者。

（10）苍术 9 克、白术 9 克、制半夏 9 克、茯苓 12 克、补骨脂 12 克、光杏仁 9 克、炙款冬 12 克、陈皮 9 克。适用于治疗慢阻肺迁延期,咳嗽有痰,苔白腻者。

（11）百部 60 克、甜杏仁 120 克,共研细末和匀,每服 3 克,每天 3 次。能温肺润燥、止咳化痰、定喘,适用于治疗慢阻肺患者。

（12）佛手、姜半夏各 6 克,砂糖等分。水煎服,适用于慢阻肺湿痰咳嗽者。

（13）川贝母、知母各等分,共研细末,每服 6 克,每天 2 次。能润肺化痰、散结除热,适用于治疗慢阻肺干咳口燥者。

（14）沙参、百合各 15 克,川贝母 4.5 克,水煎服,每天 1 剂。能清肺润肺、止咳化痰,适用于治疗肺燥型慢阻肺患者。

（15）灵芝、百合各 15 克,南北沙参各 10 克,水煎服,每天 1 剂。能养阴清肺,适用于治疗慢阻肺伴有口干咽燥等阴虚表现者。

（16）棒棒木 1 500 克,甘草 90 克。将两药切碎洗净,加水 8 000 毫升煎煮至 3 000 毫升,每天 2 次,每次服用 10 毫升。能清热祛痰、止咳平喘,适用于治疗喘息型慢性支气管炎。

（17）桔梗、陈皮各 6 克,荆芥、紫菀、白前、百部各 9 克,水煎服,另加川贝粉 3 克吞服。能温肺散寒、止咳化痰,适用于治疗慢阻肺患者。

（18）将海带浸洗后,切寸段,再连续用沸水泡 3 次,每次约半分钟,倒去水,以绵白糖拌食,每天早晚各吃 1 杯,连服 1 周,即有明显效果。此法对于毒气引起的咳嗽及一般老年慢阻肺者,均有治疗效果。

（19）豆腐 500 克、麻黄 100 克。将麻黄切成 1 寸长的段,插入豆腐内,放入瓷盘中,入蒸笼内蒸 1 小时,去除麻黄后把豆腐烘干研粉,开水冲服,每天 3 次,每次 9 克。适用于慢阻肺迁延期者,效果较好。

（20）白果 30 粒,去壳及衣,煮半小时后连汤服用。能祛痰止咳平喘,适用于治疗肾虚型慢阻肺患者。

（21）灵芝 30 克,切碎,浸泡于 500 毫升的白酒中,密封浸泡半月以上,每天饮 1～2 次,每次 10 毫升。长期饮用能强身补虚,适用于慢阻肺患者。

（22）黄芪 20 克、旋覆花 10 克、地龙 10 克、百部 10 克,水煎服,每天 1 剂,分 2～3 次服用。适用于治疗慢阻肺伴有喘息的患者。

‖ 中西医结合治疗慢阻肺有哪些优势?

中医学认为本虚标实是慢阻肺的临床主要特征,尤其是肺热、痰湿、血瘀为慢阻肺急性加重期的主要病理机制。通过临床实践,采用清肺化湿活血法中药结合西药治疗慢阻肺急性加重期患者,可更好地改善咳嗽、咳痰、喘息症状,取得更好的临床疗效,较单纯西药治疗具有明显的优势。

中西医结合治疗慢性阻塞性肺疾病,不能简单地理解为以单纯的中西药相加来进行治疗,施治者应了解不同患者、疾病不同时期的特点,发挥中西药各自的优势,互相弥补其不足。只有这样才能真正发挥中西医结合的作用,从根本上提高疗效,做到真正意义上的中西医结合治疗。

对于急性加重期的患者来说,应用中西医结合治疗慢性阻塞性肺疾病,有以下几点优势:

（1）控制感染:长期应用抗生素极容易引起细菌耐药以及继发二重感染,配合中药扶助正气可提高疗效,防止不良反应的发生。尤其对于在上呼吸道感染中那些比较常见的病毒性感染,目前尚无特效抗病毒药物,经药理研究证明,许多中草药有一定的抗病毒作用,因此在抗病毒感染方面,中药具有一定的优势。可选用现在临床常用的双黄连粉针剂、鱼腥草注射液、穿琥宁或清开灵注射液等静脉点滴,也可在辨证论治基础上选加清热解毒类中草药进行辨证治疗。

(2)改善通气:在西药治疗方面,支气管扩张剂是治疗慢阻肺的主要药物,包括 β_2 受体激动剂、抗胆碱能药物、茶碱类药物以及糖皮质激素等等。但是无论是哪一类药物,都有其相对应的不良反应及禁忌证,比如抗胆碱能药物一般常禁用于青光眼和前列腺肥大患者,茶碱类药物如氨茶碱浓度过量可产生严重的心血管意外事件甚至猝死,长期应用糖皮质激素可导致消化道症状、免疫力低下、骨质疏松、糖脂代谢异常等不良后果,这对于需要长期用药控制病情的患者来说,无疑不是一个好消息。中药具有宣肺平喘、化痰止咳功效,起着解除支气管痉挛、减少分泌物和稀化痰液等作用,即使平喘效果方面不及上述药物起效迅速,但是综合疗效显著,且无以上明显不良反应。特别是在化痰方面,目前西药品种单一,而中药化痰药物品种繁多,临床上可根据患者的证候特征分别选用具有清肺化痰、燥湿化痰、温化寒痰等不同作用的药物进行辨证治疗。对于病程久、病情重、体质差的部分患者,经以上综合治疗常常不能缓解,需进一步应用无创或有创机械通气治疗,而到此阶段的患者往往出现营养不良、长期呼吸肌疲劳以及慢性心力衰竭等等复杂的病况,仅仅应用静脉营养支持,预后往往不佳。然而从中医基础理论的角度,经过正确的辨证,往往能够发现患者同时存在脾虚、肾虚等等情况,经过中医的调理,常常可收到意想不到的效果。另外临床上出现便秘、腹胀的患者,也可以通过中医学认为肺与大肠相表里的理论,采用通降腑气法进行治疗,不仅可增加胃肠蠕动,促进排便、排气,还可有效降低腹压,使膈肌下降,促进气体交换及二氧化碳排出,从根本上起到改善呼吸功能的作用。简言之,即是通过中医药的调理,动用身体的其他各个脏器的功能,最终达到改善肺脏原本宣降功能的目的。

(3)扩血管、抗凝:慢阻肺是引起慢性肺源性心脏病的最常见原因,其发展为慢性肺源性心脏病主要是由于慢性缺氧导致肺动脉高压形成,引起心肺结构的重塑与功能的异常改变。肺动脉高压和慢性缺氧所致的血黏度增高是形成慢性肺源性心脏病的关键因素。西医常使用血管扩张剂和抗凝药物来应对上述难题,但血管扩张剂可使肺小动脉和毛细血管重新开放,加重通气/灌流比例失调,使氧分压进一步降低,同时大多数血管扩张剂在扩张静脉和肺小动脉的同时,也扩张了体动脉,使体循环压力下降,反射性使心率加快,加重心肌和组织缺氧。另外抗凝药物如应用不当,可造成出血的风险。而且现代医学研究发现中药中的活血化瘀药物可集扩血管、抗凝作用于一身,且用药安全,无加快心率、降低血压以及诱发出血等不良反应。

（4）强心、利尿:强心利尿是治疗心力衰竭的重要治疗方法,可迅速控制心室率,减轻水肿症状。不过对于晚期慢阻肺合并心衰的患者来说,长期应用上述药物,往往伴发电解质紊乱、慢性肾损害以及洋地黄类药物中毒,甚至诱发肺性脑病的危险。中医学认为肺病日久,脾肾亏虚,水饮泛滥,上凌心肺,可导致咳嗽气喘、心悸、水肿等临床表现,治当以温阳益气、利水消肿,常用人参、黄芪、附子、桂枝等药物。现代药理研究证明,这些药物均具有强心、抗心律失常、扩张冠脉、抗心肌缺血等作用。

至于中西医结合治疗在慢性阻塞性肺疾病稳定期中的表现,其作用根据近年来的研究已经得到了证实,不仅可以改善患者生活质量,还可以改善病情的预后。如穴位注射、穴位贴敷、冬病夏治等,都取得了不错的疗效,甚至有部分报道还提到通过中医药的治疗,可以减少部分西药的使用,进一步减少了在稳定期中患者长期应用西药而产生的不良反应。通过动员各个脏器的功能,进一步加强了患者的抗病能力,减少急性发作的次数,不仅从身体上,更是从精神上减轻了患者的痛苦,而情志的调和、饮食的改善,又进一步增强了患者的脾胃功能,从而促进肺脏的功能好转。

从这个意义上来说,中西医结合治疗是从整体上改善了患者的健康状态和生存质量,而不是像西医那样单纯只是针对某一个脏器或者某一个病症来进行治疗,因此具有其得天独厚的优势,应该引起广大医务工作者的重视。

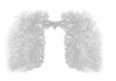

氧疗篇

▌什么是氧疗？

谈到氧疗,就不得不谈到缺氧。缺氧是人体由于自身原因或外界因素受限而产生的一种病理生理状态。缺氧会导致人体出现血管扩张、心率增快、肺动脉压力升高等一系列不良反应,而这些不良反应恰恰是诱导慢阻肺和肺心病等一系列肺系疾患发作的主要原因。所以,及时纠正低氧血症就成为提高慢阻肺患者生活质量、降低死亡率的决定因素。

氧疗是指借助外界器械,通过提高人体额外吸入氧浓度,从而增加肺泡氧分压以及动脉氧分压,以达到升高血氧浓度,减少因缺氧产生头痛、心悸、烦躁等症状产生几率为目的的治疗。近年来,随着健康知识的普及和科技的进步,氧疗已逐渐成为慢阻肺患者主要的非药物治疗方式。

(1)鼻导管或鼻塞吸氧:鼻导管吸氧包括单侧鼻导管和双侧鼻导管两种方式,两者均经鼻孔插入鼻腔顶端软腭后部,使吸氧浓度维持在一个较为稳定的范围内。单侧鼻导管较为柔软,不易损伤鼻黏膜,但易产生阻塞且易脱落,双侧鼻导管则更易保持一定的氧流量且容易固定。鼻塞多是由塑料或有机玻璃制作而成的球形或椭圆形的器械,其优点为符合人体结构、使用舒适,但感冒患者使用不便。无论是鼻导管还是鼻塞,均较为便宜且使用方便,但因其在氧流量较高时容易导致鼻黏膜干燥,故仅用于低流量供氧。

(2)可调面罩吸氧:面罩吸氧是通过调节空气的吸入量,将吸入氧气浓度控制在一定范围内的可调性给氧法,主要分为开放式和密闭式两种。开放式是将面罩置于距患者口鼻1～3厘米处,不适感较低,主要适用于儿童。密闭面罩法是将面罩紧密罩于口鼻部并用松紧带固定,吸氧浓度较高且无黏膜干燥刺激感,适用于较严重缺氧者。两者均存在进食、排痰及谈话不便的缺点。

(3)气管导管氧疗:这种方法是将细导管插入气管内,直接将氧气送入气管。该法具有耗氧量小、疗效高、位置固定、舒适度高等特点。气管导管氧疗法与其他氧疗法相比更为经济,适合需长期氧疗的患者使用。

（4）脉冲给氧:是一种较为新颖的氧疗方式,此法通过按需脉冲阀自主调配患者给氧量,减少了大量不必要的氧消耗。脉冲给氧时,进入气道的氧气是湿度较高的空气,不需湿化,解决了气道易干燥的问题,该法临床应用虽尚不广泛,但前景广阔。

氧疗作为一种非药物治疗方式,因其操作简便、治疗直接等优势,成为改善症状、提高患者生存质量的重要方法。国内外对于氧疗的使用越来越普遍,随着新氧疗技术的产生和氧疗方法的改进,未来对氧疗的应用会更加广泛。

▮ 氧疗对慢阻肺患者的意义如何?

1775 年 Joseph Priestley 发现分子氧,人们逐渐认识到氧对生命的重要性和缺氧产生的许多危害,进而利用氧来治疗疾病和促进健康。氧是维持人的生命的必需物质,人体的氧储备极少,体内储备的氧只够消耗 3～4 分钟,人必须不断地从空气中摄取氧,通过循环和血液系统运送到全身各个器官和组织。

人们也许都有这样的体会,在空调房间里待上几小时,就会头晕脑胀、胸闷,甚至心慌、恶心。这是因为空调房间空气不流通,使得有害气体增加、氧浓度下降,人们吸入的气体氧浓度也下降而产生不适。吸入的气体氧浓度降低也是高原反应的主要原因,高原性心脏病就是长期缺氧产生的疾病。

缺氧对全身产生的影响非常广泛。由于脑组织对氧特别敏感,对缺氧的耐受性差,缺氧后人易疲劳,中度缺氧还会使人忧郁、淡漠、思睡。此外,缺氧会使心率加快、血压增高;肝细胞水肿、变性、坏死,转氨酶增高;肾小球滤过率下降,继发红细胞增多。缺氧还可以导致机体的代谢紊乱,如血乳酸水平增高、酮体增多、无机磷积蓄。缺氧对微循环造成的影响更应引起人们的重视,因为组织供养不足、微循环阻塞易诱发或加重血栓栓塞性疾病、器官功能下降、免疫功能降低等等,无疑使基础疾病雪上加霜。

人们也会因为疾病而缺氧,慢阻肺、支气管哮喘、肺心病、尘肺、冠心病心力衰竭、脑溢血、脑栓塞等都可造成人体缺氧。

用氧气来治疗缺氧或低氧血症称为氧疗,及时纠正低氧血症也能提高慢阻肺患者生活质量,降低患者死亡率,意义非常重大。

另外,氧疗不但是呼吸系统疾病治疗的手段,还可以用于孕妇及胎儿宫内窘迫、高血压、老年血管硬化、眩晕、偏头痛、阿尔兹海默病（老年性痴呆）和其他原因引起的急、慢性缺氧。

氧疗用于保健已成为时尚，适用于防病抗衰、长期从事紧张的脑力劳动而产生的脑疲劳、情绪紧张或抑郁、运动疲劳、空调病，所以说氧也是一种"药"。

▌什么是氧中毒？

氧虽然是自然界需氧型生物维持生命不可缺少的物质，而超过一定压力和时间的氧气吸入，却会对机体起有害作用，从而引发氧中毒反应。氧中毒是指机体吸入高于一定压力的氧一定时间后，某些机体器官的功能与结构发生病理性变化所表现出的一系列病症，通常表现为口干、咳嗽、咽痛、头晕、恶心、健忘。长期氧中毒状态还可引起视力下降、动脉粥样硬化，甚至可诱导帕金森综合征的发生。

曾有研究表明，长期暴露于高压氧的人，体内的活性氧明显增加，且比其他人更易衰老。

氧中毒因吸入氧气浓度的不同以及人体的个体差异，具体表现也不尽一致。临床一般将氧中毒分为眼型氧中毒、肺型氧中毒、脑型氧中毒三大类。

眼型氧中毒多发生于早产的婴幼儿。

肺型氧中毒是指长时间吸入 100～200 千帕的氧气时，肺部组织所产生的一系列损伤。有研究表明，在 200 千帕下吸入氧气 5～6 小时即可出现口干、咽痛、咳嗽、胸骨后不适；7～8 小时可发生频繁咳嗽，吸气时胸骨后灼痛；9～10 小时，出现吸气时胸骨后剧痛、难以控制的咳嗽、肺活量下降；10 小时以后两肺气体交换障碍，出现呼吸困难。X 线检查可见肺纹理明显增加，进而可见片状阴影，继而出现类似大叶性肺炎的肺部病变。

脑型氧中毒所要求的氧压力较高，但所导致的后果也较前两者为重。脑型氧中毒的患者最初表现为面部肌肉的颤动，也可累及手部肌肉。继而出现面色苍白、恶心、呕吐、眩晕、出汗、心悸、气短、手指或脚趾端发麻、情绪烦躁等症状；接着出现极度疲劳、嗜睡、呼吸困难等，少数人还可能发生虚脱。有时甚至会出现肌肉抽搐、牙关紧闭、口角㖞斜、意识丧失、二便失禁的癫痫样症状。

氧中毒症状较为复杂，对人体器官的损害也比较严重，对于需要吸氧特别是需要长期氧疗的慢阻肺患者来说，尤其应予以重视，避免它的发生。

▌如何安全用氧？

医生应指导氧疗患者正确使用氧疗装置，指导氧疗装置的消毒，并说明长期氧疗的重要性，以提高患者用氧的依从性。患者需自我了解病情变化，根据自身医疗条件定期到门诊随诊，观察症状、体征、血红蛋白含量、红细胞计数、血细胞比容变化情况以及进行肺功能检查、血气分析和心脏超声等，以了解氧疗的效果。在发达国家，通常开具氧疗处方，处方内容包括氧流量或吸氧浓度、用氧频率、每日吸氧时间和疾病诊断等，而不是简单一张"氧气票"，每月由氧气公司送几次钢瓶就解决问题的。许多患者也将吸氧想象得很简单，认为我只要吸就行了，而不知道需要注意许多问题。

氧疗常见注意事项有：

（1）在医生指导下，根据病情调整氧流量或吸氧浓度，使动脉血氧分压在 8.0 千帕（60 毫米汞柱）以上，但不超过 10.7 千帕（80 毫米汞柱）。氧浓度并不是越高越好，高浓度吸氧可抑制自主呼吸，使二氧化碳潴留，引起或加重高碳酸血症，此外高浓度氧吸入还可引起氧中毒。

（2）潮气量和呼吸频率均能影响吸入氧浓度。相同氧流量下，呼吸越浅，频率越快，吸入氧浓度越低。

（3）在鼻塞或鼻导管吸氧时，应闭上口。若经口呼吸，则不仅影响吸入氧浓度，而且易导致口干舌燥。

（4）经常检查鼻导管是否通畅，注意有无分泌物堵塞而影响吸入。

（5）氧疗时应注意湿化吸入气，否则易引起气道干燥、痰液黏稠，致引流障碍而增加通气阻力。

（6）观察吸氧疗效，如神志转清，发绀减轻，呼吸减慢而平稳，心率较吸氧前减慢，血氧分压和氧饱和度上升，肺动脉压力下降，说明氧疗效果好。反之如患者意识障碍加重，呼吸困难加重，二氧化碳分压上升，应于吸氧同时给予呼吸兴奋剂、支气管扩张药及保持呼吸道通畅，必要时进行机械通气以提高肺泡通气量，排出二氧化碳。

▌家庭氧疗的设备有哪些？

目前有 3 种类型的家庭氧疗系统供选择使用。

（1）压缩氧气瓶：氧气以压缩气体的形式储存于高压金属瓶内，属高压系统。上海大多数家庭采用的是钢制压缩氧气瓶。氧气瓶在连接到给氧装置后才能发挥其作用。压缩氧气瓶主要优点是价格便宜、不存在浪费或损失并容易获得。缺点是笨重、贮氧量少、需反复充装，适合于用氧量少的患者。

（2）液态氧气系统：氧气以液态形式贮存于温度极低的容器内，一般保持在−166.7 ℃（106.5 K）左右，家庭使用的液氧装置为一外型类似于暖水瓶的贮氧器构成。此供氧系统可容纳液态氧18.16～45.40千克，在正常液氧瓶工作压力，0.45千克液态氧约等于44升气态氧，即一瓶液态氧可容纳13 760～34 400升气态氧。按氧流量2升/分钟计算，能连续提供低浓度吸氧5～12天。一般的便携式小液氧器重约4千克，以2升/分钟流量使用，可持续使用8小时。液氧器的主要优点是低压系统、贮氧能力大、轻便和再充装容易，适合于长期康复治疗；缺点是费用高、容易泄漏和造成浪费。一般认为，当患者每月需要使用10个以上压缩氧气瓶时，通常建议患者使用液氧系统。

（3）氧浓缩器（制氧机）：氧浓缩器是一种电动装置，通过物理的方法从室内空气中除掉氮气和二氧化碳，而分离出氧气供患者吸入使用。目前有两种类型的氧浓缩器，一种是分子筛式氧浓缩器，另一种是膜式氧浓缩器。分子筛式氧浓缩器应用气泵压缩和输送已滤过的室内空气，使空气进入两套分子筛的其中一个。筛内充满沸石小球，即硅酸铝钠，吸收氮气、二氧化碳和水蒸气，而氧气贮存于氧聚集器内。膜式氧浓缩器应用一个薄的可透塑料膜从室内空气分离氧气，通过真空泵提供负压梯度。

氧浓缩器整个系统压力低，约103.4千帕。主要优点是无需贮氧设备及固定供氧源，使用期间特别是需要连续供氧时，费用较低，对持续吸氧者特别是家庭氧疗比较方便。缺点是设备购入价格昂贵、移动不便、有噪声和需要定期维修。使用氧浓缩器时吸入气的氧浓度会随氧流量增加而降低，当氧流量为2升/分钟时，可提供95%的氧气；当氧流量达5升/分钟时，氧浓度仅可达到80%，当氧流量高达10升/分钟时，仅可获取40%的氧浓度。一般要求每2周清洗一次过滤器。氧浓缩器通常配有氧流量调节装置和湿化装置，并有雾、电源故障、需要维修以及清洗过滤器等报警装置。新一代的氧浓缩器配有吸入气氧浓度显示器。

目前主要给氧方法有：

（1）鼻导管或鼻塞：氧流量与吸入气氧浓度大致呈以下关系：吸氧浓度（%）＝21＋4×给氧流量（升/分钟）。氧流量可达4升/分钟，一般不超过6升/分钟，否则患者不能耐受局部冲力和刺激作用。插入鼻腔应达软腭水平（距鼻孔8～10厘米）。插入深度相当于患者鼻尖到耳垂距离的2/3。每12小时更换一条鼻导管，并换另一侧鼻孔插入。

双侧鼻导管插入双侧鼻腔的深度约2～3厘米,每24小时更换一次导管。一般认为双侧鼻导管和单侧鼻导管的吸氧效果近似,但比单侧鼻导管方便和舒适。

(2)可调氧浓度面罩:可调氧浓度面罩是利用氧射流产生负压,吸入空气以稀释氧浓度,调节空气的进量可控制氧浓度在25%～50%的范围,为控制性给氧方法之一。此种面罩优点为:可保持一定的吸入气氧浓度;吸入气氧浓度不受潮气量和呼吸频率的影响。缺点是:面罩的无效腔会影响二氧化碳的排出,增加动脉二氧化碳分压;所需氧流量较高(一般≥4升/分钟),氧消耗量大;患者感觉不舒适,进食、谈话不便。故此法患者往往不愿意接受,在家庭氧疗中很少使用。

家庭长期氧疗的好处有哪些?

有严重低氧血症(PaO_2<60毫米汞柱)的慢阻肺患者,长期氧疗被证实可以提高生存率。$PaCO_2$(动脉血二氧化碳分压)正常或升高的慢阻肺患者,伴有或不伴双下肢水肿的患者,长期氧疗同样具有一定的益处。每天接受19小时氧疗的患者,其治疗效果最好,每天接受15小时氧疗者次之,而每天只接受12小时氧疗的患者只有很小的疗效。

长期氧疗的益处有提高生存率,预防肺动脉高压恶化,降低红细胞增多症发生率,改善睡眠质量,增加肾血流量,减少心律失常发生率。

长期氧疗还可以延缓肺动脉高压的发生及改善患者的神经精神状态,但对于患者的健康状态只有很小的影响。对于无严重低氧血症的慢阻肺患者,长期氧疗对其生存率几乎没有什么改变,如果继续吸烟还可能抵消长期氧疗的效果。

哪些患者适合家庭氧疗?

(1)慢性呼吸衰竭稳定期:呼吸室内空气时,其动脉血氧分压(PaO_2)<7.5千帕(55毫米汞柱)或血氧饱和度(SaO_2)<88%,这是家庭氧疗最主要的适应症。伴有以下情况之一者也应进行家庭氧疗:继发性红细胞增多症(红细胞压积>55%);肺动脉高压;肺心病。

(2)睡眠性低氧血症:睡眠时低氧血症可加重,可伴有肺动脉压力升高,心律失常,精神改变和睡眠异常。夜间SaO_2低于88%是家庭氧疗的适应症。

（3）运动性低氧血症：运动可使低氧血症加重，缺氧反过来限制活动。

不适合做长期家庭氧疗的指征有：呼吸困难，但无低氧血症者；吸烟者，当呼吸衰竭严重，$FEV_1 < 0.6$ 升时，家庭氧疗对患者无多大帮助，也不能改善预后。

慢阻肺患者应选择什么方式进行氧疗？

（1）鼻塞和鼻导管吸氧法：这种吸氧方法设备简单，使用方便。鼻塞法为两个较细小的鼻塞同时置于双侧鼻孔，鼻塞周围尚留有空隙，能同时呼吸空气，患者较舒适。鼻导管法是将导管经鼻孔插入鼻腔，时间长了会有不适感，且易被分泌物堵塞。鼻塞、鼻导管吸氧法一般只适宜低流量供氧，若流量比较大时就会因流速和冲击力很大而让人无法耐受，同时容易导致气道黏膜干燥。

（2）面罩吸氧法：可分为开放式和密闭面罩法。开放式是将面罩置于距患者口鼻 1～3 厘米处，无任何不适感，适用于小儿。密闭面罩法是将面罩紧密罩于口鼻部，并用松紧带固定，适用于较严重缺氧者，吸氧浓度可达 40%～50%，感觉较舒适，无黏膜刺激及干吹感觉，但耗氧量较大，存在进食和排痰不便的缺点。

（3）经气管导管氧疗法：使用一较细导管插入气管内的供氧方法，也称气管内氧疗。主要适用于慢阻肺及肺间质纤维化等所致慢性呼吸衰竭已建立人工气道者。由于用导管直接向气管内供氧，故可显著提高疗效，只需较低流量的供氧即可达到较好的效果，且耗氧量很小。

（4）电子脉冲氧疗法：是近年开展的一种新方法。它通过电子脉冲装置可使在吸气期自动送氧，而呼气期又自动停止送氧。这比较符合呼吸的生理状态，又大大节省了氧气。适宜鼻塞、鼻导管和气管内氧疗。

（5）机械通气给氧法：即用各种人工呼吸机进行机械通气时，利用呼吸机上的供氧装置进行氧疗。可根据病情需要调节供氧浓度（21%～100%）。氧疗时使用的氧源一般多用氧气钢瓶，现在也有铝合金瓶的，并安装有压力表以显示瓶内的储氧量；供氧时安装流量表，根据需要调节氧流量。在大多数大医院，多采用中心供氧，开关设在病房内床头墙壁上，更为方便使用。

慢阻肺患者家庭氧疗常选择鼻塞和鼻导管吸氧法，因为该方法简单，相对舒适，能满足慢阻肺患者的氧疗要求。

▍慢阻肺患者为什么要持续低流量吸氧?

持续低流量吸氧是一种较为常见的氧疗模式。这种模式先期强调使患者吸氧流量维持在 1～2 升/分钟,氧浓度应控制在 25%～29% 的范围,氧分压维持在 8 千帕以上,持续吸氧时间保持为至少 12 小时以上。后期根据患者的病情改善状况来调整吸氧浓度,以期获得最佳治疗效果。持续低流量吸氧可使慢阻肺患者的血氧浓度维持在一个较为适宜的数值范围内,使病情转归向好的方向发展。

慢阻肺患者往往需进行持续低流量吸氧治疗,在人体的颈动脉和主动脉处存在着一种化学感受器,这种感受器对血液中的氧含量进行监控。当血氧含量较低时,它会刺激人体加快呼吸频率,提高血氧含量;而在血氧含量较高时则会减慢呼吸来降低体内血氧。这种对氧极其敏感的"监控器"却对二氧化碳不甚敏感,它没有办法根据人体内二氧化碳含量进行合理调控。所以当患者吸入较高浓度的氧气时,体内血氧含量迅速上升,在化学感受器作用下,患者呼吸变浅变慢。此时体内产生的二氧化碳由于呼吸频率的下降无法及时排出体外而存留下来,造成二氧化碳潴留,并引发高碳酸血症、呼吸衰竭,最终危及生命。

选择持续低流量吸氧对慢阻肺患者进行治疗,则患者血氧上升幅度较小,有利于保持感受器对人体呼吸中枢的刺激,使呼吸频率维持在一个合适的范围内,有效地降低了二氧化碳潴留的形成几率,对提高患者生存率起到了至关重要的作用。

▍慢阻肺患者长期氧疗有哪些注意事项?

(1) 吸入气要湿化:从压缩氧气瓶放出的氧气,湿度大多<40%,因此在低流量吸氧时,也应接气泡式湿化瓶。

(2) 注意氧疗安全:长期氧疗潜在的危险有火灾和爆炸。吸氧患者应戒烟,患者及家属应熟悉氧疗装置的正确安全使用,医师应给予必要的指导。

(3) 预防感染:供氧装置、给氧器具和湿化装置,包括鼻导管、鼻塞和湿化瓶等,均应定期消毒,专人使用。

(4) 采取综合治疗:氧疗只能纠正低氧血症和改善组织缺氧,因而慢阻肺患者应采取综合治疗措施,如增强体质、锻炼呼吸肌、使用支气管扩张剂等,才能更好地改善肺心病的预后。

（5）定期家庭访视：应指导氧疗患者正确使用氧疗装置，说明长期氧疗的重要性，以提高用氧的依从性。指导氧疗装置的消毒，注意患者病情变化，根据医疗条件嘱患者每月或每3个月到门诊随诊一次，观察症状、体征，检测血红蛋白含量、红细胞计数、红细胞压积、肺功能和血气分析等。在发达国家，通常开具氧疗处方，处方内容包括氧流量或吸氧浓度、用氧频率、每日吸氧时间、氧疗的疗程以及疾病诊断等。

（6）定时复查动脉血气分析：有些患者在症状加重前没有低氧血症，急性加重控制后可以恢复到以前水平而不再需要氧疗。因此患者在接受了适当治疗，病情稳定后，应在30～90天后复查动脉血气分析，以重新评估是否需要继续长期氧疗。如果患者恢复到不需氧疗的程度，则不再进行氧疗。重新评估后仍需氧疗者，则要坚持长期氧疗。

预 防 篇

如何预防慢阻肺？

（1）停止或减少吸烟（主要措施），如能切实做好禁烟和戒烟，则70%～80%的人可免于罹患慢阻肺。

（2）定期到专科医院进行慢阻肺的检查。

（3）脱离和改善有毒有害环境。

（4）加强体育锻炼，提高身体素质，增强对外界环境变化的适应能力。

（5）多食用含有丰富维生素A和维生素C的食物，如胡萝卜、蛋白、动物肝脏及新鲜蔬菜水果，提高呼吸道黏膜的修复和抗病能力。

（6）冬季要注意颈部保暖，保证上呼吸道有良好的血液循环。

（7）可定期接种流感疫苗，增强机体对上呼吸道感染的免疫力。

（8）注意收听天气和空气质量预报，在空气污染严重时期应避免剧烈的户外活动，在流感和传染性呼吸道疾病流行季节要减少到人员密集的公共场所活动，以减少有毒物质和病原体进入呼吸道。

慢阻肺患者如何自我管理？

（1）避免烟雾刺激，吸烟者应戒烟。

（2）在寒冷季节或气候骤变时，注意保暖，不要突然进出温差较大的地方，防止受凉感冒。

（3）流感发作季节，尽量减少出入公共场所，避免接触有上呼吸道感染的人，预防感冒。

（4）注意保持口腔、皮肤清洁，有轻度口腔感染时，可用生理盐水于饭后、睡前漱口。

（5）坚持长期家庭氧疗。

（6）痰多者，尽量将痰液咳出，年老体弱者可请家属协助翻身或轻拍背部帮助排痰。

　　(7) 每天有计划地进行适宜的运动锻炼。

　　(8) 进行耐寒功能的锻炼,掌握赴医院就诊时机等。

慢阻肺患者应多长时间做一次体检?

　　建议慢阻肺患者至少每半年做一次体检,但慢性阻塞性肺疾病在长期过程中可以反复发生呼吸道感染,因此出现呼吸道炎症表现,如发热、咳嗽、脓痰和气促加重等症状时,应该及时就诊和治疗。

　　慢阻肺患者体检项目应该包括胸部正侧位片、肺功能检测、血液分析、血气分析、痰涂片等。胸部CT检查一般不作为常规检查,但在进行鉴别诊断时有益,高分辨率CT(HRCT)对辨别小叶中心型或全小叶型肺气肿及确定肺大疱的大小和数量,有很高的敏感性和特异性,对预计肺大疱切除或外科减容手术等的效果有一定价值。

怎样预防慢阻肺急性加重?

　　首先在医师指导下制定个体化的治疗方案,包括最适当的缓解症状用药,综合康复措施如戒烟、锻炼、营养支持、免疫治疗和氧疗等。其次,戒烟和积极防治感冒是预防慢阻肺急性加重的有效措施。此外在个人卫生方面,还应注意防寒保暖,加强营养。慢阻肺患者应增加饮食的量,食物应以高蛋白、高脂肪和低糖类为宜。同时在均衡饮食和不偏食的基础上多食鱼类、牛奶、鸡蛋、豆制品、蔬菜和水果。积极锻炼身体,必要时用免疫增强剂提高机体抵抗力。公共卫生方面,改善环境卫生,减轻大气污染,消除呼吸道刺激因素也十分重要。

慢阻肺患者增强抵抗力的方法有哪些?

　　不同的途径已经提示了慢阻肺患者要增加抵抗力,其方法有很多,如增强身体锻炼、加强营养、疫苗接种等。以上这些都是必需的,但对于不同身体状况的人,侧重点会略有不同。肺功能较差者(3、4级),呼吸本身要消耗大量的能量,所以要加强营养,多吃富含蛋白质的饮食。对于这类患者,一般情况下体重增加意味着其肺功能的好转。有人曾对100多例慢阻肺患者进行长达一年的体重观察,发现这些患者中肺功能改善明显者其体重增加也较明显,变化最明显的人一年共增加体重 10 千克；而那些体重变化不明显者，肺功能好转也不明显；肺功能变差的人，体重也下降。所以笔者推荐对于达不到标准体重要求而又食欲不佳的重度及极重度慢阻肺患者，适当服用一些增强食欲的药物，可能会有助于病情的管理。

反复急性加重者，推荐每年秋季注射流感疫苗 1 次，每 5 年注射肺炎球菌疫苗 1 次。

天冷易发者，推荐耐寒锻炼和防寒保暖。在寒冷季节来临前不要捂得过早，即天还没冷时就穿很多衣服，而要进行耐寒锻炼。耐寒锻炼一般从夏季开始，以冷水洗脸、洗鼻和洗脚，逐渐用冷水擦洗颜面和颈部，每日 1～2 次，每次 5～10 分钟，1 个月后进而擦洗四肢乃至全身。待天稍冷时也要坚持，但水温可逐渐升高。需要注意的是，耐寒锻炼适合于心肺功能代偿良好的慢阻肺缓解期患者，病情较重者不宜进行。一旦气温很低，特别是气温骤降，则要注意保暖，及时添加衣服，出门时佩戴帽子和围巾。早晨锻炼不宜过早，可选择风和日丽，接近中午的时间进行，也可选择在室内或阳台锻炼。

▌慢阻肺患者如何加强营养？

慢阻肺缓解期患者能量需要较正常人增加 20％～40％，此外对饮食中三大产能营养素的比例也有特殊要求。米、面等糖类食物摄入过量可引起二氧化碳产生增多，加重呼吸负担。另一方面慢阻肺患者常呈高分解代谢状态，体内蛋白质消耗增加，而肌肉蛋白质分解又直接影响呼吸肌力量，营养不良还可引起免疫力下降。因此慢阻肺患者应着重于早期预防和早期治疗体重下降，以防止能量失衡。

营养补充指征：亚裔人体重身高指数[体重（千克）/身高（米）^{2}]，即 BMI＜18.5 千克/米^2；体重 6 个月内下降＞10％，1 个月内下降＞5％。

营养治疗最初应该是改变患者的饮食习惯，增加进食量，然后再使用高能量营养品，并且应该在一天之中分次给予，以避免食欲下降和高热量负荷所致的通气需要增加。饮食结构要以高蛋白、高纤维素和低盐、低糖类易消化食品为宜。补充热量可以在饮食中加入不饱和脂肪酸，如黄豆油、花生油和玉米油等。

因此，与一般老年人不同，慢阻肺患者应增加饮食的量，在均衡饮食和不偏食的基础上多食鱼类、豆制品、蔬菜和水果，保证足够的饮水量，并提倡少食多餐,可在正餐的基础上增加点心等食物。如仍不能满足需要,可加用食欲刺激剂,增加饮食摄入。

▎慢阻肺会传染吗?

慢阻肺是一种常见的慢性呼吸系统疾病,主要表现为长期慢性咳嗽、咳痰、或伴喘息,多见于老年人,在秋冬季节,发病率增多。有人认为慢阻肺会传染,其实这种观点是不正确的。慢阻肺本身不是传染病,因为它没有传染病的基本特征:即传染源、传播途径、易感人群,因此它不会传染。但当慢阻肺伴有铜绿假单胞菌、克雷伯杆菌、金黄色葡萄球菌等毒力较强且容易耐药的细菌感染时,患者的痰中带有这些细菌。患者将痰排出时也将这些细菌排出,形成气溶胶而污染周围空气环境,这对机体抵抗力较弱的人是一种威胁。这类人群接触被污染物就容易感染上这种细菌,但不能因此认为慢阻肺会传染。

▎烟草中的有害成分是什么?

烟草燃烧时释放的烟雾中含有 3 800 多种已知的化学物质,绝大多数对人体有害,其中最主要的有:

(1) 尼古丁:又称烟碱,是主要的吸烟成瘾源,尼古丁可引起胃痛及其他胃病;可造成血压升高、心跳加快、心律不齐,诱发心脏病;引起气管炎;损害脑细胞,出现中枢神经系统症状;促进癌症形成。

(2) 一氧化碳:香烟燃烧产生一氧化碳,人们吸入较多的一氧化碳时,一氧化碳与血红蛋白结合形成大量的碳氧血红蛋白,造成人体组织和器官缺氧,使心脑器官损害。

(3) 烟焦油:烟焦油含有多种致癌物质。

(4) 苯并芘:为强致癌物质。

(5) 放射性物质:香烟烟雾中含有铝、钋两种放射性核素,可引起肺损害。

(6) 刺激性化学物:如氰化氢、甲醛、丙烯醛等,可刺激组织引起炎症。

(7) 有害金属:烟草中含有砷、汞、镉、镍等有害金属。

▎为什么吸烟会成瘾?

在医学上,烟瘾的学名是尼古丁上瘾症或尼古丁依赖症,是指长期吸烟的人对烟草中所含主要物质尼古丁产生上瘾的症状,所以戒烟也叫戒除尼古丁依赖症或戒除尼古丁上瘾症。因此,对于烟瘾(尼古丁上瘾症),医学界常常将其视作一种慢性疾病从而进行治疗。

随着生活水平的提高和社会的发展进步,人们越来越清醒地认识到吸烟的危害。但是仍然还有大量吸烟者,不管导致人们吸烟最初的原因是什么,只要沾上了它,那么想要做到根本戒除就不是那么容易的一件事,很多人戒了又戒,结果还是以失败而告终。

烟民往往都有烟瘾,这主要是尼古丁长期作用的结果。吸烟者在吸了一定量的香烟以后,体内便积聚了一定量的尼古丁,它能刺激肝脏向血液中释放糖,使血糖升高,让人觉得兴奋,能集中注意力,同时尼古丁能使人体酸度增高。停止吸烟后,体内尼古丁会被释放而减少,此时体内血糖和酸度都会降低,人就会感到烦躁不安、精神不振、易怒、失眠和恶心,出现各种不良病态反应,从而产生强烈吸烟欲望,以便补充体内尼古丁,这就是所谓的烟瘾,也就是戒烟难的根本原因。在自然情况下,这一过程长达 3～6 个月,许多戒烟者因此半途而废。

另外很多吸烟者对烟草会产生一种心理上的依赖,认为吸烟可以提神、解闷、消除疲劳等,所以烟瘾越来越大,欲罢不能。其实烟草与吸食海洛因引起的成瘾性不同,前者是完全可以戒掉的,关键要戒除心理上对烟草的依赖。这种心理依赖导致吸烟者的一种行为依赖,使得吸烟者感到戒烟困难甚大,无形中增加了戒烟的难度。

值得一提的是,社会因素在吸烟者成瘾的过程中可能也起着十分重要的作用。一些原本已经打算戒烟或者已经戒烟的烟民,在一些不良的社会环境中更加容易产生复吸的念头,比如在一些单位,常常有着宁吸一手烟,不吸二手烟的奇怪论调,礼尚往来的互相递烟俨然成了一种单位文化,久而久之,吸烟者在心理上的防线一旦崩塌或养成不吸不行的下意识习惯,那么戒烟恐怕会变得更为困难。

吸烟对人体会产生哪些危害?

有些吸烟者说:"饭后一支烟,赛过活神仙。"还有烟瘾大的则说:"宁可一天不吃不喝,也要吸支烟。"但有调查显示,平均每吸一支烟会缩短 5～10 分钟寿命。吸烟的害处很多,主要表现在以下几个方面:

(1)导致慢阻肺等肺部疾病:香烟燃烧时释放的焦油对口腔、喉、气管、肺均有损害,沉积在气道黏膜,破坏了气道黏膜纤毛功能,使痰量增加,并使支气管壁发生慢性病变,气管炎、慢阻肺、肺癌等便会产生。

（2）对心血管系统的影响：香烟燃烧产生的一氧化碳与血红蛋白竞争性结合,使血液中的氧气含量减少,造成血压和肺动脉压升高;使冠状动脉血管收缩,供血量减少或阻塞,引起心肌梗死;可引起心跳加快,心脏负荷加重,影响血液循环而导致心脑血管疾病、糖尿病、猝死综合征、呼吸功能下降、卒中（中风)等 20 多种疾病。

（3）吸烟致癌：研究发现,吸烟是产生自由基最快、最多的方式,每吸一口烟至少会产生 10 万个自由基,此为致癌和许多慢性疾病的元凶。英国牛津提德克里夫医院对 3.5 万名吸烟者进行了长达 50 年的研究,结果显示肺癌、胃癌、胰腺癌、膀胱癌、肝癌、口腔癌、鼻旁窦癌等 11 种癌症与吸烟"显著相关"。

（4）吸烟还会导致骨质疏松、更年期提早来临,可使男性丧失性功能和生育功能。孕妇吸烟可导致胎儿早产及体重不足,流产概率增加。此外,吸烟还可使牙齿变黄,易发口臭。吸烟害人害己,被动吸烟的人受到的危害不亚于吸烟者。

（5）吸烟可使人的注意力受到影响,同时影响人的智力和记忆力,从而降低工作和学习的效率。

前苏联曾有一青年,第一次吸烟时吸了一支大雪茄烟后猝死。英国也曾有一个长期吸烟的 40 岁男子,因从事一项十分重要的工作,一夜吸了 14 支雪茄烟和 40 支普通香烟,早晨感到难受求医,终因抢救无效死亡。

▌为什么要戒烟?

（1）戒烟对于健康的好处：这个自然无须赘言了,长期吸烟不仅可以导致慢性肺病、各种恶性肿瘤以及心脑血管疾病,甚至于可以导致生殖障碍、影响睡眠和智力,从身体和精神两个方面同时影响健康。成功的戒烟,不仅可以有效减少上述疾病的发生率,而且还能显著改善戒烟者的生活状态,提升生存质量。

（2）戒烟对于家人的好处：研究已经证实,那些吸着二手烟的你的家人,已经成为了甚至有可能超过你的最大的受害者,之前已经有多起案例报道,吸烟者的家人,尤其是家中的幼儿,在长期吸入二手烟之后,罹患恶性肿瘤。

（3）戒烟对于经济的好处：戒烟可以减少个人的经济支出,现在市面上的香烟,少则数元一包,多则成百上千,以一个烟民为计,如果他每天少抽一包价值为 12 元的香烟,一年就可以省下 4 380 元。如果以中国有 1 000 万烟民计,十年就可以省下 4 380 亿元,这还不包括那些因为吸烟致病而引发的医疗支出,国家要为此买单的支出恐怕要远远高于从烟厂获得的高额税收。故而戒烟对于个人或国家经济来说,都是有百利而无一害的。

（4）戒烟对于安全的好处:一个烟头引发的血案,这看似有些无厘头的标题,确是真实的发生在我们周围。有多少致命的火灾,是由于不道德的随手丢弃造成的? 这样的行为在大街上、在马路上行驶的汽车上、在极易引发公共灾害的室内无处不见,如果没有吸烟,那么至少可以减少因烟头造成的不必要的损失。

（5）戒烟对于社交的好处:人类是社会性的生物,离开社会孑然一人是根本不可能的。在目前的大环境下,戒烟是主流,如果有人仍然坚持在公众场合吞云吐雾的话,那么毫无疑问,这个人一定会是一个不怎么受人欢迎的家伙,即使在一些小团体中吸烟仍然是可以耍帅和扮酷的象征,但是人们对健康的渴求,只会让这种行为越来越不受人待见,那么你究竟是要拥抱社会,还是要拥抱香烟,答案显而易见。

▌戒烟的近期好处有哪些?

长期吸烟者,戒烟后的近期好处包括:味觉改善,口臭消除,牙齿变白,咳嗽痰液减少或停止,血压降低,睡眠改善,视力提高,头痛和肩部酸痛会逐渐消失,并且不像以前那样容易感冒。

▌戒烟的远期好处有哪些?

（1）患癌症的危险性会大大降低。戒烟 10～15 年后,得肺癌的机会便可降低到与不吸烟者一样。

（2）冠心病的死亡率下降。冠心病患者戒烟 1 年之后,冠心病死亡率很快下降,10 年后降至与不吸烟者同一水平。

（3）防止肺功能恶化。戒烟几周后,咳嗽、咳痰减少,可防止肺功能进一步恶化。

（4）有利于优生。孕妇吸烟对胎儿极为不利,容易造成流产、早产、死产及胎儿发育不良。若在怀孕前 4 个月开始戒烟,这些不良影响通常就可避免。

（5）溃疡病容易治愈。

（6）防止寿命缩短。

▌有哪些戒烟方法？

　　早在 1998 年，世界卫生组织已正式将烟草依赖作为一种慢性高复发性疾病列入国际疾病分类。由此可见，戒烟是一个非常复杂的治疗过程，仅凭意志力是绝对不够的，还需要到医院寻求专业帮助，通过心理、行为干预以及药物等综合治疗，缓解戒断症状，降低复吸率。我们推荐几种戒烟方法，供大家参考。

　　（1）"戒烟日"戒烟法：选择自己认为有意义的日子，如生日、结婚纪念日，作为戒烟的起点。

　　（2）"条件转移"戒烟法：有人常将吸烟与某种情景联系在一起，有效的方法是改变这种联系。可以用饭后散步、与家人聊天、超市购物等来转移，以形成新的条件反射。

　　（3）"疾病警示"戒烟法：当患有心血管病、溃疡病、糖尿病、肿瘤等时，为了提高疗效，就应积极自觉戒烟。调查显示，因疾病原因而戒烟成功者，复吸率低。

▌常用的戒烟药物有哪些？

　　使用尼古丁贴片、尼古丁口香糖或尼古丁吸入剂等尼古丁替代疗法，以及尼古丁受体阻断剂等药物治疗都是有效的戒烟治疗方法，联合使用效果会更明显。

　　多数吸烟者产生烟草依赖，当他们尝试戒烟时，会遭受强烈的烟瘾和易怒、注意力不能集中、烦躁不安等戒断症状的困扰。尼古丁替代疗法是一种经济有效的治疗方法，它通过减轻烟瘾，可以使戒烟率提高 1 倍多。其效果已经通过简短干预和作为非处方药销售以及戒烟专科门诊得到证实。尼古丁替代疗法是作为一种有效的帮助戒烟的公共卫生措施，应该引起足够重视，以达到促使多数烟民戒烟的目的。想要戒烟，还是不要孤军奋战，请医生帮忙吧。

　　多项研究证实，戒烟药伐尼克兰（畅沛）是一种高选择性尼古丁乙酰胆碱受体的部分激动剂，具有激动剂和拮抗剂双重活性。可缓解对尼古丁的渴望与戒断症状，并可阻断尼古丁与受体的结合，减少多巴胺释放，从而降低吸烟的奖赏效应。其独有的双重作用机制，能有效缓解戒断症状，从而轻松、有效戒烟，是辅助临床慢阻肺吸烟患者治疗的佳选。

▎戒烟时有哪些注意事项？

（1）做好充分的准备工作，了解一切有用的戒烟知识，向戒烟成功者取经，选择适合自己的戒烟方法。

（2）向家人、朋友和同事公开要戒烟的想法，争取他们的支持和帮助。

（3）制定详细的戒烟计划，弄清楚吸烟真正的原因，寻找无害的方法来替代。

（4）坚决放弃"这是最后一支烟"的想法，因为这往往是戒烟失败的主要原因。

▎老年人突然戒烟会促进死亡的说法对吗？

在我国中老年吸烟者中普遍存在一种误解：认为有长期吸烟习惯的人突然戒烟，弊大于利，甚至会促进死亡。

西安的一项老年队列研究结果显示：在调整了年龄、血压、血脂、体重等重要的死亡危险因素后，成功戒烟 2 年及以上者的总死亡危险下降 56％，冠心病的病死率下降 93％。值得注意的是，戒烟者慢阻肺的死亡危险仍然很高。提示中老年人戒烟的总健康保护效应是肯定的，对个别病种（如慢阻肺）由于其自然病程的特殊性，需尽早或长期戒烟后才能显现其保护作用，而此类既往吸烟者多因病而戒烟，其戒烟后近期死亡的原因多与病情已较严重有关。

▎戒烟后体重会增加吗？

由于烟草中的尼古丁有一定抑制食欲的作用，并能增加人体的基础代谢，加上吸烟能使胃肠道黏膜血管收缩，影响营养的吸收，因此一般来说，戒烟后大部分人的体重会增加，一般增加 5 千克左右，烟民们要有心理准备。在戒烟后注意适当控制饮食，尤其是少吃甜食，增加运动，这个过程可以很快过去。

▎戒烟后身体会有哪些变化？

（1）戒烟 20 分钟后，随着戒烟后身体里尼古丁含量的降低，全身的循环系统得到改善，特别是手和脚部。

（2）戒烟 8 小时后，血液中的含氧量达到不吸烟时的水平，同时体内一氧化碳的含量减少到一半。

（3）戒烟 24 小时后，戒烟给心脏、血压和血液系统带来的益处便会显现出来。

（4）戒烟 48 小时后，尼古丁全部消除，你会发现你的味觉和嗅觉开始得到改善。

（5）戒烟 72 小时后，呼吸变得更加轻松，同时你会感到整体精神状态有所改善。

（6）戒烟 3～9 个月后，任何呼吸问题都得到了改善，而且肺部的效率增加了 10%。

（7）戒烟 1 年后，冠心病的危险性比继续吸烟者下降一半。

（8）戒烟 5 年后，中风的危险性降到从不吸烟者水平。

（9）戒烟 10 年后，患支气管肺癌的危险性减半。

（10）戒烟 15 年后，患冠心病的危险与从不吸烟者相似，死亡的总体危险度恢复到从不吸烟者水平。

因此，任何时候戒烟都不算迟，而且最好在出现严重健康损害之前戒烟。

▮怎样才算戒烟成功？

世界卫生组织曾明确规定，戒断香烟后已达 2 年不再吸烟者，才可视为戒烟成功。不论以何种形式戒烟，烟民戒烟能否成功，关键在于对吸烟危害性的认知程度和戒烟的决心、目标及毅力。

▮戒烟后怎样避免复吸？

戒烟者所面临的最大问题就是复吸，以下几点将有助于您保持戒烟的成果。

（1）改变生活和工作环境。扔掉所有烟草制品、打火机、烟灰缸和其他吸烟用品，这是最重要的。戒烟就意味着和过去说再见，所以不要给自己留一丝念想。在过去吸烟的地方和场合放置一些警示牌，如"起床不要吸烟"、"饭后不要吸烟"等。特别想吸时，试着忍耐几分钟不吸。远离吸烟者，避免停留在可能想吸烟的地方，如酒吧等。

（2）改变既定习惯。如饭后迅速从座位上起来，不给吸烟留时间。

（3）寻找"替代品"。以往吸烟者的手和嘴每天都会多次重复吸烟的动作，戒烟后一般感觉不习惯，所以可以选择一些替代品来克服，如口香糖、牙签等可针对嘴上的习惯，铅笔、勺子等可针对手上的习惯。

什么是有害气体？

有害气体是指在一般或一定条件下有损人体健康，或危害作业安全的气体。包括有毒气体、可燃性气体和窒息性气体。空气中常见的有害气体有一氧化碳、二氧化氮、二氧化硫、一氧化氮、甲醛、氨气、氯气、氰化氢等。

有害气体的危害有哪些？

（1）硫氧化物主要来源是燃烧含硫的煤和石油而产生的气体。在冶炼厂、硫酸厂等的生产过程中，可排放大量的硫氧化物气体。二氧化硫是无色具有恶臭的刺激性气体，当吸入浓度为5毫克/立方米时，鼻腔和呼吸道黏膜都会出现刺激感，发生呼吸不畅；当二氧化硫浓度达30毫克/立方米时，可使呼吸道深部发生炎症、咳嗽，甚至引起肺水肿等。

（2）二氧化氮是棕红色气体，对呼吸器官有强烈刺激，能引起哮喘病急性发作。研究表明，二氧化氮会迅速破坏肺细胞，可能是肺气肿和肺癌的病因之一。

（3）甲醛来源于大量使用粘合剂的地方，如各种人造板材（刨花板、纤维板、胶合板等），新式家具，墙面、地面的装饰铺设，都要使用粘合剂，会有甲醛释放。某些化纤地毯、油漆涂料也含有一定量的甲醛。据统计，装修污染物的释放可长达3~15年。正常的开门开窗式的放味，实际上是不能去除因装修所产生的有害气体及异味的。甲醛有一股难忍的刺激性异味，对呼吸道黏膜、口咽黏膜及眼有刺激，可引起头痛、咳嗽、流泪，长时间接触可以引起恶心、呕吐，长期慢性刺激可出现精神不安定、注意力不集中、记忆力减退，甚至引起肿瘤。

（4）写字楼和家庭室内空气中的氨，主要来自建筑施工中使用的混凝土外加剂和室内装饰材料。氨有一股臭味，直接接触可引起失明、皮肤损伤，在密闭场所会引起喉、气管痉挛，呼吸停止；低浓度时可引起黏膜刺激感、头痛、恶心及呕吐等。

由于有害气体能损伤呼吸道黏膜，故在慢阻肺的发病过程中起了重要作用。

什么是工业废气？

工业废气是企业厂区内燃料燃烧和生产工艺过程中产生的各种排入空气的含有污染物气体的总称。这些废气有二氧化碳、二硫化碳、硫化氢、氟化物、氮氧化物、氯、氯化氢、一氧化碳、硫酸（雾）、铅、汞、铍化物、烟尘及生产性粉尘等，排入大气会污染空气。

工业废气与慢阻肺有关吗？

工业废气通过呼吸道进入人体体内，有的直接产生危害，有的还有蓄积作用，会更加严重地危害人体健康。大气污染物对人体的危害是多方面的，主要表现是呼吸道疾病与生理机能障碍，以及眼鼻等黏膜组织受到刺激而患病。化学气体如氯、氧化氮、二氧化硫等，对支气管黏膜有刺激和细胞毒性作用。空气中的烟尘或二氧化硫明显增加时，慢阻肺急性发作的频率明显增多。其他粉尘如二氧化硅、煤尘、棉尘等也刺激支气管黏膜，使气道清除功能受损害，为细菌入侵创造条件。工业废气增加了空气中的悬浮颗粒物，往往导致形成秋冬季节常见的辐射雾。由于现代社会人口密度增加和工业废气污染加重，更增加了大雾的发生。大雾对人体健康的危害有很大的隐蔽性。起雾时气压低，污染物与空气中水汽相结合，变得不易扩散和沉降。雾天水汽较多，尘埃不易挥发，含氧量较低，空气中的有害颗粒物增多。人的呼吸如果加深、加速后，自然就会将更多有害的物质吸入体内。这些可吸入性颗粒物进入人体呼吸道后会刺激黏膜，进而损伤肺部，导致人体呼吸系统疾病，极容易诱发或者加重各种疾病。在重污染的工业区，呼吸道疾病明显增加。在北京进行的两个居住区人群流行病学调查，收集二氧化硫和总悬浮颗粒物（TSP）与人群慢阻肺的资料，发现二氧化硫和TSP的浓度高与慢阻肺的患病率增高有关。

什么是室内污染？

室内空气污染主要分为以下几种类型：燃料燃烧生成物、烹调油烟；人体体味；吸烟产生的烟雾；家具、建材释放的有毒化学物质；家用电器、办公用品、日用品等产生的有害物质；细菌及病毒等。另外，空调所引起的污染也值得我们重视。

慢性阻塞性肺疾病综合防治手册

室内污染与慢阻肺有关吗?

家用煤气、液化石油气和天然气等燃烧时排出一氧化碳、二氧化碳、二氧化硫和醛类、苯并芘及烟灰微细尘粒等有毒气体和颗粒。食用油在高温下会发生裂解产生醛类、酮类烃、脂肪酸、芳香化合物和杂环化合物等。食用油在高温下生成的丙烯醛,会使人咽喉干燥,眼睛发涩,鼻痒和分泌物增多;而产生的二烯类凝聚物,可导致慢性呼吸道炎症。此外,由于现代建筑物普遍采用密封式结构,因此使用装饰材料不当造成室内空气污染而引发疾病的现象相当严重。室内空气微生物的主要来源是人们在室内的生活和活动。细菌、真菌和螨虫等可在地毯、家具、窗帘、卧具和角落中快速繁殖,引起过敏性鼻炎、过敏性哮喘等呼吸道疾病。生物燃料与慢阻肺的发病也有一定的相关性。

什么是悬浮颗粒物?

英文 Total Suspended Particulate 的缩写 TSP,称为总悬浮颗粒物,即总悬浮微粒,是指悬浮在空气中的空气动力学当量直径≤100 微米的颗粒物。同类的其他简称常见的有 PM10、PM2.5 等,它们都是指粉尘微粒,主要来源于燃料燃烧时产生的烟尘、生产加工过程中产生的粉尘、建筑和交通扬尘、风沙扬尘以及气态污染物经过复杂物理化学反应在空气中生成的相应颗粒。

悬浮颗粒物与慢阻肺有关吗?

总悬浮颗粒物是大气质量评价中的一个通用的重要污染指标。对人体危害最大的是 10 微米以下的浮游状颗粒物,称为飘尘(后改称为可吸入颗粒物)。PM2.5 是指大气中直径小于或等于 2.5 微米的颗粒物,也称为可入肺颗粒物。

研究表明,慢性呼吸道炎症、肺气肿、肺癌的发病与空气颗粒物的污染程度明显相关,当长年接触颗粒物浓度高于 0.2 毫克/立方米的空气时,其呼吸系统病症增加。美国心脏协会估计,仅在美国,被 PM2.5 颗粒污染的空气就导致每年约 6 万人死亡。

什么是雾霾?

雾霾,顾名思义是雾和霾。雾和霾的相同之处都是视程障碍物,但雾是雾,霾是霾,雾与霾的形成原因和条件有很大的差别。

雾是浮游在空中的大量微小水滴或冰晶,形成条件要具备较高的水汽饱和因素。出现雾时空气潮湿,空气相对湿度常达100%或接近100%,有效水平能见度小于1 000米。当有效水平能见度为1 000~10 000米时称为轻雾。雾有随着空气湿度的日变化而出现早晚较常见或加浓,白天相对减轻甚至消失的现象。

出现霾时空气则相对干燥,空气相对湿度通常在80%以下。其形成原因是由于大量极细微的尘粒、烟粒、盐粒等均匀地浮游在空中,使有效水平能见度小于10 000米的空气混蚀的现象。霾的日变化一般不明显。当气团没有大的变化,空气团较稳定时,持续出现时间较长,有时可持续10天以上。

雾霾和空气污染的主要来源是:工业企业能源和废气排放;采暖锅炉和生活炉灶;交通运输;其他如建筑扬尘、沉积在路边的灰尘悬浮。

▍雾霾有哪些危害?

(1) 对呼吸系统的损害:雾霾天对呼吸系统影响最大,这已成为多数人的共识。呼吸系统与外界环境接触最频繁,且接触面积较大,数百种大气颗粒物能直接进入并黏附在人体上下呼吸道和肺叶中,并且大部分会被人体吸入。其次,雾霾天气导致近地层紫外线减弱,容易使得空气中病菌的活性增强,细颗粒物会"带着"细菌、病毒,来到呼吸系统的深处,造成感染。

(2) 对心脏的损害:哈佛大学公共卫生学院证明,阴霾天中的颗粒污染物不仅会引发心肌梗死,还会造成心肌缺血或损伤。美国调查了2.5万名有心脏病或心脏不太好的人,发现PM2.5增加10微克/立方米后,患者病死率会提高10%~27%。

(3) 对血管的损害:雾霾天空气中污染物多,气压低,容易诱发心血管疾病的急性发作。雾大的时候,水汽含量非常高,人们在户外活动和运动时,汗液不容易排出,会造成胸闷、血压升高。而且,浓雾天气压比较低,人会产生一种烦躁的感觉,血压自然会有所增高。另外,雾天往往气温较低,一些高血压、冠心病患者从温暖的室内突然走到寒冷的室外,血管热胀冷缩,也可使血压升高,导致中风、心肌梗死的发生。

(4) 对皮肤的损害:皮肤也有呼吸功能,在干净的空气里,皮肤会很舒适、滋润,但如果在一个很脏的环境里,皮肤会很不舒服。

（5）对中枢神经系统的损害：雾霾不仅伤害呼吸器官，更在无形之中影响着神经系统。钟南山院士曾介绍，美国第 65 届老年医学会年会有个结论，空气中 PM2.5 增加 10 微克/立方米，人的脑功能就会衰老 3 年。

（6）对生殖泌尿系统的损害：雾霾对精液质量的影响主要表现在后期。雾霾中的可吸入物质进入人体血液循环，会逐渐堆积在人体各个器官，包括精液工厂的阴囊。此外，由于生殖泌尿系统是人体代谢最快的组织，当由外界吸入的颗粒进入人体血液循环时，首先要受影响的就是生殖泌尿系统，会引起一系列生殖泌尿系统病变，比如肾衰竭、尿毒症、少精、精子畸形、前列腺增生等。

此外，还需注意的是，感冒、过敏等疾病在雾霾天更易发作或加重；雾霾中的一些病原体会导致头痛，甚至诱发高血压、脑溢血等疾病；雾霾天气还可导致近地层紫外线的减弱，使空气中的传染性病菌的活性增强，传染病增多。

▍雾霾与慢阻肺有关吗？

这就要说起这雾霾天气里的典型污染源了，可吸入颗粒物（PM2.5）携带着硫化物、硝酸盐、元素碳、重金属、有机化合物等大量有毒化学成分，这些微小颗粒能进入到人体的气管、支气管，并直达肺泡，激发人体的免疫反应。对于慢阻肺患者来说，当这些污染颗粒沉积在气道壁、肺泡等组织后，使原本肺部就有阻塞症状的患者出现咳痰加重、气喘等症状。说到此，恐怕还有很多患者还不太了解慢阻肺的病因吧？天气与病因挂钩，才是真正的根源所在。因此我们更需要来了解慢阻肺的病因，从而着手针对这种天气的预防才对。

造成慢阻肺的原因很多，但吸烟、大气污染、病毒感染、遗传等是其中主要的原因。慢阻肺的危险因素包括个体因素和环境因素。

个体因素：研究结果显示，有慢性阻塞性肺疾病家族史的人群，患慢阻肺病的危险性是无家族史人群的 2 倍多；家族中患慢阻肺的人数越多，家族成员患病危险性就越大；父亲有慢阻肺史而本人也吸烟的人群患慢阻肺的危险性更大。

环境因素：包括吸烟、空气污染、体重指数、性别与年龄因素等。吸烟是引起慢阻肺的最主要危险因素，目前几乎所有的资料均显示吸烟者慢阻肺患病率显著高于不吸烟者，而空气污染次之。但是随着环境的污染日趋严重，更加上这种恶劣天气的影响，就会很容易增加慢阻肺的患病概率。

针对当下雾霾天气影响健康的问题，钟南山院士介绍说："雾霾天气会直接影响呼吸系统,可增加慢阻肺的患病率,这是有据可循的。但雾霾对人体的影响是一个缓慢的过程,影响有多大或多严重,中国在这方面还缺乏系统的资料。"由此可见,环境因素对慢阻肺发病的影响虽没有吸烟这么直接,但却是无处不在、防不胜防的一种致病因子。

为什么慢阻肺患者会营养不良?

慢阻肺是一种慢性消耗性疾病,患者的营养状态直接影响疾病的预后。慢阻肺患者常常伴有营养不良,体重进行性下降。引起患者营养不良的主要原因有:

（1）饮食摄入不足,热量供应减少。慢阻肺患者由于缺氧、高碳酸血症、胃肠道淤血以及抗生素所致肠道菌群失调,导致消化吸收功能障碍。

（2）机体能量消耗增加。慢阻肺是一种慢性气道炎症,气道阻力增加及胸肺顺应性下降使呼吸功耗和氧耗量增加。

（3）肌肉组织减少。慢阻肺患者心肺功能下降明显,运动能力受限,直接导致肌肉萎缩。慢阻肺治疗中常使用糖皮质激素,它可以促进肌肉分解,抑制肌肉合成,加剧肌肉萎缩。

（4）感染。慢阻肺患者的营养状态与其基本病情密切相关,营养不良常使呼吸肌结构和功能受损,导致肺通气功能严重障碍,加之患者免疫功能下降而易出现肺部感染。如此反复极易形成恶性循环,因此营养支持疗法已成为慢阻肺患者康复治疗措施的重要组成部分,在慢阻肺患者的综合治疗中起着重要作用。

营养不良对慢阻肺患者的影响如何?

营养不良作为临床疾病的合并症或继发症,不利于患者的临床康复。严重的营养不良可以造成肺部乃至全身性多器官功能受损,加快慢阻肺的发生与发展进程。

（1）肺功能受损:营养不良的患者,由于缺乏必要的能量及营养支持,正常通气的动力来源——呼吸肌缺乏足够的收缩力和耐力,必然会影响已经恶化的肺功能,这突出表现为慢阻肺患者最大吸气压、最大呼气压、最大通气量、肺活量明显降低。营养不良还影响呼吸中枢对低氧的反应能力,降低通气驱动力,造成那些依靠低氧刺激而维持通气的Ⅱ型呼吸衰竭患者通气功能严重受损。

（2）机体及肺部免疫力受损：营养不良可严重损害机体和肺部的免疫和防御功能：机体的细胞免疫功能下降，尤其是 T 淋巴细胞；机体的体液免疫功能下降，血清免疫球蛋白水平降低；补体系统活性降低；影响肺泡和支气管上皮细胞的再生和修复；支气管纤毛运动功能减弱；气道中分泌型免疫球蛋白 A 水平低下。

‖ 营养不良会影响慢阻肺的预后吗？

对于慢阻肺患者而言，加强营养是很重要的。国外研究表明 $30\% \sim 70\%$ 的慢阻肺病患者存在不同程度的营养不良情况，并且随着病情的加重，营养不良的程度更加突出，严重者临床上称之为"肺恶病质综合征"（pulmonary cachexia syndrome）。许多学者将营养状况作为评判慢阻肺患者预后的一个重要指标。对于营养不良以及营养正常患者进行必要的营养支持有助于病情的恢复。低体重指数的患者死亡率明显增高，但如果给予适当的营养支持治疗，死亡率会有所降低。肌肉质量降低是预后的一个独立预测因素，并且是治疗时必须考虑的因素之一。

‖ 慢阻肺患者如何进行肺康复治疗？

肺康复治疗是对有症状和日常活动能力降低的慢性肺疾病患者采用的有证据基础的、多学科和综合的干预，通过与患者的个体化治疗相结合，肺康复有助于减轻症状，恢复理想功能状态。肺康复的目标如下：

（1）缓解或控制呼吸疾病的急性症状及并发症。

（2）消除疾病遗留的功能障碍及心理障碍，开展积极的呼吸和运动训练，挖掘呼吸功能潜力。

（3）教育患者如何争取日常生活中的最大活动量，并提高其对运动和活动的耐力，增加日常生活自理能力，减少对住院的需要。

对慢阻肺患者而言，肺康复治疗是一种已趋于成熟的多元化治疗，具体实施时应根据患者的情况制定一个切实可行的康复目标，包括近期及远期目标，并制定详尽的康复时间表，内容包括教育、呼吸和胸部物理治疗的指导，心理学支持和运动锻炼。

常用的使用于慢阻肺患者的康复项目有：运动锻炼下肢、上肢肌肉，呼吸肌的锻炼,补充氧,无创通气,营养补充等。

正常人的呼吸方式是怎样的?

呼吸是指机体与外界环境之间气体交换的过程。人的呼吸过程包括三个互相联系的环节:外呼吸,包括肺通气和肺换气;气体在血液中的运输;内呼吸,指组织细胞与血液间的气体交换。正常成人安静时呼吸一次以 6.4 秒为最佳,每次吸入和呼出的气体量大约为 500 毫升,称为潮气量。当人用力吸气,一直到不能再吸的时候为止;然后再用力呼气,一直呼到不能再呼的时候为止,这时呼出的气体量称为肺活量。正常成人男子肺活量为 3 500~4 000 毫升,女子为 2 500~3 500 毫升。

常见的呼吸方式主要有两种:胸式呼吸和腹式呼吸。胸式呼吸以肋骨和胸骨活动为主,吸气时胸廓前后、左右径增大。由于呼吸时,空气直接进入肺部,故胸腔会因此而扩大,腹部保持平坦。腹式呼吸以膈肌运动为主,吸气时胸廓的上下径增大。正常的胸式呼吸一次 10~15 秒,能吸入约 500 毫升空气。腹式呼吸时,横隔肌会下降,腹压增加,感觉好像是空气直接进入腹部,这时若把手放在肚脐上,会感觉手上下微微抬放。我们大多数人,特别是女性,大都采用胸式呼吸。

慢阻肺患者如何进行胸式呼吸和腹式呼吸?

要弄清楚什么是胸式呼吸和腹式呼吸,首先就要了解人体基本的呼吸过程。人体在平静呼吸时,吸气运动主要是由吸气肌,即膈肌和肋间外肌的收缩实现的,是一个主动过程。膈肌位于胸腔和腹腔之间,构成胸腔的底,静止时向上隆起,形似钟罩,收缩时,隆起的中心向下移,从而增大胸腔的上下径,使胸腔体积增大,利于气体进入肺内。膈肌和肋间外肌舒张时,肺依其回缩力牵引胸廓回缩,减小胸腔与肺的容积,使气体呼出,完成一次呼吸运动。膈肌的收缩和舒张可引起腹腔内器官的移动,造成腹部起伏,这种以膈肌舒缩为主的呼吸运动称为腹式呼吸,而肋间外肌的舒缩活动表现为胸部的起伏,因此,以肋间外肌舒缩为主的呼吸运动称为胸式呼吸。一般情况下,成年人的呼吸运动呈腹式呼吸和胸式呼吸并存的混合式呼吸,婴幼儿由于尚未发育完全,以腹式呼吸为主。慢阻肺患者可通过练习深而慢的腹式呼吸以提高呼吸功能,这也是慢阻肺肺康复治疗的重要内容之一。具体步骤如下:

慢性阻塞性肺疾病综合防治手册

（1）如患者有气道痉挛,在锻炼开始之前先吸入支气管扩张剂,氧疗的患者应继续氧疗。如气道内分泌物多,应先予体位引流或有效咳嗽。

（2）患者可取卧位、半卧位或立位,初学时以半卧位为容易,如取卧位或半卧位,两膝下可垫小枕头,使小腿半屈,有利于使腹部放松。

（3）将左右手分别放于腹部和前胸部,以便观察锻炼时胸腹的呼吸运动情况,放松胸壁和呼吸辅助肌。

（4）患者采取较深而慢的呼吸经鼻吸气,经缩唇的嘴慢呼气,吸气时有意尽力应用膈肌,达到上腹部最大隆起。

（5）呼气时应用腹肌收缩膈肌上移,以帮助排气和膈肌休息,若腹肌无力,可在下腹部放置2～3千克重物或包裹腹带以帮助腹肌用力。

（6）呼吸期间保持胸廓最小运动幅度或不变。锻炼患者通过手感了解胸腹活动是否符合要求,并随时纠正。

（7）掌握卧位或半卧位的腹式呼吸方法后,可应用于坐位,前倾位或立位时的腹式呼吸。

什么是胸腹矛盾呼吸?

相邻的多根肋骨多处骨折时,可造成胸壁浮动。吸气时浮动的胸壁塌陷,呼气时则向外隆起,这种现象恰与正常呼吸运动相反,称为反常呼吸或矛盾呼吸。

胸腹部的矛盾呼吸是指呼吸时胸廓与腹部出现相反运动,该表现是呼吸肌疲劳的可靠临床征象,也是给予人工通气的适应症。

慢阻肺患者运动时可以诱发胸腹矛盾呼吸,胸腹矛盾呼吸的程度与基础通气功能损害明显相关。吸入30％氧气可以改善和延缓运动时诱发的胸腹矛盾呼吸运动,提高吸气肌的工作效率,进而有利于提高慢阻肺患者的运动能力。

如何进行缩唇呼吸锻炼?

缩唇呼气能保持呼气时气道通畅,使吸入肺内的气体能充分的呼出,提高呼吸效率,防止气道塌陷和气体陷闭。缩唇呼吸锻炼的具体做法为:

（1）患者取坐位,双手扶膝,舌尖放在下颌牙齿内底部,舌体略弓起靠近上颌硬腭、软腭交际处,以增加呼吸气流的阻力,口唇缩成"吹口哨"状。

（2）吸气时用鼻子，这样吸入肺部的空气经鼻腔黏膜的吸附、过滤、湿润加温可以减少对咽喉、气道的刺激，并有防止感染的作用。每次吸气后不要忙于呼出，宜稍屏气片刻再进行缩唇呼气。

（3）呼气时腹部内陷，胸部前倾，将口唇缩小（呈吹口哨样），使气体通过缩窄的口型徐徐将肺内气体轻轻吹出，每次呼气持续 4～6 秒，然后用鼻子轻轻吸气。尽量将气呼出，以延长呼气时间，同时口腔压力增加，传至末梢气道，避免小气道过早关闭，改善肺泡有效通气量。

（4）呼气时要求呼气时间要长一些，尽量多呼出气体，吸气和呼气时间比为 1：2 或 1：3。

按照以上方法每天练习 3～4 次，每次 15～30 分钟，吸气时默数 1、2，呼气时默数 1、2、3、4，就能逐渐延长呼气时间，降低呼吸频率。口唇收缩的程度和每次呼吸的深浅可以根据自己的感觉来调整，可结合腹式呼吸锻炼同时进行。

‖ 如何进行腹式呼吸锻炼？

严重慢阻肺患者因为肺气肿而胸廓处于过度扩张状态，呼吸时胸廓活动度降低，吸入空气和呼出肺内气体的效率差、肺通气量减少，需要靠加强腹式呼吸来提高呼吸效率，即增加膈肌和腹肌活动，以增加肺通气量。腹式呼吸锻炼的方法为：

（1）患者可取立位、坐位或平卧位、前倾坐位（20°～45°）等各种体位，初学时以半卧位容易掌握。

（2）两膝半屈（或膝下垫小枕），使腹肌放松。

（3）两手分别放于前胸部和上腹部，用鼻子缓慢吸气时，膈肌最大程度下降，腹肌松弛，腹部手感向上抬起，胸部手在原位不动，抑制胸廓运动。

（4）动作要领：吸气时患者自觉地鼓起腹部，尽量用腹部肌肉推动放在腹部的手向前移动；呼气时放在腹部的手稍用力，帮助腹部恢复。放在上胸部的手用于注意监督有无胸部明显起伏。

（5）呼吸节律和频率：呼吸须按节律进行，吸与呼之比为 1：2 或 1：3 为宜。尽量每分钟呼吸 7～8 次，每日 3 次，每次 10～15 分钟。

缩唇呼吸和腹式呼吸最好能联合应用，时间由短到长，尽量做到"习惯成自然"，最后成为一种不自觉的呼吸模式。

训练过程中如果感到头晕、胸闷、疲劳和手足麻木,则表示锻炼过度,需要休息和调整方法。

▋如何对慢阻肺患者进行评估?

（1）症状评估:当前已经有数种评估 COPD 症状的问卷,常采用改良英国 MRC 呼吸困难指数（Modified British Medical Research Council，mMRC）或 COPD 评估测试（COPD Assessment Test，CAT）。全球策略修订版选用 mMRC（表3）或者 CAT 问卷（表4）进行评估。COPD 评估测试（CAT）包括 8 个常见临床问题,以评估 COPD 患者的健康损害,评分范围 0～40 分,与圣乔治呼吸问卷（SGRQ）相关性很好,其可靠性和反应性均较满意。

改良呼吸困难指数（mMRC）:评估呼吸困难严重程度。

表3　改良呼吸困难指数（mMRC）

mMRC 分级	mMRC 评估呼吸困难严重程度
mMRC 分级 0	我仅在费力运动时出现呼吸困难
mMRC 分级 1	我平地快步行走或步行爬小坡时出现气短
mMRC 分级 2	我由于气短,平地行时比同龄人慢或者需要停下来休息
mMRC 分级 3	我在行走 100 米左右或数分钟后需要停下来休息
mMRC 分级 4	我因严重呼吸困难以致不能离开家,或在穿衣服、脱衣时出现呼吸困难

COPD 评估测试（CAT）:用来评估患者生活质量。

表4　COPD 评估测试（CAT）呼吸问卷

	分 值		得分
我从不咳嗽	⓪①②③④⑤	我一直在咳嗽	
我一点痰也没有	⓪①②③④⑤	我有很多很多痰	
我没有任何胸闷的感觉	⓪①②③④⑤	我有很严重的胸闷	
当我爬坡或上一层楼梯时,没有气喘的感觉	⓪①②③④⑤	当我爬坡或上一层楼梯时,我感觉非常喘不过气	
我在家里能做任何事情	⓪①②③④⑤	我在家里做任何事情都受影响	
尽管我有肺部疾病,但我对离家外出很有信心	⓪①②③④⑤	由于我有肺部疾病,我对离家外出一点信心都没有	
我睡眠非常好	⓪①②③④⑤	由于我有肺部疾病,我睡眠相当差	
我精力旺盛	⓪①②③④⑤	我一点精力也没有	

患者根据自身情况,对每个项目做出相应评分(0~5),CAT 分值范围是0~40。

①0~10 分的患者被评定为 COPD"轻微影响";②11~20 分者为"中等影响";③21~30 分者为"严重影响";④31~40 分者为"非常严重影响"。

mMRC 分级≥2 或者 CAT 分值≥10 分表明症状较重。

(2) 肺功能评估:气流受限程度采用肺功能严重度分级,即 FEV₁ 占预计值 80%、50%、30%为分级标准(表5)。

表5　气流受限分级(吸入支气管扩张剂后)

分　　级	患者肺功能($FEV_1/FVC < 70\%$)
GOLD1:轻度	$FEV_1 \geqslant 80\%$预计值
GOLD2:中度	$50\% \leqslant FEV_1$ 占预计值百分比$< 80\%$
GOLD3:重度	$30\% \leqslant FEV_1$ 占预计值百分比$< 50\%$
GOLD4:极重度	FEV_1 占预计值百分比$< 30\%$

(3) COPD 急性加重的风险评估:采用肺功能和急性加重病史评估急性加重的风险。GOLD 的肺功能分级:GOLD 3 级或者 GOLD 4 级表明有高风险。急性加重病史:在过去的 1 年中有 2 次或 2 次以上的急性加重,表明具有高风险。如果当肺功能评估获得的风险分类与急性加重史获得的结果不一致时,则以评估所得到的风险最高的结果为准。

(4) 合并症评估:COPD 患者常常伴有合并症,包括心血管疾病、骨质疏松、焦虑和抑郁、肺癌、感染、代谢综合征和糖尿病等。最常见的合并症是心血管疾病、抑郁和骨质疏松。这些合并症可发生在轻度、中度、重度和严重气流受限的患者中,并且分别影响患者的住院和死亡,应该努力发现患者的合并症并给予适当的治疗。

▌慢阻肺患者的综合评估有哪些?

临床上要了解慢阻肺病情对患者本人的影响,应该综合症状评估、肺功能分级以及急性加重的风险。综合评估这些项目,从而达到改善慢阻肺的疾病管理的目的,综合评估示意图(图 1)及表格(表 6)如下。

如上所述,临床上推荐 mMRC 或者 CAT 分值作为症状评估,mMRC 分级≥2 或者 CAT 分值≥10 表明症状较重。全球策略修订版推荐应用 CAT 分

慢性阻塞性肺疾病综合防治手册

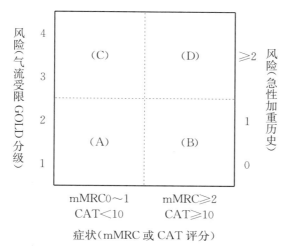

图 1　综合评估示意图

表 6　COPD 综合评估

患者	特　　征	肺功能分级	每年急性加重次数	mMRC	CAT
A	低风险,症状少	GOLD 1～2	≤1	0～1	<10
B	低风险,症状多	GOLD 1～2	≤1	2+	≥10
C	高风险,症状少	GOLD 3～4	2+	0～1	<10
D	高风险,症状多	GOLD 3～4	2+	2+	≥10

值,因为 CAT 能够提供较为准确临床症状评估,如果无 CAT 分值评估,mMRC 分级也能提供呼吸困难的影响评估,但是没有必要同时使用两种评估方法。

现在有两种方法评估慢阻肺急性加重(AECOPD)的风险。第一种常用的方法是应用 GOLD 的肺功能分级,即:GOLD 3 或者 4 级表明具有高风险。第二种方法是根据患者急性加重的病史进行判断,在过去的 1 年中有 2 次或 2次以上的急性加重次数,表明具有高风险。如果当肺功能评估获得的风险分类与急性加重史获得的结果出现不一致时,则以两种方法评估所得到的风险最高的结果为准。

全球策略修订版指出新的评估系统的循证医学证据如下:①急性加重风险较高的患者,其肺功能常常是 GOLD 分级 3 或 4,也很容易从患者本人的过去病史中获得线索。②急性加重风险较高的患者常伴有 FEV_1 的快速降低,以及健康状态的迅速恶化。③CAT 评分≥10 的患者健康状态显著恶化。即使某些患者并无频繁的急性加重,但肺功能属于 GOLD 3 级或 4 级,同样有较高的住院率和死亡率。

▌评估慢阻肺患者的意义是什么?

2011 年全球策略修订版中,COPD 评估是一个全新的概念。COPD 的评估是根据患者的临床症状、未来急性加重的风险、肺功能异常的严重程度以及并发症的情况进行综合评估。COPD 的综合评估系统反映了 COPD 的复杂性,明显优于先前应用单一的气流受限进行疾病的分期,其目的是决定疾病的严重程度,包括气流受限的严重程度,患者的健康状况和未来的风险程度(例如急性加重、住院或死亡),最终目的是指导治疗:减少疾病对日常生活的影响;降低气流受限严重度;降低可能的风险事件,如急性加重、住院、死亡等。

▌慢阻肺患者如何预防感冒?

感冒又称急性上呼吸道感染,一般分为普通感冒和流行性感冒两种。引起感冒的常见病毒有鼻病毒、流感病毒、腺病毒、肠道病毒、疱疹病毒等。其中流感病毒引起的感冒具有高度传染性,易引起爆发流行或大流行,又称流行性感冒。病毒感染后,支气管纤毛上皮受损,防御能力减弱,易继发细菌感染而导致慢阻肺急性发作。预防感冒的方法有:

(1)加强锻炼(包括耐寒锻炼),增强抵抗力。在季节变换、温差变化大时注意防寒保暖。室内经常通风,保持一定湿度,并经常洗晒被褥和枕头。在感冒流行时,应尽量避免参加集体活动及出入公共场合,以减少传染机会。

(2)对感冒患者,特别是流感患者,在发病早期应注意隔离。感冒患者应戴口罩,避免直接对他人打喷嚏或咳嗽。患者住的房间可用乳酸、食醋或中药苍术、艾叶熏蒸消毒空气。食醋消毒法:在住房内按每立方米空间用食醋 2～10 毫升,熏蒸 1 小时。

(3)与感冒患者密切接触的易感者,服用大量维生素 C 和板蓝根,可有一定的预防作用。

(4)免疫预防:一种用特异性流感疫苗刺激机体引发特异性免疫反应,有一定效果。但是由于病毒抗原经常发生变异,各型间无明显交叉免疫,故疫苗制备和推广应用都有困难。另一种是非特异性免疫增强剂,如口服泛福舒、肌注核酪或卡介菌多糖核酸等,以增强机体对感冒的抵抗力,尤其适用于年老体弱、反复感冒者。

入秋后如何预防慢阻肺急性发作?

秋季的气候特点为乍寒还暖,慢阻肺患者往往容易忽视防治,导致冬季寒冷季节慢阻肺反复发作甚至加重。入秋后气候逐渐转为寒冷,昼夜温差大,室内外冷热变化剧烈,而呼吸系统对寒冷的刺激较为敏感。寒冷导致血管收缩,使吸入的冷空气不能及时加热,呼吸道黏膜受到寒冷的刺激,从而诱发慢阻肺急性加重。入秋后,慢阻肺要提早预防,防止疾病的复发或加重。

利用每天收听到的天气预报,提前采取预防措施。冷空气来时,应及早添衣,加强保暖,避免受凉;在日平均气温降至 10℃ 以下时,出门宜戴帽子;大风外出时,最好戴上帽子、口罩、围巾,以免吸入粉尘、冷空气等。

一年四季坚持适当的体育锻炼,秋冬时更应加强体育锻炼,以提高机体对寒冷的适应能力。可根据自己的兴趣爱好,选择 1~2 项,如八段锦、慢跑、散步、练太极拳等。

注意室内环境卫生,中午气温高时适当开窗通风。吸烟者要尽早戒烟。进出公共场所或特殊环境,注意戴好口罩,防止吸入有害气体、烟尘等。

日常饮食宜清淡而富含营养,多吃新鲜蔬菜和水果。豆浆和豆制品等优质蛋白既能补充慢阻肺对机体造成的营养损耗,且无生痰生火之弊,故可常吃。

积极防治上呼吸道感染,特别是感冒。如已有咽喉疼痛、咳嗽、咳痰等咽喉炎及气管炎的症状,应在医生指导下早期选用抗菌、抗病毒药物,以防疾病进一步严重发展。上呼吸道感染若不及时治疗,极有可能转为下呼吸道感染。

如果每年定期(秋季)发生呼吸道感染、支气管炎加重等,可以提前 1~2 周进行中药汤药的服食调理,以避免感染发生。也可以提前 1~2 月开始进行增强机体免疫力的药物如卡介菌多糖核酸、转移因子等的注射,到疾病高发时节,已经完成治疗疗程,此时机体免疫状态正处于最佳时期,可以增强机体抵御疾病的能力。

为何寒冬时节易引起慢阻肺急性发作?

冷空气使呼吸道局部温度降低,黏膜毛细血管收缩,局部血液减少;寒冷又可直接导致黏膜上皮的纤毛运动减慢,使气管抵抗进入呼吸道的细菌的功能减弱,外界的或寄生于呼吸道中的病毒和细菌就会乘机大量繁殖,导致慢阻肺的急性发作。寒冷还可以使黏膜腺体分泌增加,吸入气体湿化不足,痰液黏稠,呼吸道不畅,也是慢阻肺的诱发因素。所以,在寒冷的冬季,慢阻肺病情最易复发。

喘息型慢阻肺的发病与过敏关系密切。如对尘螨、真菌、粉尘、寄生虫、花粉及化学气体过敏,便可使呼吸道黏膜水肿、充血和支气管痉挛而发生咳嗽和喘息。冬季寒风凛冽,叶落草枯,空气中的致敏物质增加,防范不足容易导致慢阻肺的复发。

慢阻肺的患者多见于 50 岁以上的老年人,这与老年人呼吸道局部防御及免疫功能低下有一定的关系。冬季气候寒冷,使老年人抵抗能力更薄弱。肾上腺皮质激素与性激素分泌减少,使呼吸道黏膜萎缩,肺组织储备能力降低,肺组织弹性减退。这些均是容易引起慢阻肺反复发作的原因。

冬季在中医而言,正处于"冬藏"阶段,机体阳气内收,生理活动处于低潮期,此时如果外邪侵袭,就容易进入人体而导致外感发生。

针对以上原因,寒冬季节我们应该注意以下几点:

(1)防寒保暖:冬季经常有冷空气活动,当有冷风过境时,要及时增加衣物。当气温回升时,也要适时减衣,以保持一定的抗寒能力。可采取一些保暖措施,使得冬季室内温度保持在 20℃左右,室温不宜过高,以免因室内外温差过大而引起感冒。此外,还可以多吃一些高热量食品(如鱼、蛋、禽、瘦肉等)。在寒冷的冬季外出时,应先做一些局部的热身,并佩戴口罩和围巾。

(2)增强锻炼:从秋天就开始一些"耐寒锻炼",如清晨到户外去呼吸新鲜空气,用冷水洗脸、擦浴等。冬季可以选择一些适合自己的体育锻炼方式,老年人可选体操、气功、太极拳、散步和慢跑等。

(3)杜绝烟酒:吸烟可使支气管上皮受损,自净和排痰等功能减弱,容易刺激呼吸道导致剧烈咳嗽,对慢阻肺的治疗和恢复极为不利。少量的饮酒具有活血化瘀、舒筋活络的作用,但是大量、长时间的饮酒不仅影响肝脏的功能,对咽喉、气管、支气管也有不利的影响。因此,慢阻肺的患者要杜绝烟酒。

(4)饮食调理:宜选择清淡、易消化、富有营养的食物,多吃新鲜蔬菜和水果,忌食虾、蟹、鱼等易引起过敏的食品。尽量少吃地瓜、土豆、韭菜及未加工的黄豆等,这些食品易产气,引起腹胀、膈肌提高,肺活量受限,不利于慢阻肺等呼吸道疾病的康复。

慢性阻塞性肺疾病综合防治手册

（5）及时就医：尽管采取各种措施预防感冒，但慢阻肺患者一旦感冒还是要积极治疗，防止感冒引起慢阻肺急性加重。慢阻肺急性发作者要尽早去医院诊治，配合医生积极治疗。

（6）中药调理：可以提前进行中药汤药预防调理，或者膏方进补，以增强肌体抵抗疾病的能力。甚至可以在夏天"三伏"之际，进行"冬病夏治"，去除体内"宿根"，以减少冬季的发作。在冬季发作时，也可以进行"冬病冬治"，控制症状，减少复发。

▌慢阻肺患者如何安全过冬？

冷空气活动频繁、气温昼夜变化大的冬季，是慢阻肺极易复发的季节。寒冷空气刺激呼吸道，减弱上呼吸道黏膜的防御功能，并可反射性引起支气管平滑肌收缩、黏膜血液循环障碍和分泌物排出困难等，造成慢阻肺在冬季容易发生病情变化。患者咳嗽加剧，咳痰量增加，喘息呼吸困难加重，甚至危及生命。以下几点可以帮助患者安全越冬：

（1）注意保暖，预防感冒：慢阻肺患者的耐寒能力差，当遇到寒冷刺激时，易引起感冒、咽炎等上呼吸道感染，而感冒是慢阻肺急性发作的主要诱因。所以要注意保暖，谨防感冒。

（2）坚持体育锻炼：慢阻肺患者四季都要进行适当的体育锻炼，以提高机体的免疫能力和心、肺的贮备功能。冬季时选择合适的运动进行锻炼，在天气较暖和时进行。

（3）加强耐寒锻炼：慢阻肺患者对寒冷极为敏感，常做耐寒锻炼可增加抵御寒冷刺激的能力。从夏季开始用冷水洗手、脸、颈部，冬季时可以先从温水开始，逐渐过渡到冷水。

（4）做好环境保护：居室内严禁吸烟，避免烟雾、粉尘和刺激性气体对呼吸道的影响，以免加重慢阻肺病情。居室内要定期开门窗，使空气流通，但要保证室内温度不要过低。

（5）科学调摄饮食：饮食以健脾开胃、清淡、温软为宜，补足富含维生素、优质蛋白质和热量高的食物，如禽蛋、豆制品、新鲜蔬菜、水果、干果等。冬季还可适当吃些羊肉、狗肉、牛肉等，以起到温补作用。

（6）保持情绪乐观：由于慢阻肺具有反复发作、迁延不愈的特点，咳嗽、咳痰、喘息严重还会影响患者的生活质量，因而有些患者会出现抑郁或焦虑的情绪。不良的情绪刺激不利于患者病情的治疗及恢复。患者要树立战胜疾病的信心，积极参加适合自己的娱乐活动，消除一切顾虑，积极配合治疗。

（7）合理应用药物防治：慢阻肺患者冬季更要坚持药物治疗，不能随便停药。急性发作的患者要在医师指导下选择敏感抗生素治疗，不能乱用抗生素。冬季咳嗽、咳痰、喘息症状缓解者，可以选择中药膏方进行调理。呼吸困难的患者要坚持吸氧，防止组织及大脑缺氧。

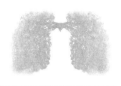

保健与护理篇

慢阻肺患者饮食上应该注意些什么?

慢阻肺患者饮食治疗的目的是供给足够的热能、蛋白质及富含维生素的食物,避免刺激、生痰之品,以增强患者机体的免疫力,促进气管、支气管黏膜的修复和减少反复感染的机会。

1. 均衡饮食

体重正常的慢阻肺患者给予平衡饮食,保证身体热量、蛋白质等营养物质的需要,以增加全身及呼吸道的抵抗能力;体重低于正常的患者,应进食高热能、高蛋白饮食,以利于气管、支气管黏膜的修复。食欲减退的患者,应采取少量多餐的进餐方式,每天最多可进餐 6 次。伴有代谢疾病、食欲亢进的患者,可以适当减少热量的摄入,多进食富含膳食纤维的蔬菜水果等。进食以动物蛋白和大豆蛋白等优质蛋白为主。

2. 慢阻肺处在不同的时期,进食要有所侧重

急性加重期,特别是伴有发热者,应多饮水,多吃素食,以利于痰液的排出,减轻消化道的负担,利于营养物质的消化吸收。缓解期"攻补兼施",多摄入菠菜、萝卜、银耳、白果、番茄(西红柿)等,既可以补充维生素和无机盐,又可以祛痰止咳;还可食用具有补益肺肾作用的食物,如枇杷、生梨、莲子、百合、柑橘、核桃等。稳定期应根据患者不同体质选择合适的食物,均衡饮食,荤素搭配,可以适当多进食优质蛋白,如猪瘦肉、动物肝脏、豆制品等。

3. 增加液体摄入量,适当限制奶制品的摄入

慢阻肺患者每天饮水量为 2 000 毫升左右,伴有发热者,饮水量可适当增加,以利于痰液稀释,使痰液容易排出,有助于保持气道的清洁。奶制品是钙的主要来源,但奶制品易使痰液变稠,感染加重,故应尽量减少或避免食用,可以通过增加户外活动或口服钙剂补充足够的钙。

4. 补充足够的维生素

维生素 A 和维生素 C 有促进气管、支气管黏膜修复的作用,可以增加机体的免疫力,减轻呼吸道感染症状。每天所需维生素 A 为 5 000 单位,维生素 C 100 毫克。多食用新鲜蔬菜水果,消化功能正常的人通过饮食一般就可以满足机体的需要。不能满足需要的患者可以通过口服维生素 A 和维生素 C 来进行补充。

5. 根据体质选择合适的食物

平时怕冷喜热、体质属寒者,可以食用生姜、芥菜、荔枝、大枣等热性食物;喜寒怕热者,可食用白菜、萝卜、芹菜、豆腐等寒性食物;体质虚弱者,可以食用百合、核桃仁、鲫鱼、山药、猪肺、党参等具有补益作用的药食。

6. 注意饮食禁忌

(1) 忌生冷食物:生冷食物有碍脾胃,脾胃对水湿的运化失常,聚湿生痰,不利于慢阻肺的治疗和恢复。生冷食物包括生冷的水果、凉拌菜、雪糕、冰镇饮料等。生冷水果可以用沸水略微浸泡或者微波炉稍事加温后,再行食用。中药也需要热透以后,再行进服。

(2) 忌膏粱厚味之品:中医"忌膏粱厚味"之品是指油腻或味道浓厚的食物,包括油炸(煎)食品、高脂肪油腻食品、过甜食品如巧克力、瓜子、花生等炒货、酒类等,多食可以损伤脾胃,助湿生痰,还容易化生积热,发生痰热和疮疡等病证。

(3) 忌鱼腥发物:鱼腥主要包括各种河、海食品,包括鱼类、虾蟹、海藻、水藻、贝类等。发物主要包括笋类、菌菇类、羊肉等。鱼腥发物除有助湿生痰的不良影响外,有些还可以引起过敏反应,导致咳嗽加剧,对慢阻肺特别是喘息型慢性支气管炎患者是尤为不利的。

(4) 忌食咸食:太咸的食物可以引起体内水钠潴留,加重气管黏膜的水肿、充血,加重慢阻肺的病情。要尽量减少食用咸鱼、咸菜、腌制品等食品。

(5) 忌食辛辣刺激食物:辛香温燥之品易于化燥生火,增加痰液的黏滞度,不利于痰液的排出,故花椒、胡椒、辣椒、咖喱、芥末、大葱、辣蒜等,患者不宜食用。

(6) 不宜食产气多的食物:如地瓜、马铃薯(土豆)、未加工的黄豆等,进入机体后,在消化的过程中可以产生大量的气体,导致胃肠胀气,横膈抬高,肺的活动受限,于慢阻肺的康复不利。

慢阻肺患者应如何进行饮食调养?

慢阻肺的初期,患者通常无营养不良,但随着慢阻肺的进展,长期的咳嗽、咳痰可造成患者营养不良。通过积极的饮食调养,既可以使慢阻肺的患者免于营养不良,又可以减少因食物不当而造成的疾病进展。

(1)少食油腻,多进清淡之食:中医认为"脾为生痰之源,肺为贮痰之器"。长期过食油腻之品,脾胃的运化功能失常,导致水谷精微不能正常代谢,反而聚湿生痰。慢阻肺患者应少吃或不吃脂肪含量较高的食物,如肥猪肉、鹅肉、乳酪等。适当多进食具有清淡化湿作用的食物,如冬瓜、萝卜、芹菜等。多吃新鲜蔬菜和水果,补充足够的维生素 A 和维生素 C。补充每天所需的蛋白质时,可以进食瘦肉、牛奶、鸡蛋、豆制品等。

(2)增加水的摄入量:多饮水有利于痰液稀释,保持呼吸道通畅。每天饮水量不低于 2 000 毫升。可以进食蔬果汁,蔬果汁中的维生素含量较高,因而多喝蔬果汁既可以补充水分,又可以保证维生素的摄入,对于慢阻肺患者来说是极为有利的。

(3)多食止咳化痰之品,少食生痰之物:中医学理论认为"药食同源",许多食物具有止咳化痰的功效,如白果可以化痰、银耳可以补肺止咳、百合可以润肺清心、生梨可以润肺化痰止咳、杏仁可以止咳化痰、橘皮可以理气化痰等。高糖、高脂、性温助热、鱼腥发物等可以生痰滞痰,不利于慢阻肺患者的恢复,所以尽量少吃或不吃。

(4)制作食物的方法以清蒸煨炖为主,少用油炸煎爆法:采用清蒸煨炖法制作的食物原汁原味,不但其营养物质不会被破坏流失,而且吃起来清润爽口,不易生痰。如清蒸草鱼、煨银耳羹、炖莲子羹、炖排骨等都是老年慢阻肺患者可以选用的食物。而油炸煎爆方法制作的食物,则高脂高糖、油烟味浓、易生痰液,故患慢阻肺患者应尽量减少食用这种方法制作的食物。

(5)饮食有度,防止偏食:早、中、晚三餐是人类在长期的历史进程中形成的一种最适宜人体需要的饮食规律,过量或不足的饮食对身体都是不利的,也不利于慢阻肺患者的治疗和康复。三餐饮食的进食原则是早吃好、午吃饱、晚吃少,每餐进食以微饱为度。早吃好是指早餐要进食营养丰富的食物,如牛奶、鸡蛋等可以放在早上食用;午吃饱是指中午的进食既要保证营养丰富,又要达到所需食量;晚吃少是指晚餐的进食量要适当减少,特别是老年人,一般吃到七分饱即可。患者还需注意合理的搭配饮食,若长期食用单一的食物,不仅不能满足机体的需要,严重者还可以引起身体某些必需物质的缺乏。

▌慢阻肺患者应如何选择食物?

慢阻肺是中老年人的常见病,正确地选择适合慢阻肺患者的饮食,是改善症状和提高疗效的重要途径。

(1)饮食宜清淡:多食用新鲜蔬菜、瓜果,如白菜、荠菜、油菜、白萝卜、胡萝卜、黄瓜、冬瓜、生梨、莲子、苹果、番茄(西红柿)等,不仅能补充维生素和无机盐,而且有祛痰止咳作用。减少食用油脂食物,如动物内脏、鸭肉、鹅肉、肥猪肉等。

(2)补充足够的蛋白质:保证充足的蛋白质摄入对防治慢阻肺的作用很大。黄豆及其制品如黄豆芽、豆腐、豆浆等。有人体所需要的优质蛋白,可补充慢阻肺给机体组织蛋白造成的损耗。热能以米、面、杂粮为主,按平时进食量供给。

(3)忌食油腻发物:海鱼、虾、蟹、海带、紫菜、猪肥肉、牛奶等可以助湿生痰,有些还可以引起过敏反应,不利于慢阻肺的防治。

(4)避免刺激食品:具有刺激性的食物很多,如辣椒、大葱、大蒜、胡椒、芥末等对呼吸道有不良刺激作用,患者应避开不用,调味不宜过咸、过酸、过辣,冷热要适度。

(5)戒烟限酒:烟的尘雾能破坏气管和肺的生理功能与防御能力,故慢阻肺患者不能吸烟。酒类助火生痰,还可以引起支气管扩张,故慢阻肺患者应减少饮酒。

▌慢阻肺患者的饮食宜忌有哪些?

慢阻肺患者宜食用的食物:猪瘦肉、乌骨鸡肉、鸽子肉、鸡蛋、鹌鹑蛋、鲫鱼、黑鱼、猪肺、芝麻、花生、核桃、大枣、蜂蜜、百合、莲子、橘子、橙子、枇杷、石榴、苹果、生梨、白果、无花果、山楂、苦瓜、香瓜、青菜、冬瓜、萝卜、西葫芦、油菜、白菜、菠菜、卷心菜、芹菜、山药、藕、荠菜、绿豆、黄豆制品、豌豆、四季豆、平菇、蘑菇、香菇、大米、小米、薏苡仁、五谷杂粮等。

(1)橘饼:《食物宜忌》云:"橘饼味甘性温。"《随息居饮食谱》亦认为:"甘辛而温"。并说它能"和中开膈,温肺散寒,治嗽化痰。"可用橘饼1个,切薄片,放碗内用开水冲泡,趁热喝汤吃饼。

(2)胡桃仁:性温,味甘,能补肺气而治久咳。《本草纲目》中记载:"洪迈

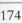

云:迈有痰嗽之疾,以胡桃肉三颗,生姜三片,卧时嚼服,即饮汤两三呷,又再嚼胡桃、生姜如前数,即静卧,及旦而痰消咳止。"

(3)金橘:性温,味辛甘,能理气、化痰、止咳,适宜慢阻肺咳嗽多痰者食用。或煎汤,或泡茶,亦可糖腌压作金橘饼食用。

(4)百合:能补肺气、止咳嗽,适宜慢阻肺久咳伤肺、咳嗽不止者食用。可用百合干与中药款冬花等量,研为细粉,炼熟和为丸,如龙眼核大小,每天2~3次,每次嚼食1丸,然后用生姜茶咽下,含化亦可。

不宜食用或少吃的食物:猪肥肉、羊肉、鹅肉、鸭肉、狗肉、蚬肉、蚌肉、螃蟹、蛤蜊、螺蛳、带鱼、海带、紫菜、桂圆、荔枝、菠萝、香蕉、土豆、地瓜、木瓜、韭菜、咸菜、柿子、大蒜、辣椒、胡椒、咖啡、雪糕、烟酒、浓茶等。

(1)蚌肉:性大凉,味甘咸,慢阻肺咳痰色白多沫者,多为寒痰伏肺,寒性食品均当忌之。正如《本草衍义》所言:"多食发风,动冷气。"

(2)蚬肉:性寒之物。《本草拾遗》中指出:多食发嗽及冷气。老年慢阻肺属寒饮咳喘者忌食。

(3)螃蟹:性大寒,热病可食,寒证当忌。清代食医王孟英曾告诫:"中气虚寒,时感未清,痰嗽便泻者,均忌。"老年慢阻肺的患者,多属寒痰为患,故当忌食。

(4)蛤蜊:性寒,味咸,大凉之物。《医林纂要》中说它"功同蚌蚬"。不仅脾胃虚寒之人不宜多服,寒痰咳喘的慢阻肺患者也当忌之。

(5)螺蛳:性寒,味甘,有清热作用。《本草汇言》中说:"此物体性大寒,善解一切热瘴,因风因燥因火者,服用见效甚速。"慢阻肺咳嗽痰多色白者,均为寒痰为患,故当忌之。

(6)柿子:性寒,其味甘涩。《本草经疏》中告诫:"肺经无火,因客风寒作嗽者忌之。"《随息居饮食谱》亦云:"凡中气虚寒,痰湿内盛,外感风寒,……皆忌之。"寒痰伏肺的慢阻肺久咳不愈者,切忌食用。

(7)香蕉:性凉,味甘。明代李时珍认为其性"大寒"。老年慢阻肺患者,多属寒痰犯肺或是寒饮伏肺,久咳难愈,反复发作,痰色白黏或多白沫,切不可多食。

‖机械通气患者感染的预防及护理应注意些什么?

机械通气治疗时,由于建立人工气道,破坏了呼吸道正常的防御机能,同时下呼吸道与外界直接相通,废弃了上呼吸道对吸入气体的净化作用,并且进行机械通气治疗的患者病情危重,机体抵抗力下降,所以机械通气增加了感染的危险因素。预防机械通气时发生院内感染是机械通气治疗取得成功的重要保证。因此,我们在许多环节上应注意。

(1) 严格执行无菌技术操作原则:操作者在进行任何操作前都要洗手、戴口罩。一个患者准备一套吸痰盘,所有物品 24 小时更换消毒 1 次。一根吸痰管只应用一次,不可反复使用。口腔内吸引和气管内吸引要分开用吸痰管,不可将吸引口腔的吸痰管用于吸引气道。

(2) 保持呼吸道持续通畅:加强湿化,保持呼吸道内湿润,定时吸引呼吸道分泌物。机械通气的患者长期卧床,活动量减少,痰液沉积不易排出,应给予定时翻身、叩背。

(3) 口腔护理:建立人工气道后,口鼻腔积留的分泌物常成为肺部感染的直接原因,因此应加强口腔护理。插管前应进行口腔和鼻腔的清洁。插管后应用生理盐水、2％碳酸氢钠、3％双氧水进行口腔护理,每日 2～3 次,同时注意观察有无口腔霉菌感染、黏膜溃疡等,并给予相应的处理。

(4) 湿化器和湿化液:用于湿化气道的液体,必须保持无菌,每天更换,常规用生理盐水。加湿化液和雾化液时要倒掉残留的液体。不要让呼吸机螺旋管的冷凝水流回到湿化器中,湿化器中的湿化液要 4 小时更换 1 次,管道积水杯要及时倒掉,防止流入气道。

(5) 机械及附件的更换与消毒:呼吸机停止使用后必须进行彻底的清理和消毒,方可用于其他患者。持续机械通气时应定期更换呼吸机管道,一般每周更换 1 次。按要求定期更换或消毒呼吸机中的空气细菌过滤器、传感器和气体滤过管道等。

(6) 撤机后的护理:撤机 4 小时内禁止饮水,以防呛咳;鼓励患者咳痰;保证充足的营养摄入;避免用力排便;以卧床休息为主。

(7) 房间消毒:室温保持在 18～22 ℃,湿度 50％～70％,注意通风,保持室内空气新鲜。每日消毒病房 1～2 次,用 0.1％有效氯擦地,每日 2 次,尽量减少探视。

‖机械通气患者应该如何进行营养支持?

1. 营养支持的必要性

(1) 机械通气的患者处于高分解状态,对营养的需求更高。有文献报道,呼吸衰竭机械通气的患者，多数在第 6 天后体内蛋白显著降低。

（2）蛋白质、能量、营养不良的患者大多数有免疫功能不全，吞噬功能障碍，炎症反应降低，因此，营养缺乏会加重机械通气患者的病情。

2. 营养支持的目的和注意事项

（1）营养支持的目的是提供能量和营养支持。

（2）营养支持以减轻呼吸负荷及减少机体组织丢失蛋白为原则，限制碳水化合物的摄入，因为高碳水化合物会增加二氧化碳的产量，使呼吸负荷加大。

3. 营养支持的途径

（1）胃肠道营养：只要患者胃肠道具有消化吸收功能，就应首选胃肠道作为营养支持的途径。鼻饲混合奶是临床胃肠道营养支持的方法。

（2）静脉补充营养：鼻饲饮食不能满足每日的热量需要时，应给予静脉补充营养。应给予补充维生素和微量元素，同时要注意液体和电解质的平衡。

▌如何帮助慢阻肺患者进行叩背排痰？

方法：以微曲手掌（手屈曲成杯状，又叫"空心掌"）或机械叩拍器叩击胸壁产生震动，使患侧部位支气管壁上的分泌物向较大支气管移动。总体上应遵循"从外向内、自下而上"的顺序叩击。

时间：每日 3 次，每次 2～3 分钟。叩拍和震动宜在进餐后 2 小时进行。患者咳嗽时可酌情增加叩击次数。

注意：对老年人和外科术后的患者，叩击的力度不能过大；叩击的时机应在呼气时快速多次叩击，尽量避免在吸气时叩击。

禁忌：疑有肺栓塞、出血、疼痛严重、肿瘤等疾患者禁用。

▌慢阻肺患者应如何训练咳嗽？

为了避免频繁刺激性咳嗽引起体力消耗、诱发支气管痉挛，应进行有效咳嗽训练。

（1）患者坐位或立位，上身略前倾（最好抓扶结实的支撑物），卧床患者床头抬高 60°。

（2）缓慢深吸气，屏气几秒钟。

（3）张口连咳三声，咳嗽时可用手按腹部促进气体排出；再张口连续咳嗽三声,咳嗽时发"啊哈"音,重音在"哈"上。

(4) 停止咳嗽,缩唇将余气尽量呼出。

连做 2～3 次,休息和正常呼吸几分钟后再重新开始。如深吸气诱发咳嗽,可试试断续分次吸气。

什么是体位引流?

体位引流是根据支气管的解剖位置,利用重力原理,通过体位变化,使病变部位在上,支气管开口朝下,让肺和支气管内分泌物容易排出。做体外叩拍可增加引流效果,缩短引流时间。体位引流时躯体倾斜程度视患者耐受程度及分泌物多少而定,一般为 10°～30°,可由轻度开始逐渐增加倾斜度。引流过程中如感气促、心悸明显或分泌物大量涌出,可能导致意外或窒息时,应立即终止,取平卧位或坐位。体位引流时可能伴有或加重低氧血症,故条件许可者应合并氧疗。患者掌握引流方法后,可常规在家中进行,每日引流次数视引流量和患者自觉症状而定。开始时每次 5～10 分钟,可逐渐延长。

体位引流有什么好处?

慢阻肺患者支气管正常结构受损,清除痰液能力下降,大量分泌物积储在肺内,成为细菌滋生地,导致难以控制的反复感染,表现为咳痰长年不断,肺部啰音持续存在。这类患者通过体位引流可帮助清除支气管内痰液,控制和预防反复感染,维护呼吸功能。

慢阻肺患者的家属应如何配合医务人员进行机械通气?

(1) 帮助患者保持乐观情绪,树立战胜疾病的信心。机械通气的患者不但生活不能自理,而且通气时无法讲话,这必然影响患者的心理情绪。作为患者的家属,就要给予加倍的关心,鼓励患者配合医务人员,争取早日脱离危险。

(2) 加强营养。呼吸衰竭患者,一方面由于气道阻力增加引起呼吸费力,加上感染等应激性因素,基础代谢率增高,使能量需要增加;另一方面由于气急、长期使用药物、肺部反复感染、缺氧、肺心病心衰致胃肠道淤血、胃肠胀气及疾病引起的抑郁等原因,使胃口差、吃得少,能量负平衡,导致营养不良,表现为体重下降、血清白蛋白降低等。营养不良的患者呼吸肌力量下降,免疫功能受损,导致感染不易控制,脱离呼吸机困难,影响预后。因此要保证患者进

慢性阻塞性肺疾病综合防治手册

食足够的食物特别是蛋白质。饮食补充较静脉营养好,家属要让患者尽量多进食,选择富含蛋白质和维生素的食物。因气管插管不能进食的患者可鼻饲(通过胃管注入食物)。如口服营养不能满足需要,则要给予静脉营养,以保证患者体重达到发作前水平,血清白蛋白大于 35 克/升。

(3)加强护理。保持口腔、皮肤和外生殖器卫生;勤翻身,预防压疮;拍背,鼓励排痰。

(4)仔细观察患者的情况,包括体温、脉搏、意识状态、自主呼吸情况、口唇和四肢末端有无发绀等,记录出入液量(进食水分、补液量和大小便量等),及时向医务人员汇报。

(5)注意呼吸机的运转情况,如气管插管或气管切开导管的位置、湿化器页面和连接管等。如呼吸机报警,需及时与医务人员联系。

‖ 怎样给机械通气患者吸痰?

吸痰管的选择:吸痰管外径不能超过气管导管内径的 1/2,也不能过细。

吸痰的方法:将吸氧浓度提高到 0.8~1.0 升/分钟,持续 2~6 分钟,以防止低氧血症。首先调节吸引器负压,注意不能超过 0.02 兆帕(MPa),若负压过大,易造成肺泡萎陷,然后气道内注入湿化液。将吸痰管插入气管导管末端以下,最好能引起患者咳嗽,但要注意避免引起剧咳,因为剧咳有可能损伤气管黏膜或造成气管导管移位。痰的位置较高时,从上往下吸,到气管末端时不能形成负压;较低时,从下往上吸,吸痰管插入导管末端后再形成负压,边吸边旋转边退,禁止上下抽吸,同时配合体位引流。每次吸痰时间不能超过 15 秒,危重患者和痰多的患者,不要一次吸尽,应吸氧与吸痰交替进行,以免发生低氧血症。先吸尽气道,再吸口腔、鼻腔分泌物。吸痰时应严格无菌操作。吸痰前洗手、戴口罩,吸痰管用无菌持物钳或止血钳夹持操作。吸痰管应一次性使用,如需多次使用,在吸痰后应立即浸泡于消毒液中,吸痰用物 24 小时更换。吸痰时观察心率、心律变化,若在吸痰过程中出现频繁严重的心律失常,或出现气道痉挛、紫绀、烦躁不安等异常情况,应停止吸痰,立即接呼吸机通气,并提高吸氧浓度。

‖ 如何预防因慢性肺源性心脏病引发的心力衰竭?

(1)避免诱发因素:去除诱因是预防心力衰竭的关键。对慢性肺源性心脏病(肺心病)患者而言,预防心力衰竭的急性发作最主要的是预防呼吸道感染,同时注意避免其他一些心力衰竭的促发因素。肺心病患者冬天应注意防寒保暖,避免感冒。同时保持良好的生活方式和乐观的心态,树立战胜疾病的信心。

（2）坚决戒烟:吸烟是引起慢阻肺最重要的原因之一,肺心病患者如果继续吸烟,则会进一步损害肺功能,加重病情。不但患者自己要戒烟,同时患者家人或与患者密切接触者也不应抽烟,被动吸烟同样不利于患者的健康。

（3）自我检测病情变化:每天自我检测,并认真记录,以便及时发现病情的变化。肺心病患者呼吸道继发感染常常会有一些先兆,如咳嗽咳痰症状加重、痰液由白色变为黄色、呼吸困难加重、发热等,如出现上述情况,则提示患者有病情加重的可能,应积极就医。肺心病患者还要学会观察心力衰竭的先兆,可以从以下几个方面考虑:①呼吸困难:呼吸困难是左心衰竭最主要的症状,可表现为劳力性呼吸困难、夜间阵发性呼吸困难或端坐呼吸。②咳嗽:咳嗽也是心力衰竭早期的常见症状之一,可伴粉红色泡沫痰。③心率和心律:如脉搏＞100次/分钟,提示有缺氧或心衰,但感染、发热等其他一些因素也可以引起心率加快,应注意区别。如脉搏跳动有快有慢、有强有弱,则表示有心律失常,应请医师诊治。④消化道症状:胃肠道及肝淤血引起腹胀、纳差、恶心、呕吐等,是右心衰竭最常见的症状。⑤水肿:首先出现在身体最低垂的部位,为对称性压缩性水肿,患者常常体重增加。⑥尿量减少。当患者出现以上症状时应警惕心力衰竭的发生,需积极就医,但应和慢性阻塞性肺疾病自身引起的症状进行区别。其他体征如颈静脉充盈、怒张是右心衰竭的主要体征,肝颈静脉反流征阳性则更具有特征性,还有肝脏肿大、肝功能受损、黄疸等。

（4）调整心态,积极应对:慢性肺心病常常反复发作,患者经常需要多次就医或住院治疗。因此,患者要保持健康心态,乐观看待事物,特别是对待疾病,要持"既来之,则安之"的态度,积极治疗,但又不急于求成,胡乱求医,这样将有利于疾病康复。

（5）严格按照医嘱服药:尤其是一些强心利尿药及降压药等,必须严格遵照医嘱执行,不得擅自增减剂量甚至停药。如出现不适,应寻求医师的帮助,在医师指导下用药。

（6）饮食调整:由于消化过程和高热量饮食可增加心脏负荷,因而患者宜进食高维生素、低热量、少盐、少油、富含钾、镁及适量纤维素的食物,以流质、半流质为主,每日可进餐 4～6 次,避免刺激性食物,对少尿患者应根据血钾水平决定食物中含钾量。

▌慢阻肺患者的家庭护理应注意些什么?

慢阻肺患者因肺功能障碍,动则气促,常居家,少外出,与社会和亲友接触减少,因此易出现烦躁不安或忧郁消沉。而病情严重者则往往生活不能自理,甚至卧床不起,终日吸氧治疗。此时家庭护理对提高生活质量,保持病情稳定至关重要。家属和亲友的帮助和关心可以增加患者治病的信心,使其得到安慰和满足。家庭护理的内容可因人而异,但基本包括亲情关怀和建立信心、创造良好的休养环境、建立良好的生活习惯及各种形式的科普教育、康复训练和生活护理、合理营养和日常生活照顾等。

慢性阻塞性肺疾病患者的家庭护理的注意事项如下:

(1)保持居家空气清洁,吸烟者应戒烟,远离吸烟环境,避免烟雾刺激。

(2)在寒冷季节或气候骤变时,注意保暖,不要突然进出温差较大的环境,防止受凉感冒。

(3)流感发作季节,尽量减少出入公共场所,避免接触有上呼吸道感染的人群,定期接种流感疫苗,定期体检。

(4)给予清淡、易消化饮食,避免辛辣、易刺激食物,注意保持口腔、皮肤的清洁,有轻度口腔感染时,可用生理盐水于饭后、睡前漱口。

(5)严重低氧血症者应坚持家庭氧疗,可明显提高生活质量和劳动能力,延长生命。每天吸氧 10～15 小时,氧流量 1～2 升/分钟(氧浓度 25％～29％),维持氧分压在 60 毫米汞柱以上为宜。但进行家庭氧疗时应注意防火,做好清洁及消毒隔离工作,并学会自行观察口唇、甲床、鼻尖、颊部及肢端的颜色。

(6)痰多者,尽量将痰咳出,年老体弱者可请家人协助翻身或轻拍背部帮助排痰。

(7)遵医嘱服药,如出现呼吸困难等,应立即就医。

(8)保持身体强壮,进行适宜、规律的体育锻炼,如散步、慢跑等,以不感到疲劳为度,避免过劳而引起呼吸困难,在疾病缓解期加强呼吸功能锻炼及耐寒锻炼。

慢性肺源性心脏病心衰患者应如何进行家庭康复与护理?

在目前的医疗水平下,治疗心力衰竭的目的主要是改善心脏的功能,减轻心肌的负荷,消除心力衰竭的诱发因素,保障患者的心功能处于代偿阶段而维持基本正常的生活,即临床治愈。当患者的心率、水肿、血压、呼吸、肝脏淤血等情况都得到满意的控制后,就可回家休养了。因此,心力衰竭患者的家庭康复治疗和护理就显得尤为重要,对患者的生活质量和预后都有很大的影响。以下是心力衰竭患者在家庭康复护理中的一些注意事项,供读者参考。

(1)合理休息:休息是减轻心脏负荷的一个重要措施。应根据病情适当安排生活、劳动和休息。保障适当的脑力休息和充足的睡眠,除午休外,下午宜增加数小时的卧床休息。在心脏功能失代偿期应绝对卧床休息,床边大小便,采取舒适体位,如半卧位或坐位,以减少机体氧耗量,促进肺功能的恢复,减慢心率和减轻呼吸困难。休息时应采用一些既有利于气体交换又能节省能量的姿势,如站立时背倚墙,使膈肌和胸廓松弛,全身放松。坐位时椅子高矮合适,两脚平放在地,身体稍向前倾,两手放在双腿上或趴在小桌上,桌上放软枕,使患者胸椎和腰椎尽可能在一直线上。卧位时应抬高枕头,并略垫高床尾,使下肢关节轻度屈曲。

(2)适当运动:在心脏功能代偿期,患者应参加一些心脏能够承受、量力而行的活动以减少由于长期卧床引起的下肢静脉栓塞、肺部感染和体力上的日益衰退,有助于身心健康,但切勿操之过急。因其运动和心脏功能与正常人相比有很大的区别,故心力衰竭患者在康复期运动有一些注意事项。

从小量活动开始:心力衰竭患者康复期的运动和活动应从小量开始,循序渐进,切勿过量。如一开始只是在家人或医护人员的陪同和监护下在室内活动,能耐受后再移至室外,慢步的距离逐渐递增,并适当的逐渐做一些四肢及关节的活动。一般情况下每天参加运动或活动2次,1次20~30分钟,应在饭后2~3小时进行。天气炎热时,可选在早晨或晚间进行。冬天应在有太阳时进行,切忌活动过多、过猛,更不能参加较剧烈的活动,以免心力衰竭突然加重。

运动强度的掌握:常以心率为依据,一般要求活动后心率不超过110~115次/分钟,或增快不超过静息时心率10~20次/分钟为宜。对左心功能不全者,要求运动后不出现明显呼吸短促,同时应使增快的心率和呼吸在运动

10～30分钟内恢复至安静状态。特别在第2天清晨时，如心率尚未恢复者，即使体征并无加重，仍表明运动强度过大，应减量。通过适量的运动或活动，患者心情舒畅，感到精力较前充沛，夜间睡眠好，无其他不适症状，说明运动量适度；若出现不适症状或睡眠差，表示运动或活动量大，需要减少或调整。总之，活动量应以不引起疲劳、不加重症状为度。

病情监测：康复治疗中应注意症状和体征的改变，对左心功能不全者应注意肺部听诊。如出现不良反应包括肺部啰音出现或增多、安静时心率增快，均提示该运动方法或强度不合适，应暂停进行。

避免剧烈运动：所有训练活动均应避免强烈、快速和紧张用力。尤其应注意静止性肌紧张和闭气，如悬垂、支撑、引体向上、搬运重物等均应严格禁止。

合并应用抗心衰药物时，应注意药物的不良反应，如洋地黄类、β受体阻滞剂等药可通过迷走神经反射而引起心率变慢。因此，对应用这类药物的心力衰竭患者进行康复运动治疗时应特别慎重。

（3）避免诱因：感染是诱发心衰的常见原因，所以慢性心衰患者无论何种感染，均需要早期应用足量的抗生素。有些体弱患者感染时症状不典型，体温不一定很高，仅表现为食欲不佳、倦怠等，应密切观察变化，预防心衰发生。平时应注意加强抵抗力，除适当锻炼增强主动免疫力外，必要时可用丙种球蛋白、转移因子等增强被动免疫力，冬季还应注意保暖御寒。

（4）合理饮食：饮食不宜过咸、过饱，应进食低胆固醇、低动物脂肪、高蛋白、高热量、高维生素、易消化、少刺激的食物，如豆类、蔬菜、瘦肉、水果等。忌辣椒、浓茶或咖啡等刺激性的食物，禁烟酒。应保持大便通畅，防止因便秘、腹胀而加重心脏负担和呼吸困难。避免含糖高的食物，以免引起痰液黏稠。少食多餐以减少用餐时的疲劳，且饱餐后可诱发或加重心衰。要控制钠盐的摄入，一般钠盐（食盐、酱油、黄酱、咸菜等）可限制在每天5克以下，病情严重者限制在每天3克以下，水的摄入控制在每天1 500毫升以下，目的是减轻体液潴留，减轻心脏负担。夏天要多吃西瓜，这不但可以补充维生素C，还有利尿作用。对不配合治疗的患者，要给予很好的解释，尽量取得患者的配合。

（5）合理用药：要严格按医嘱用药，切忌自作主张更改药物或停用药物，以免发生严重后果。如二氧化碳潴留、呼吸道分泌物多、体弱的患者应慎用镇静药、麻醉药、催眠药，以免抑制呼吸和咳嗽反射。使用洋地黄类药物（如地高辛）时，要严格遵守医嘱，不能自行加量或减量，并要定期检测洋地黄浓度，防止洋地黄中毒。如有食欲减退、恶心、呕吐、黄视或绿视、视物模糊等现象,应及时到医院复诊。长时间使用利尿剂时,应间断服用补钾、补氯药物,保持电解质(钾、钠、氯等)平衡,如有食欲不振、恶心呕吐、乏力等,应到医院检查电解质。患者及家属应熟悉常用药的毒副作用,以便早发现、早处理。

(6)皮肤护理:因肺心病患者常常有营养不良,身体下垂部位水肿,强迫体位,加之很多患者长期卧床,极易形成压疮。故应穿宽松、柔软的衣服,并保持衣服平整干净;卧床患者应定时翻身,受压处垫以气圈或海绵垫,有条件者可使用气垫床。家属应为患者定时按摩、翻身,动作应轻柔,防止皮肤擦伤。对大小便不能自理的患者更应注意保持皮肤的清洁干燥,尤其是受压皮肤和褶皱处。用热水袋时应注意水温不超过 50 ℃,并且要观察患者皮肤变化,避免皮肤烫伤。对水肿严重者的皮肤更应该加强保护,一旦出现皮肤发红、水疱等,应积极处理,避免导致皮肤进一步受损。

(7)心理护理:精神应激在心力衰竭的发病中起到重要作用,它可加重心脏负担,有时甚至诱发肺水肿,因此保持情绪稳定极为重要。慢性心衰患者长年卧床,对生活信心不足,同时又怕过世,易于产生焦虑、悲观、失望等不良情绪,不能正确认识自己的病情,甚至认为自己患了绝症而不能认真接受正规治疗。家属要配合医师,积极主动与患者交谈,使其了解发病的原因、并发症、治疗方法和预后,以及药物的不良反应等。正确运用心理治疗的方法,解除患者的心理负担,使患者能够持积极乐观的态度对待疾病,树立战胜疾病的信心。此外家属还应该多关心体贴患者,在生活上给予重要的帮助,使病人保持良好的情绪。同时患者自己也要保持平和的心态,不自寻烦恼,各种活动要量力而行,既不逞强,也不过分依赖别人。另外,心衰患者应尽量不看紧张刺激的电影,不与人争吵,避免情绪波动过大而诱发心力衰竭。

(8)监测体重:如患者 1～2 天体重快速增加,应考虑是否有水液潴留,可在医生指导下增加利尿药的用量,用药后尿量明显增加,可使水肿消退,体重恢复正常。

(9)记录出入量:患者和家属要学会记录每日出入量。在急性期出量大于入量,出入量的基本平衡有利于防止或控制心衰。出量:每日全部尿量、大便量、引流量、同时加入呼吸及皮肤蒸发量为 600～800 毫升。入量:饮食、饮水量、水果、输液等,每日总入量在 1 500～2 000 毫升。

(10)自我监护:患者要学会观察自己的心率、血压、尿量、体重及心力衰竭的早期症状,以便对出现的各种症状和所用药物的毒副作用能做到及时发现。如脉搏在 60 次/分钟以下时,应停用洋地黄类药物,到医院就诊。肺心病患者的很多心力衰竭症状常常被慢性阻塞性肺疾病本身的症状所掩盖,常常表现不典型,应注意观察,避免延误抢救时机。

(11) 夜间突发心力衰竭的紧急处理:心力衰竭常常在夜间发作,如果慢性肺心病合并心力衰竭的患者本人或其家属懂得心力衰竭急性发作的处理措施,在医务人员到达之前作一些力所能及的处理,则能在很大程度上减轻患者的痛苦,提高抢救成功率。

首先,将患者扶起,背后垫些衣物,使之呈半卧位或端坐位,双腿下垂,这样可减少静脉回心血量,有利于减轻患者心脏负荷,同时也可以减轻呼吸困难。此时不要慌忙把患者往医院送,也不要随意搬运患者,因为搬运和送医院途中的颠簸可以增加心脏负担,使心力衰竭进一步加重,容易并发或加重肺水肿,甚至会因此而造成患者的死亡,可拨打 120 急救电话寻求医务人员的帮助。

其次,家中如备有氧气,可立即给患者吸入氧气。另外,这类患者往往神情紧张、烦躁不安,应给予适当的心理安慰,减轻其焦虑,必要时给予少量镇静剂;还可给患者舌下含服 1 粒硝酸甘油或消心痛以扩张血管,减轻心脏负荷。最后,病情稳定后,应将患者送往医院进一步救治。转送时仍应取半卧位,动作要轻,减少对患者的刺激。

(12) 定期复查:心力衰竭的患者要重视自己的健康,在症状控制比较好的情况下,也要定期到医院复查电解质、心电图等。如患者在服用抗凝剂,应至少每个月复查 1 次凝血功能,以避免药物引起的不良反应。

社区可为慢阻肺患者提供哪些服务?

社区医师可以帮助患者早期发现病情,由于人们往往到症状较明显时才会去医院就诊,得到就诊时常常已非早期,而基层医师平日与社区居民有很多接触,往往会及时发现病情,通过进一步检查,可得到早期诊断。社区可为慢阻肺患者提供的服务有:

(1) 对慢阻肺患者进行定期随访,并建立完整的病历档案。

(2) 强化慢阻肺患者的规范管理及个体化指导(包括药物性及非药物性治疗),教会患者自我监测、功能锻炼及规范用药,及时发现、尽早杜绝感染的发生。

（3）使用流感疫苗。

（4）定期进行随访及社区内疾病知识宣传。一方面加强组织管理，如贯彻执行长期治疗计划、随时发现病情变化、组织康复活动和进行营养指导等，可以根据患者个人的具体病情，开展社区活动或在家庭进行指导。另一方面开展社区宣传教育，如组织健康咨询、科普讲座、观看录像、阅读书报等，亦可组织病友进行交流和讨论。患者对慢性阻塞性肺疾病的防治了解越多，才越能变消极被动治疗为积极主动接受治疗，医患密切合作，维持病情稳定，提高生活质量。

在护理过程中如何避免肺性脑病的发生？

肺性脑病的早期表现多在夜间发生，因此护理人员必须加强对肺心病患者的临床观察，尤其是夜间巡视，当患者出现睡眠昼夜倒错、脾气性格改变、情绪反常或行为错乱等症状时，应及时通知医师处理。生命体征的监测对早期发现肺性脑病有较大意义：若患者出现脉搏短促、心律失常、血压下降，则提示严重缺氧或感染加重和休克，应及时处理；球结膜充血、眼角处结膜水肿也为肺性脑病的早期表现；此外，若患者出现黑便，应采取积极措施控制出血；另外护理人员还应严密观察尿量，为临床用药及病情判断提供依据。

慢阻肺患者出现哪些情况时应当及时送到医院就诊？

慢阻肺患者出现气促加重，伴有喘息、胸闷、咳嗽加剧、痰量增加、痰液颜色和（或）黏度改变、发热、全身不适、失眠、嗜睡、疲乏抑郁和精神紊乱等症状时，需及时送医院救治。

慢阻肺患者的食疗可选择哪些食物？

（1）杏仁：有苦杏仁（北杏仁）和甜杏仁（南杏仁）之分。区别主要在于所含苦杏仁苷及含油量的不同，苦杏仁有小毒，甜杏仁无毒，两者都有降气止咳平喘、化痰的作用。清代医家黄宫绣说："杏仁既有发散风寒之能，复有下气除喘之力，凡肺经感受风寒，无不可以调治。"用于气管炎咳嗽气喘、胸闷痰多者。

（2）生梨：味甘微酸，性凉，入肺、胃经，具有生津、润燥、清热、化痰、解酒的作用，用于热病伤阴或阴虚所致的干咳、少痰、口渴、便秘等症，适于慢阻肺肺阴虚、肺热者。

（3）百合：味甘微苦，性平，归心、肺经。具有镇咳祛痰、滋阴润肺的作用。治肺热咳嗽，干咳久咳，热病后虚热，烦躁不安。可用于肺燥或阴虚之咳嗽、咳血，常配合川贝一起食用。

（4）白萝卜：有除痰止咳润肺的功效。慢性支气管炎咳嗽咳痰者，最好切碎蜜煎，细细嚼咽；咽喉炎、扁桃体炎、声音嘶哑、失音者，可以捣汁与姜汁同服；鼻出血者，可以生捣汁和酒少许热服，也可以捣汁滴鼻；咯血者，与羊肉、鲫鱼同煮熟食；预防感冒时，可煮食。

（5）核桃仁：有补益肺肾、润肠通便的功效。可生食，熟食，或作药膳粥，煎汤等。治疗慢阻肺时，可以将核桃仁25克捣烂加糖服，长期服用，效果显著。但有痰火积热或阴虚火旺者忌食。

（6）蜂蜜：有润肺止咳、促进消化、提高免疫力的作用。用于慢阻肺伴有便秘者，效果较佳。

（7）白果：有温肺益气、止咳平喘、缩尿止带的作用。用于慢阻肺肺肾两虚伴有夜尿频多者。白果不易多吃，尤其不可生食过多。

（8）生姜：有发汗解表、温中止呕、温肺止咳、解鱼蟹毒、解药毒的作用。生姜煎汤，加红糖乘热服用，可以治疗感冒轻症。慢阻肺寒痰咳嗽者可以食用，阴虚、内有实热或患痔疮者少食或不食。

▌慢阻肺患者可选择哪些药膳？

（1）百合核桃粥：取百合50克，核桃肉15克，大红枣10枚（去核），粳米50克，共煮粥食。适用于老年慢阻肺肾亏咳嗽气喘者。

（2）燕窝白及羹：燕窝、白及各18克，慢火炖烂，过滤去渣，加冰糖适量，再炖至溶，早晚各一次，具有补肺纳气、止咳化痰止血的作用，可用于慢阻肺伴有痰中带血者。

（3）紫河车汤：鲜紫河车（胎盘）1个洗净切片，用香油微炒，加生姜5片、食盐少许，加水适量，共炖汤服。适用于老年性慢阻肺肺肾两虚、经常易感冒伴咳喘痰多者。

（4）核桃人参饮：核桃仁20克，人参6克，生姜3片，冰糖少许。将核桃肉、人参、生姜加水适量一同煎煮，取汁200毫升，加冰糖调味即可。有补肾纳气、止咳化痰的功效，适用于慢阻肺伴有气喘者。

（5）莱菔子粥：莱菔子末 10 克，粳米 100 克，加水适量同煮粥，早晚温热食之，连食 3 天。有行气消食、化痰平喘的功效，适用于慢阻肺伴有食欲欠佳者。

（6）桂苓陈皮粥：桂枝 6 克，茯苓 30 克，陈皮 9 克，粳米 100 克。将桂枝、茯苓、陈皮同煎 45 分钟，去渣取汁，加入粳米同煮粥。有温补肺脾、理气化痰的作用，适用于慢阻肺肺脾两虚者。

（7）润肺银耳汤：水发银耳 400 克，荸荠 100 克，甜杏仁 10 克，桂圆肉 30 克，姜、葱、精盐、白糖、植物油、玫瑰露酒、味精各适量。先将荸荠削皮，洗净，切碎放入砂锅中，加水煮 2 小时取汁，再将银耳、杏仁、桂圆放入锅中同煮，30 分钟后起锅，喝汤食桂圆。适用于慢阻肺干咳者。

（8）柚子百合：柚子 500 克（去皮留肉），百合 60 克，白糖适量，加水 300 毫升，煮 1 小时，每天服 1 次，每次大约 100 毫升。有清肺、补脾、化痰的作用，适用于慢阻肺痰液较多者。

（9）杏仁芝麻羹：炒杏仁、炒芝麻各等量捣烂，每次 6 克，每天 2 次，沸水冲调服用，可以止咳、润肺、通便，对慢阻肺阴虚便秘者有效。

（10）沙参心肺汤：南北沙参各 15 克，猪心 250 克，猪肺 500 克。南北沙参洗净后用纱布包扎，猪心、猪肺洗净后与沙参同入锅中，加葱、生姜少许，加水适量同煮，煮熟后加盐适量食用。适用于慢阻肺干咳少痰者。

（11）太子参麦门冬粥：太子参 30 克，麦门冬 20 克，粳米 100 克。将太子参、麦门冬水煎，去渣取汁，加入粳米同煮成粥，加入冰糖适量食用。适用于慢性支气管炎伴有咽干口燥、少气乏力者，尤适用于小儿患者。

（12）百合党参猪肺汤：百合 50 克，党参 30 克，猪肺 250 克。先将猪肺洗净，再放入百合、党参，加水适量，文火炖 1 小时，然后放食盐少许调味，饮汤食猪肺。适用于老年慢阻肺肺虚长期咳嗽不止者。

（13）沙参玉竹煲老鸭：沙参、玉竹各 30 克，老鸭 500 克。沙参、玉竹洗净纳入沙袋中，老鸭去毛及内脏洗净，加适量水共煮 1 小时，调味后饮汤吃鸭，每 15 天 1 次。适用于慢阻肺肺肾阴虚型患者。

（14）四仁鸡蛋羹：核桃仁、花生仁、砂仁各 6 克，甜杏仁 3 克，鸡蛋 1 枚。核桃仁、花生仁、砂仁、甜杏仁四味焙干共研为末，鸡蛋 1 枚与上诸末同入碗内搅匀，加适量清水蒸熟。每天 1 次，可连食 1 周。适用于慢阻肺干咳少痰或无痰者。

慢阻肺患者的食疗方有哪些?

慢阻肺患者要注意蛋白质、维生素 A、维生素 C 的摄入。多食富含蛋白质的食物,如鱼类、禽类、奶类、豆类、蛋类;富含维生素 A、维生素 C 的食物,如动物肝脏,绿叶类蔬菜,新鲜水果如橘、橙、柑等;具有润肺祛痰作用的食物,如花生、蜂蜜、木耳、竹笋、萝卜、核桃、海带、雪梨、莲藕、丝瓜等。

(1)萝卜蜜汁:白萝卜中心挖空一半,装进适量蜂蜜,放置 3 小时后取汁,用温开水冲服,每天 3 次,每次 1 汤匙;或用萝卜 250 克,冰糖、蜂蜜适量,再加少量水,煮汤温服。

(2)柚子鸡:将柚子肉放入洗净的鸡腹内(约 1 000 克),然后将鸡放入搪瓷锅中,加入清水 1 500 毫升及适量葱、姜、黄酒、盐,再将搪瓷锅放入盛有水的锅内,隔水炖熟。有补益脾肾、止咳化痰的作用,每 15 天 1 次,佐食服用。

(3)杏仁甘草粥:杏仁 10 克,甘草 5 克,粳米 50 克。杏仁、甘草同煎,去渣取汁,加入粳米同煮粥,每天 1 次,可连服 1 周。

(4)糖醋大蒜汁:大蒜、食醋各 250 克,红糖适量。将大蒜去皮捣烂,浸泡在糖醋溶液中,1 周后取其汁服用,每次取 1 汤匙加水稀释后服用,每天 3 次。

(5)萝卜炖豆腐:鲜萝卜块 100 克,豆腐 200 克,同炖至烂熟后加调味品食用,每周 2 次。

(6)南瓜红枣汤:南瓜 300 克,去皮切成小块,大红枣 10 枚,加红糖适量,加水 500 毫升煮汤服食,每天 1～2 次。

(7)雪梨百合汁:雪梨 1 个,百合 15 克。将雪梨切片,与百合同煮,待烂熟后喝汤。亦可在煎煮时加入适量冰糖调味,每天 1 次。

(8)当归杏仁猪肺:将猪肺 500 克洗净切成片,另当归 30 克、杏仁 20 克、枸杞子 40 克、生姜 5 片、葱白 2 条用纱布包好一并放入锅中,加入足量清水,炖至猪肺稀烂,可以长期食用。

(9)红白萝卜汁:红白萝卜各 250 克,洗净切片,加麦芽糖 25 克,放置半天,取其汁液饮服,每天 2～3 次。

(10)冰糖橙子:鲜橙 1 个,连皮切成 4 瓣,加冰糖 15 克,隔水炖 30 分钟,连皮食之,早晚各 1 个。

(11)冰糖麻雀:麻雀 2 只,冰糖 15～20 克。麻雀洗净放入碗中,加冰糖适量及清水 100 毫升,隔水炖熟即可。可每天服用,7 天为 1 个疗程。

保健与护理篇

（12）白糖拌海带：海带洗净切段，沸水反复冲洗，清水浸泡 30 分钟，加入适量白糖食用，每天 1 次，可连食 1 周。

（13）鲫鱼汤：鲜鲫鱼 1 条，砂仁 3～6 克。先将鲫鱼去鳞，洗净剖腹去内脏，放砂仁于鱼腹，用麻油微煎，放生姜 6 片、食盐少许、葱白 4 段及水适量煮汤服用。适用于慢阻肺咳痰清稀者。

慢阻肺患者的食疗粥有哪些？

（1）枸杞百合粥：枸杞子 15 克，百合 30 克，大红枣 10 枚，粳米 100 克。枸杞子、百合水煎，去渣取汁，加入大枣、粳米煮粥，加入适量红糖食用。用于慢阻肺烦躁易怒、眼睛干涩者。

（2）猪肺粥：猪肺 500 克，粳米 50 克，小米 50 克，薏苡仁 50 克。猪肺洗净切片，加水适量煮至七成熟，加入薏苡仁同煮 20 分钟，后加入粳米煮 20 分钟，最后加入小米，煮至小米熟，加少许盐调食。适用于慢阻肺肺脾两虚者。

（3）山萸肉粥：山药 30 克，山萸肉 15 克，粳米 100 克。山药、山萸肉煎取浓汁，与粳米同煮粥，每天早晚各 1 次，有补肾益精之功效，适用于肾虚型慢阻肺患者。

（4）百合核桃杏仁粥：百合 50 克，核桃仁 15 克，杏仁 10 克，粳米 100 克。共煮为粥，早晚各 1 次。适用于老年慢阻肺肺肾两虚者。

（5）罗汉鸡肉粥：罗汉果 1 个，鸡肉 50 克，粳米 50 克。罗汉果切片，鸡肉切丁，粳米洗净。三者同煮成粥，加入少许盐、麻油调味，每天 1 次。适用于慢阻肺咳嗽气急、痰黄黏稠者。

（6）苏子陈皮粥：蜜炙紫苏子 20 克，陈皮 10 克，大红枣 5 枚，粳米 50 克，加水同煮成粥，加红糖适量食用，每天 1 次，可长期食用。用于慢阻肺咳痰较多者。

（7）黄芪党参粥：黄芪 30 克，党参 15 克，粳米 100 克。黄芪、党参洗净，水煎去渣取汁，加入粳米同煮成粥，加白糖适量食用。适用于慢阻肺气血虚弱者。

（8）百合麦冬粥：百合 15 克，麦冬 9 克，山药 30 克，粳米 50 克。百合、麦冬水煎，去渣取汁，加入山药、粳米同煮成粥，加白糖或红糖食用，每天 1 次。用于慢阻肺稳定期调理。

（9）贝母粥：浙贝母、川贝母各 15 克，粳米 100 克。浙贝母、川贝母研成

慢性阻塞性肺疾病综合防治手册

末,加粳米及清水适量同煮,每天 1 次,具有润肺养胃、化痰止咳作用。

(10) 贝母沙参粥:川贝母 10 克,南沙参 15 克,粳米 100 克。南沙参、粳米同煮,煮至七分熟时加入贝母(粉),煮熟即食,每天 1 次。用于慢阻肺阴虚肺热者。

(11) 人参杏仁粥:人参 15 克,杏仁 15 克,大红枣 10 枚,粳米 100 克。人参、杏仁、大红枣水煎去渣取汁,加粳米同煮成粥,每天 1 次。适用于慢阻肺咳痰清稀伴有气喘者。

(12) 萝卜杏仁粥:白萝卜 500 克,杏仁 9 克,粳米 50 克,薏苡仁 50 克。白萝卜切丁,杏仁去皮、尖,粳米、薏苡仁洗净。上 4 种加水适量同煮成粥,每天 1 次。用于慢阻肺肺虚体弱者。

▌慢阻肺患者的保健茶有哪些?

(1) 款冬花茶:款冬花 3 克,紫菀 3 克,茶叶 6 克。沸水冲泡,代茶饮,每天 1 剂。可长期服用,具有止咳化痰的功效。

(2) 佛手蜂蜜茶:佛手 30 克,水煎成汤,加入 2 汤勺蜂蜜,每天饮用。

(3) 萝卜茶:萝卜切薄片晒干,加水适量,煮水代茶饮。

(4) 罗布麻茶:取罗布麻叶 10～15 克,代茶饮用,每天 1 次。

(5) 双花茶:金银花 6 克,菊花 6 克。沸水冲泡代茶饮,每天 1 剂,1 周为 1 个疗程。

(6) 灵芝茶:取灵芝 20 克,连续煎服 3 天,对咳嗽、祛痰均有显效,对气管平滑肌痉挛有缓解作用。

(7) 百部茶:百部 100 克,蜂蜜 500 克,清水 2 000 毫升,先用清水煎百部至 1 000 毫升,滤去渣,再加蜂蜜慢火熬膏,饭后冲服,每次 1～2 汤匙,每天 3 次。对治疗慢阻肺久咳不愈甚验。

(8) 蜜枣甘草饮:蜜枣 10 枚,生甘草 6 克。将蜜枣、生甘草加清水 600 毫升,煎至 300 毫升,去渣即成,分 2 次饮用。适用于慢阻肺咳嗽伴有咽干喉痛者。

(9) 橘红茶:橘红 10 克,茯苓 15 克,生姜 5 片,厚朴 6 克。水煎去渣取汁,代茶饮。适用于慢阻肺咳嗽痰多、胸闷、食欲不振者辅助治疗。

(10) 胖大海枸杞子茶:胖大海 3 克,枸杞子 6 克。沸水冲泡代茶饮,每天 1 剂。

（11）橄榄萝卜饮：橄榄 300 克，白萝卜 500 克。煎汤代茶饮。能止咳化痰、健脾消食。适用于慢阻肺肝气郁滞者。

（12）白果茶：白果 30 克，煮 30 分钟代茶饮，白果可分数次服用。能祛痰、止咳、平喘。适用于慢阻肺肾虚型患者。

（13）生姜汁：生姜 500 克，红糖适量。生姜捣烂，加水及红糖同煎，取汁 500 毫升，分 3 次服完。适用于慢阻肺阳虚型患者。

（14）黄芩郁金茶：黄芩 10 克，郁金 9 克，水煎服，每天 1 剂，代茶饮。能清热润肺、行气解郁。适用于慢阻肺痰黄质黏者。

（15）紫菀冬花茶：紫菀 3 克，款冬花 6 克，茶叶 6 克。开水冲泡，每天代茶饮。能止咳化痰平喘。

（16）芦根茶：芦根 30 克，茶叶 3 克，蜜炙甘草 6 克。芦根、甘草同煎，去渣取汁，趁热加入茶叶，每天饮用数次。

（17）青陈皮茶：青皮 6 克，陈皮 6 克，茶叶 3 克。沸水冲泡，代茶饮。能理气健脾、止咳化痰。适用于慢阻肺伴有胃脘腹胀者。

▌体重对慢阻肺患者有影响吗？

对于慢阻肺患者来说，人们往往会更多地关注其呼吸系统的症状，而忽视其营养状况。专家介绍，慢阻肺疾病的本身既会使得患者食物摄入不足、消化吸收功能障碍、蛋白质合成受抑，但同时又会使患者处于一种高代谢状态，因此，慢阻肺患者普遍存在营养障碍。稳定期的慢阻肺患者营养不良发生率为 20％～35％；发作期的慢阻肺患者营养不良的发生率更是高达 70％。专家提醒，慢阻肺患者发生营养不良的标志就是体重减轻，具体表现为 3 个月内下降 5％或 6 个月内下降 10％。因此，患者务必在不增加呼吸负荷的同时，科学合理地增加营养的摄入。近年来，慢阻肺疾病正在逐年高发，并有年轻化的趋势。值得注意的是，由于慢性病、老年化器官功能衰退、疾病相关营养不良相交叉，慢阻肺患者普遍存在营养障碍。

体重减轻是影响慢阻肺患者死亡率的独立危险因素，对于重度慢阻肺患者而言，二者的相关性更强。那么，慢阻肺患者为什么容易引起营养不良呢？主要有以下五个方面的原因：

（1）患者通常会呼吸困难、慢性胃肠淤血，而长期服用药物又会引起咀嚼与吞咽困难，很容易产生早饱感、上腹不适感，最终导致食物摄入不足；

（2）患者长期缺氧、高碳酸血症、心功能不全，也会引起肠道淤血，而广谱抗菌药物的使用，又会使得患者肠道菌群失调、胃肠黏膜屏障功能受损，最终导致消化吸收功能障碍；

（3）患者长期气道阻塞，使得肺的顺应性下降、呼吸肌的氧耗增加、呼吸做功增强，从而导致基础代谢率增高，造成肌细胞线粒体代谢异常和瘦体组织消耗。慢阻肺患者的静息能量消耗比正常人会增加15％～20％，这又使得患者总处于一种高代谢状态；

（4）患者内分泌的改变和糖皮质激素、β受体兴奋剂的应用，使得患者蛋白质合成与降解的平衡遭到破坏，引起蛋白质特别是肌肉蛋白的丢失，最终导致患者蛋白质合成受抑；

（5）肿瘤坏死因子-α（TNF-α）刺激脂肪分解、激活蛋白降解、抑制胰岛素样生长因子对蛋白合成的刺激效应，还可引起厌食、产热增加，从而导致炎症因子介导的系统炎症。而且，慢阻肺营养不良患者对营养支持治疗也会有一定的抵抗情绪。

慢阻肺患者应如何控制体重？

（1）慢阻肺患者要多食用健康食物，如蔬菜、水果、粗粮、牛奶和富含蛋白质、维生素的食物，这些食物有助于消化，保持血糖、血脂在正常水平，此外还可控制体重。

（2）慢阻肺患者多饮水可以稀释痰液，减轻咳嗽，大多数人每天需要饮用6～8杯水［杯子的容积为226.8毫升（8盎司）］。另外，慢阻肺患者不宜饮用含有咖啡因的饮料或碳酸饮料，同时不要饮酒，因为这些饮品不但没有营养价值，饮用后还会干扰慢阻肺的治疗，同时会减慢呼吸，增加痰液量。

（3）慢阻肺患者应咨询专业的营养师，补充适合自己的营养物质，如某些慢阻肺患者补充ω-3脂肪酸可以辅助减轻炎症，改善肺功能。在此特别指出，患者一定要咨询医生后再补充相应营养物质，千万不要自己随意补充。

（4）限制盐的摄入量。慢阻肺患者摄入过多的盐，可导致水钠潴留，加重水肿，可在烹饪时减少盐的用量，或使用无盐香料进行调味。

慢阻肺患者自我管理中的带病生存技能有哪些？

慢阻肺患者在清楚认识到此病是一种无法彻底治愈的慢性终身疾病的同

时,也应该知道,该病可以通过学习相关知识,掌握一些有效的自我管理技能,从而达到控制疾病进展、提高生活质量、融入社会正常生活的目的。

（1）控制危险因素：避免空气污染；戒烟；加强劳动保护,减少职业性粉尘和有害烟雾的刺激；防止受凉感冒诱发疾病发作。

（2）增强抵抗力,改善肺功能：康复锻炼；合理氧疗；饮食营养恰当；药物支持：①免疫调节剂：对降低慢阻肺急性加重的严重程度可能有一定的作用,但尚未得到确证,不推荐作常规应用。②疫苗：流感疫苗可减少慢阻肺患者的严重程度和死亡率,可每年给予1次（秋季）或2次（秋季、冬季）。它含有灭活或减活的流感病毒,应每年根据预测的病毒种类制备。肺炎球菌疫苗含有23种肺炎球菌荚膜多糖,已在慢阻肺患者中应用,但尚缺乏有力的临床观察资料。

（3）保持呼吸道通畅：养成良好的饮水习惯；湿化室内空气。掌握有效排痰方法,如拍背排痰、咳嗽训练、体位引流、胸部叩击和震颤、体位振动排痰机治疗、雾化治疗等。

（4）重视个人卫生：首先要注意口腔卫生及保健：每天刷牙,漱口；加强咀嚼活动；做好假牙卫生；保持牙刷卫生；口腔保健。其次还有皮肤护理：保持皮肤清洁；选择舒适的衣服；冬季防止皮肤瘙痒；褥疮预防。最后是保持会阴清洁。

（5）经常保持心情舒畅：乐观积极的情绪对于健康十分重要。对保持乐观心情的几点建议如下：至少要有一种爱好；能尝试新事物；自己争取多做事；交几个知心朋友；不要钻牛角尖；学会宽容大度；学会宣泄感情；知足常乐；坚守信念。

（6）保证高质量睡眠。

（7）保持大便通畅。

（8）规范治疗,定期随访。

如何应对慢阻肺的能量缺乏和疲劳?

慢阻肺患者好发身体疲劳,一般以每天清晨和上午较为明显,下午略有缓解；室内温度过高时患者的疲劳程度有所加重,室内温度下降时则有所好转；活动量过大或劳累时,患者的疲劳程度尤为突出；而当病情进展、加重及复发时,身体的疲劳状态将愈加显著。另外,患者在身体疲劳时还常常伴有不同程度的心理压力与疲劳,焦虑、抑郁的发生率高,据统计,慢阻肺患者焦虑发生率最高可达50%,抑郁发生率达20%以上。慢阻肺患者易疲劳的原因有:

(1) 呼吸困难的直接作用。专项调查中发现慢阻肺患者的疲劳程度与其呼吸困难程度呈正比关系。通过氧疗、控制感染改善呼吸困难,降低机体乳酸和碳酸含量,以达到从根本上使疲劳得到缓解。

(2) 营养不良的多重影响。营养不良可引起患者一系列症状,如呼吸困难加重、呼吸道感染高发、肺功能减退及肌肉易疲乏等。应适当增加热量和蛋白质营养,摄入足够维生素、矿物质和微量元素,如维生素A、维生素B、维生素C、钙、磷、钾、锌等。患者应做到一日三餐定时定量,食物易消化和吸收,以保证热量充足,降低疲劳感。

(3) 心理因素的负面效应。疲劳是一种感觉,这种感觉与心态密切相关。患者紧张、孤独、焦虑及抑郁时,其疲劳感往往加重。所以在药物治疗的同时应注意加强心理调节,必要时在心理医生指导下服用抗焦虑或抗抑郁药,以减轻心理因素对患者疲劳感的负面效应。

(4) 生物钟节律紊乱的干扰。如果不能按时作息,会导致生物钟节律紊乱,进而促使疲劳加重,还会导致食欲不振及情绪不佳。所以患者应注意维持正常的生物钟节律,按时就寝,保证夜间睡眠,适当午睡,并在清晨和上午的活动量不宜过大,以减轻疲劳感。

▌慢阻肺患者如何进行"节能"?

你做事过程中有没有匆匆忙忙?许多人这样做,希望可以避免呼吸困难。事实上,匆匆忙忙将消耗更多体力,只会加重呼吸困难,所以慢慢来,记住呼吸方法!

(1) 做事时用缩唇呼吸和腹式呼吸。

(2) 用力的时候呼气。例如,提食品杂货袋的时候呼气。

(3) 不要控制呼吸,而是注意自己的呼吸。

(4) 呼吸之间呼气时间尽可能越长越好。注意呼气时间比吸气时间长一点,这可以帮助你呼吸慢一点、深一点,如果呼吸很浅,则并没有吸进多少空气。

(5) 有呼吸困难是可以的,不要太惊慌。记住一切在自己控制之下,只要调整步调,作缩唇呼吸就可以了。

（6）呼气时移动，吸气时静止，可以帮助你更好地呼吸。

（7）活动中，用力的阶段呼气会帮助保存体力、预防呼吸困难。练习移动方法时要注意自己的呼吸。记住，不要控制呼吸。

为什么保存体力对慢阻肺患者很重要？

患有慢性肺疾病时，肺部不能完全提供正常的需氧量，导致了体力供给不足。由于体力供给不足，肺疾病患者会感觉更加疲劳，日常活动中会感觉呼吸急促，产生焦虑和恐慌。学习在日常活动中保存体力，会更加省力地完成这些活动而不会有呼吸急促。只要一点思考加上计划，就可以为自己最喜欢的活动保存体力，从事对你来说最重要的活动。

慢阻肺患者如何调节自己？

（1）在轻体力活和重体力活之间做调整，轻松和繁重的工作交替进行。

（2）工作时动作宜缓慢、平稳，特别是你在用力的时候。

（3）计划休息时间，疲劳之前停止工作，有规律的短时间休息能让你工作持续时间更长。

（4）分派任务，学会求助，或者找别人来做完工作，例如家庭成员、社会服务人员、邻居、志愿者或朋友。寻求帮助并不意味着依赖别人，反而说明你会将自己的精力用到最合适的地方去。

慢阻肺患者应如何规划卧室？

（1）调整床的高度。合适的高度是当坐在床沿时，双脚可以碰到地面。

（2）床旁放一个硬质的家具，可以作为你起床或上床时的支撑，它的高度应和床一样。

（3）铺床时先铺一边，再铺另一边。或者直接铺上一条毛毯，还可以用床罩代替。

（4）床头柜上或床头放一盏台灯，开关要设在随手可得的地方。

（5）衣服要放在抽屉里，抽屉的高度应在肩和腰之间的位置。

（6）坐着穿衣和脱衣。穿鞋时可以使用长柄鞋拔。

（7）将吸入器放在床边，以便夜间和清晨使用。

慢阻肺患者沐浴时要注意哪些？

（1）咨询医师是否应该在淋浴前使用吸入器，如果需要吸氧，可以使用加长的管子，设定活动时所需的流速。

（2）淋浴时，坐在防滑椅上。

（3）进出淋浴房使用扶手。

（4）用手持的喷嘴沐浴。

（5）墙上安置一个架子，放肥皂、沐浴露和其他洗浴用品。

（6）雾气会使呼吸变得困难，为了减少雾气，水温不要过高，并打开排气扇或者开一点门窗。

（7）洗完澡马上擦干身体或者穿上浴袍。

慢阻肺患者下厨时要注意哪些？

（1）在灶台工作时，坐在凳子上。

（2）把经常用的东西放在随手拿得到的地方。

（3）把罐、锅放在灶台上，不用弯腰或伸手就能拿到。

（4）使用家用电器简化厨房工作，如搅拌机、开瓶器、洗碗机等。

（5）把开罐器和其他小物件放在外面，保证随手可得。

（6）要移动锅子或其他重物时，把它放在厚布上，然后拉动厚布帮助移动物体。

慢阻肺患者应如何从一个房间移动到另一个房间？

（1）把过道和门口擦干净。

（2）在过道上（如在去浴室的过道上）放一把椅子，这样可以在需要的时候停下来休息。

（3）保持过道和楼梯的光线充足。

（4）如果需要，在过道旁放置硬质家具或安装扶手作为支撑。

慢阻肺患者应如何安排工作生活环境？

（1）避免过冷或过热：尽可能控制所处环境的温度；使用电扇或空调，待在家里凉爽或温暖的地方，并减少待在水汽重、潮湿的浴室；特别在热天，要避免繁重的工作；避免难闻的气味(如香水、颜料、空气清新剂)。

(2) 安排好空间：把东西放在容易找到的地方；把最常用的东西放在与手腕和肩膀同高的柜子上；把最需要的东西都放在房间里面(如垃圾桶、笔、纸巾)。

(3) 借助工具简化工作：这类设备包括轻的餐具器皿、长柄的钩子、园艺工具、手推车、尼龙搭扣的鞋子、无纽扣衬衫和免熨衣服等。

▌慢阻肺患者应如何做工作计划与准备？

(1) 确立合理目标：太高的期望会带来沮丧，所以对自己要有耐心。工作的时候注意休息，学会把工作分成一个个小的、更加可行的部分。

(2) 学会区分优先顺序：聪明地利用你的体力，实际评估你能做多少事，确保为最重要的事保存体力，重要的事先做。问自己，我需要做这个吗？如果答案是"是"，那就做。但是记住，答案也可以是"不"。列一张每天工作的目标单，做完一件就划去一件。工作和日常家务都包括进去，决定什么事可以少做，可不可以让其他人来做？了解什么事是你需要帮助才能完成，有没有其他人可以替你去做？问自己这项任务是不是今天一定要完成？试着改变旧习惯，问问自己"这件事一定要按平时的方式去做吗？怎么才能让这件事做起来更容易呢？"如：可以让盘子风干，而不要擦干。

▌慢阻肺患者为何要做到提前计划？

提前计划自己一天的工作可以节约时间、保存体力，还可以帮助避免匆忙。可以用日记本或者是记事本来计划活动，写下自己一天的计划，甚至是一星期的计划。考虑一天中效率最高的时候去做事，以找出活动的最佳时间。例如，可能早晨拥有最多的体力，如果是这样，可以先把晚饭也煮好，吃晚饭前再加热。还可以准备多余的食物，冷藏起来。另外还要计划一整天里剩余的休息时间，允许有被打断或发生突发事件的时间。

▌慢阻肺患者应如何创造条件来适应身体需要？

(1) 减少弯腰和伸手：坐在高度与自己腰相当的板凳上工作；将常用物品存放于高度在腰和肩之间的架子上；运用长柄工具(如长手柄的伸够物、长手柄的修枝剪、一把扫帚、一个沐浴刷)；让自己的脚尽量靠近自己(如把脚搁在自己的膝上穿袜子、系紧鞋带)。

(2)靠近重物:尽量将工具随身携带;把设备或食物放置在容易够着的地方;用手推车来运输比较重的物品。

(3)让自己的肌肉工作:下蹲替代弯腰;用臀部去关抽屉或门。

(4)避免肌肉长时间劳累:如果一直举手工作的话,应定时休息;如果长时间搬运重物,请使用手推车;移动物品时寻求帮助;移动或提轻的东西(例如将物品分成小份,一次向壶中灌一半的水)。

慢阻肺患者日常生活中应如何控制和调节呼吸?

(1)调节呼吸,保证自己在进行日常活动时能够控制呼吸速度。

(2)如果慢慢行走时,注意调节步伐,这样在需要休息前,会走得更远。如果急于克服呼吸困难,那将会用更久的时间来调节呼吸。

(3)不要屏住呼吸,这会减少对心脏、肺部和身体的供氧量。

(4)当自己感觉呼吸急促时,尝试恢复体位以帮助调节呼吸节奏。

慢阻肺患者为何要坐着工作?

首先,和站着相比,完成同样的任务时,坐着干事情会减少能量的消耗。

其次,作为休息的姿态,坐位是更好的呼吸体位。可能的话,坐着熨衣服、洗盘子、洗澡、切菜、搞园艺、打电话或在储藏室里工作。可以在厨房或工作区准备一个高凳子或者椅子,坐下工作时,工作台应该差不多和自己弯曲的肘关节一样高。要坐着舒服,确保工作台下有放膝盖的地方,并能把双脚放在地上。

慢阻肺患者如何坐下与站立?

当要在椅子上坐下时,倒退,直到腿部后方碰到椅子的边缘,吸气,从髋部开始慢慢向前弯曲(不是腰部)。当用腿部肌肉的力量来降低身体到椅子上时,呼气,然后移动屁股坐稳。

当从椅子上起来时,移到椅子的边缘,慢慢向前倾,至鼻子在脚尖的上方。通过缩拢的嘴唇深深吸气,然后慢慢呼出。呼气时,用手臂将自己撑起来。

牢记要从又低、又深、又软的椅子站起或坐下是很困难的。

慢阻肺患者如何爬楼?

在开始第一步前,先吸气。呼气时,伸直大腿,抬起身到下一台阶,在走下一阶时足部保持平直,继续爬直到呼气末,然后走下一步前先吸气。

利用扶手作支撑,需要的话,停下休息。

如果需要持续吸氧,尝试带有肩带或腰带的便携式装置,或者把氧气装置放在背包里。

慢阻肺患者如何举起和携带物品?

靠近要举起的东西,如果有需要,髋部和膝部先向下弯,吸气,找好着力点,然后站起时呼气,用腿支撑起身体和物体。

尽量把东西靠近身体,抱紧,这样就可以看到要走的路。

慢阻肺患者如何推和拉物品?

当推东西时,随着物体移动整个身体。例如,两只手抓住吸尘器的手柄,然后跟它一起走。

有时候,拉比推容易,此时可以试着用拉物体来替代推物体,比如氧气筒。

当用扫帚、吸尘器或手推车时,推这些物品时慢慢呼气,吸气时停下来休息一下,继续工作的时候再呼气。

慢阻肺患者如何上床?

首先往后退,直到大腿后方碰到床沿。吸气,髋部慢慢向前弯曲,降低身体,直到坐在床上时呼气。再吸气,然后在一侧倒下时呼气。用手臂作支撑,整个身体一起移动,把脚放在床上。如果想平睡,翻身,不要扭曲、旋转。

慢阻肺患者如何起床?

如果是平躺,先翻向一侧。整个身体一起翻,不要旋转、扭曲。移到床边,吸气。呼气时,手臂向下压,以用力抬起身体,慢慢将双腿垂到地上。伸直腿站立时吸气,然后呼气,用手支撑离开床。如果需要,扶住一样东西来稳住自己。

▎什么是睡眠紊乱?

睡眠紊乱是指夜间无法入睡,白天出现头昏脑涨、疲乏无力、精神不济等症状。夜间睡眠不好有很多原因,慢阻肺或其他问题都会使夜间呼吸变得困难,例如,年龄、某些药物、锻炼不够都会影响睡眠。

▎慢阻肺患者为什么容易出现睡眠问题?

慢阻肺患者睡眠时觉醒与睡眠时呼吸障碍有关。一方面,因为熟睡时呼吸肌肌张力减弱,呼吸中枢兴奋性降低,因此呼吸浅快,肺通气量减少,导致动脉血氧分压下降。如果慢阻肺病情较重,日间已有一定程度的低氧,在睡眠时会出现缺氧现象。另一方面,熟睡时咽部和上呼吸道肌张力下降,如果慢阻肺病情较重,咽部肌肉张力进一步降低,在睡眠时就会因吸气而产生气道阻塞,并因气道炎症、黏膜水肿和痰液潴留而加重阻塞程度,引起睡眠呼吸暂停,使睡眠时缺氧现象进一步加重,表现为呼吸困难或打鼾。

▎慢阻肺患者如何改善睡眠?

(1)保持良好的生活习惯。睡前 4~5 小时内不饮酒,并且尽量不服用镇静安眠药物。因饮酒和服用镇静药物都会使呼吸肌松弛、张力降低,加重睡眠呼吸暂停现象。此外,应戒烟,避免过度疲劳。

(2)采取合理的睡眠体位。睡眠时保持侧卧位,在一侧背部垫枕头可以减轻症状,因侧卧时发生气道陷闭的机会较仰卧位时减少。

(3)保持适当的体重。通过运动训练和合理饮食,保持标准体重,避免出现肥胖。因肥胖者气道周围脂肪沉积,加剧气道狭窄、阻塞。

▎为什么慢阻肺患者要慎用安眠药?

慢性阻塞性肺疾病是由于支气管慢性炎症和肺气肿等原因导致气道阻力增加,气流受限并进行性发展而形成。其标志性症状是气短或呼吸困难,最初仅在劳动、上楼或爬坡时有气促,休息后气促可以缓解。随着病变的发展,在平地活动时也可出现气促,甚至穿衣、洗漱、进食等日常活动即可发生气促。当气候骤变等原因急性加重时,支气管收缩、分泌物增多,进一步加重通气功能障碍,使胸闷、气促加剧,严重时出现发绀、头痛、失眠,甚至神志恍惚等症状。

以上症状不仅导致患者身体上的痛苦，而且会出现精神紧张、不安、烦躁，进而出现睡眠障碍、失眠。为减轻身体上和精神上的痛苦，患者常常要求服用安眠药物。

常用的各种镇静催眠药之所以具有催眠作用，是因为这类药物能够抑制中枢神经系统功能，在达到催眠效果的同时，呼吸也受到相应的抑制，使呼吸由深变浅、频率由快变慢。这种药效对没有慢性呼吸道疾病的人来讲是微不足道的，但对肺功能已经减退的慢阻肺患者来说就另当别论了，安眠药会加重这类患者本来就存在的缺氧和二氧化碳潴留，轻者引起口唇发绀、呼吸困难，重者甚至可引发呼吸肌麻痹、呼吸衰竭、肺性脑病而危及生命。因此，慢阻肺患者想用安眠药物改善睡眠，应慎之又慎，应用不当的话有时是十分危险的。

轻中度慢阻肺患者可以小量、短期应用作用比较温和的安眠药，如地西泮类（安定、佳静安定、舒乐安定等），患者及其家属应密切观察使用后的反应，如患者的咳痰能力、意识状态、睡眠时间、肢端和口唇发绀、呼吸情况等。一旦发现呼吸变浅变慢、病情加重迹象时，应及时到医院就诊，以免耽误病情。不能使用吗啡、哌替啶（度冷丁）或巴比妥类（如鲁米那）、氯丙嗪等强效镇静催眠药物。对于重度慢阻肺患者原则上禁用各类安眠药物，这类患者的夜间失眠、烦躁可能是早期肺性脑病的表现，安眠药物会使病情加重。住院患者在医师的严密观察下，并且具备抢救条件时，如备有无创正压呼吸机，可以小量使用安眠药。

为什么慢阻肺患者容易出现负面情绪？

对于慢性气道疾病，目前还没有非常有效的方法能够根除这类疾病。所以很多患者长期被病痛折磨，却又无法治愈，患者在心理上产生失望感，对治疗缺乏信心，还有些患者病情较重，反复发作，剧烈气喘，无法平躺，甚至生活上不能自理，常要他人帮助，所以患者会"感到自己无用"，久而久之产生情绪低落，甚至有的人有自杀倾向，临床上慢阻肺患者心理障碍主要表现为：焦躁、抑郁、悲观等。

护理人员应如何照顾慢阻肺患者？

由于慢阻肺患者多为中老年患者，肺功能差，反复发作，导致其会出现失望、焦虑等负面情绪，对治疗失去信心，造成精神紧张，呼吸不均致通气不足，难以配合治疗，达不到预期的效果，而良好的心理状态能充分调动人体内在的康复能力，增强机体的免疫力。

护理人员可通过主动向患者介绍环境、其主管医生和护士的情况，消除患者的紧张情绪。对于不同心理状态患者的焦虑和担心，可采取不同形式予以解决，使患者保持良好的心态治疗。

护理人员应保持病房安静整洁，空气新鲜，阳光充足，温湿度适宜，定时通风。对于长期卧床患者，要保持床铺的清洁，定期给患者按摩皮肤受压部位，对于注重隐私的患者，可在病房床位间安装可拉式床帘；工作中应当做到说话轻、操作温柔，减少患者紧张情绪，让患者处在良好的环境下治疗，有助于其病情恢复。

对于慢阻肺患者，如采用仰卧位，潮气量降低，肺活量低，更容易发生呼吸困难、烦躁等缺氧表现，护理人员应建议患者采用半坐位或侧卧位姿势。如果患者改变习惯体位后出现呼吸困难加重，则应尊重患者的习惯。

对于慢阻肺患者而言，由于呼吸功能减弱、发热、感染等因素，会导致机体能量消耗多，机体免疫功能会下降，患者更应补充营养。患者在进食前后应养成漱口习惯，保持口腔的清洁，促进食欲。

护理人员根据医嘱应当给予患者持续低流量吸氧，通常选择双头一次性吸氧导管。为避免鼻黏膜干燥，定期清洁鼻孔，使鼻腔黏膜处于湿润状态，并保持适宜的空气湿度，通常在 $50\%\sim70\%$。护理人员还应注意氧气湿化的问题，降低对气道的刺激。

护理人员应当密切观察患者呼吸、心率、血氧饱和度等变化情况，以评估有无痰阻塞。如患者痰多不易咳出，可遵医嘱给予雾化吸入治疗，常用药物为普米克令舒、盐酸氨溴索（沐舒坦）、糜蛋白酶等，能使痰液稀释、支气管舒张，在雾化吸入后，协助患者翻身、叩背，借助于外力作用使黏附在气管、支气管壁上的痰液脱落，使呼吸道保持畅通。

由于慢阻肺并感染患者都必须使用抗生素来控制炎症，而临床常用的抗生素用法为 2 次/天或 3 次/天，而患者输液很少 24 小时维持静脉通路，为避免反复穿刺给患者带来的不便，通过采用静脉留置针输液，它能留置达 3 天以上，可减轻患者痛苦。

由于慢阻肺患者大多为中老年人，因病情反复发作，疗效不佳，入院后多伴有孤独、无助感。护理人员除了在对其病情进行护理外,还要加强与患者的沟通交流,并鼓励其亲人、子女多抽空陪伴患者,以减除其孤独感,有利于患者病情的恢复。

▌慢阻肺患者如何减少疾病的压力?

(1)制定一份日程安排:拥有一份规律的日程安排能帮助自己保持平衡和增强控制感。在这份安排中,尽可能包括自己需要从事的活动和向往的有趣的活动。

(2)保证饮食质量,摄入足够水分:当饮食质量得到保证,并摄入足够的水分时,机体才会较好地进行工作。如果被要求限制液体摄入,则应该谨遵医嘱。

(3)有规律性的锻炼:与肺疾病康复师讨论适合锻炼的类型、频率和强度。根据康复的程度来更新锻炼计划,把规律性锻炼列入日程安排中。可能的话,在一天内早些时候锻炼,以免影响睡眠。

(4)充足的睡眠:确定常规睡眠时间。人们经常由于看电视或从事其他活动忽略睡眠。睡前一个暖水澡、淋浴或牛奶浴可以改善睡眠。如果上床20分钟后不能入睡,下床做一下安静的活动,将有助于睡眠。

(5)限制使用酒精和其他药物:许多人使用药物和酒精来缓解压力,例如借助酒精和香烟冷静,或借助咖啡、可乐或能量饮料促使更好工作。但是,药物和酒精对人体会产生危害作用,还会导致成瘾。

(6)维持社交网络:慢性病患者拥有的朋友很少,又经常不出门,会影响患者心理健康,易导致孤僻、抑郁等负面情绪。条件允许的情况下,建议患者能出门会友,能有计划、规律性地处理社交关系。

(7)保持兴趣爱好:慢性病患者会由于怕累而放弃自己的兴趣爱好。但是参与活动能使你感到快乐,让生命变得有意义,并能帮助你保持和增强一些技巧和能力。

(8)警惕自发或扭曲想法:当生活过于忙碌或紧张时,也许会不假思索地作出反应。建议在作出反应之前停下来,做深呼吸,数到10,或者去散个步,然后再考虑你是否有必要及如何作出回应。

(9)规划管理时间:学会规划如何将学到的康复技能运用到生活和工作中的患者,实际上就真的把这些技能运用到日常生活中了。有效的时间管理对维持健康、工作、社会活动和家庭生活非常重要,在日程安排中,记录几天的任务,并留出时间应付突发事件。

(10)有效的沟通:沟通包括听和说。当感觉有压力时,应当倾向于诉说或思考想要说的事情,而不是倾听。在回答前,需要花时间倾听别人说什么。有效的沟通建立在诚实描述的基础上,并伴随着有效的解决方案和直接的讨论。

(11)练习放松式呼吸:当处于压力时,多数人表现为快速的浅呼吸,这种呼吸方式会导致呼吸困难。慢性阻塞性肺疾病患者可以通过使用放松呼吸,尽量降低在感觉压力时呼吸困难的风险。

▌慢阻肺患者应如何学会放松?

正式的放松训练可以帮助你增强新陈代谢,减慢心率,放松肌肉,降低血压。

慢阻肺患者的身体需要放松来舒缓压力,帮助预防呼吸困难发作。试着每天计划 20 分钟的放松时间,这段时间只属于你自己。找个舒服的位置坐下或躺下,避免类似电话之类的干扰,听听轻音乐或者只是静静地坐着。尝试一下的放松技巧,同时记得用缩唇呼吸和腹式呼吸。现在练习放松技巧可以帮助你在需要的时候(例如呼吸困难的时刻)更容易放松下来。

(1)进行性放松:找个安静的房间,坐在舒适的椅子上或平躺下。用鼻子慢慢吸气,再通过缩唇慢慢呼气。试着通过每一次呼吸使你能更放松。绷紧足部的肌肉,注意它的感觉。吸气的时候保持紧绷。呼气时,开始放松肌肉。注意感觉有多放松。重复前面的动作,紧绷、放松另外的肌肉群。从足部开始,小腿、大腿直到腹部。

(2)形象化:找一个安静的房间,坐在舒服的椅子上或平躺下。幻想你自己感到很温暖、很放松。幻想一个对你有吸引力的平静的场所,用自己的想象去填补细节。例如坐在热带海滩,倾听着海浪声,闻着咸咸的空气,脚埋在沙里。试着把这个场景记在脑海里。如果其他想法跑进来,放松,重新集中注意力。

▌慢阻肺患者可以做哪些运动?

慢阻肺治疗是一场持久战,关键是在病情缓解期就能够采取积极的预防措施。慢阻肺患者不必忌讳运动,有氧运动恰恰是比较适宜的运动形式。倡导患者每天步行1个小时,早晚各1次,避开中午阳光灼热的时段,穿着舒适宽松的衣装和软底鞋,选择在平坦的地面行走。运动时要注意:心跳加快但不胸闷;跑步中还能吹口哨,不喘;跑完后半小时微微出汗,不累;运动后次日不感到疲劳。其他有氧运动如步行、慢跑、自行车、八段锦、太极拳、乒乓球、羽毛球、门球等项目,可根据个人身体状况选择。进行缓慢运动的最佳时间是早上7时至9时。

▌运动对慢阻肺患者有哪些益处?

适量的运动能使患者活动能力增加,发病频率减少,生活质量提高,主要表现在以下几个方面:

(1)使心脏更健康。

(2)改善手臂、身体和腿部的肌肉力量,使神经肌肉协调性提高。

(3)改善呼吸,减轻日常活动时呼吸困难的状况。

(4)能调畅心情,使紧张抑郁的情绪减轻,让自己感觉有更好的控制能力。

(5)让自己更独立,卫生保健应用减少,生活质量提高。

(6)可控制体重,提高骨密度。

▌游泳有助于改善慢阻肺吗?

慢阻肺是一种严重危害身体健康的常见病、多发病。其主要症状是长期反复咳嗽、咳痰或伴喘息,病情进展可发展成阻塞性肺气肿,患者常感到胸闷、气短、呼吸困难。严重者会造成呼吸衰竭和肺源性心脏病。

游泳是一项很好的全身性有氧运动,它的特点是四肢克服水的阻力作主动运动。经常进行游泳锻炼,能使人体肌肉和内脏器官都得到全面锻炼,能均衡地提高机体各系统的功能。游泳对于慢阻肺,特别是并发肺气肿的患者来说,更有特殊意义。游泳可以从夏季开始,因为夏令时节慢阻肺患者病情多处于缓解期,体力状况相对充沛,为参加游泳活动提供了有利条件。

首先,游泳能使胸肌、膈肌和肋间肌等呼吸肌得到锻炼,提高肺的通气功能。其次,游泳是全身性运动,身体耗氧量增加,呼吸加深加快,排出的二氧化碳增加。最后,游泳时水对胸廓有一定的压力,吸气时胸廓要克服水的压力,呼气时,水对胸廓的压力有利于二氧化碳从肺内排出。

游泳时,人体接触的是冷水,故能提高机体对环境的适应能力。游泳从夏季开始,可以坚持到秋季,体质较好者还可以进行冬泳,既能提高机体的耐寒能力、减少感冒,还可以增强机体的免疫力。冷水可使血管发生收缩舒张变化,引起心脏收缩力度的改变,促进血液循环,从而增强了心脏功能。

身体极度虚弱以及患有心脏病、肝硬化、活动性胃溃疡、肾功能障碍、慢阻肺急性加重期等的患者,均不宜进行游泳锻炼。游泳前适当做一些准备活动,如伸展四肢、先用水擦身等。游泳的时间要根据个人的身体状况选择,太短达不到锻炼的效果,太长对身体造成不良的影响。游泳出水后要注意保暖,防止受凉感冒。

游泳能提高肺的通气功能,主要途径有三:其一,游泳能使胸肌、膈肌和肋间肌等呼吸肌得到锻炼,从而提高肺的通气功能;其二,游泳时胸廓处于水中,增加了水对胸廓的压力,吸气时要克服水对胸廓的压力,呼气时,在水对胸廓的压力作用下有利于气体从肺内排出。这样,能使肺泡的伸缩弹性得到锻炼,加强肺泡的弹性;其三,感冒是慢阻肺反复发作的最根本原因之一,游泳时,由于人体接触的是冷水,故能提高机体对环境的适应能力。如游泳能坚持到白露以后,那么更是积极的耐寒锻炼,能提高机体的抗寒能力和减少感冒的发病率,从而减少慢阻肺的致病因素。

▌慢阻肺患者为什么要注意劳逸结合?

生活规律,劳逸有度,慢阻肺不是一朝一夕形成的,而是日积月累生活无度的结果。诸如劳力过度、劳心过度、房事过度、大量吸烟等均可损及身心健康,伤害呼吸系统,引发慢阻肺。因此,慢阻肺患者一定要改变不良生活方式,做到生活规律、劳逸结合、保证睡眠。千万不要干力所不及的劳动,有心慌气短者更应掌握好自己的活动量,以减轻心脏负担。

慢阻肺患者过度劳累,身体抵抗力下降,给致病微生物感染创造了机会,易造成慢阻肺复发,所以本病患者不宜过度劳累。过度安逸也不利于慢阻肺的恢复,因为过度安逸患者的肺功能得不到锻炼。总之,慢阻肺患者要注意劳逸结合,稳定病情,延缓疾病进展。

▌什么是有氧运动?

有氧运动是指人体在氧气充分供应的情况下进行的体育锻炼。也就是说，在运动过程中，人体吸入的氧气与需求相等，达到生理上的平衡状态。简单来说，就是指任何富韵律性的运动，其运动时间较长（约15分钟或以上），运动强度在中等或中上的程度（最大心率之 75%～85%）。衡量的标准是心率，心率保持在150次/分钟的运动量为有氧运动，此时血液可以供给心肌足够的氧气，因此它的特点是强度低、有节奏、持续时间较长。要求每次锻炼的时间不少于1小时，每周坚持3～5次。这种锻炼，氧气能充分酵解体内的糖分，还可消耗体内脂肪，增强和改善心肺功能，预防骨质疏松，调节心理和精神状态，是健身的主要运动方式。

▌慢阻肺患者如何进行全身运动锻炼？

在慢阻肺患者的治疗中，全身运动锻炼是很重要的。经过运动锻炼，可以使患者身体活动的最大能力和耐受性增加。慢阻肺患者的运动锻炼方法很多，如步行、慢跑、走跑交替、踏车、医疗体操，还有我国传统的八段锦、太极拳等，应根据每位患者的体能、兴趣和条件来选择。按锻炼的活动部位将全身运动锻炼分为：以上肢为主的运动（如手臂摇柄运动、模拟划船或游泳运动），以下肢为主的运动（如快速行走、跑步、骑自行车等）和上下肢运动（如保健操、广播操、太极拳等）。但在日常生活中上肢使用频率最高，且有些运动上肢的肌肉也参与呼吸运动，故上肢运动锻炼更为实用。

一般来说，慢阻肺患者常常运动耐力差，因此运动锻炼的重点应该是增加耐力。但最新的研究表明，单纯的耐力训练后，患者的生活质量并未明显提高。因此，目前多主张耐力结合力量联合训练。

要选择空气新鲜、环境较好、场地平整的地方进行锻炼。若在家里锻炼则要开窗通风，保持室内空气洁净，衣服要宽松。饱食后不宜运动，同时要坚持训练。运动强度和时间视每个人具体情况而定。初次锻炼时，时间短，运动量轻，运动次数少，视自己能耐受的程度逐渐增加运动量和运动时间及运动次数。

在慢阻肺患者进行锻炼时，可能会导致低氧血症的发生或加重。对于这些患者，可以先用运动试验来评估其运动状态时的氧合改变，并在运动锻炼过程中监测患者的血氧饱和度改变。对于可能发生低氧血症者，也可应用便携式氧疗装置在运动中给予吸氧。

慢阻肺患者如何进行耐寒锻炼？

慢阻肺患者冬季最怕冷，穿衣多，易出汗，户外活动少，对气候变化的适应能力很差，易患感冒，也很易发生呼吸道感染。每次呼吸道感染后症状加重，肺功能亦受影响，进行耐寒锻炼可以提高患者抵抗力。耐寒锻炼从春季开始，冷水洗头擦面，先用两手摩擦头面部，逐渐扩展到四肢，每日数次，每次数分钟，至皮肤微红为好。夏季在室内用毛巾浸于冷水中拧干后作全身摩擦，每日1～2次。体质较好、耐受力强者，不妨夏季就开始全身冷水擦浴，坚持到9、10月份，直至冬季者更佳。冬季常用冷水摩擦面颈部可增强皮肤对寒冷的适应力，方便易行。经耐寒锻炼，可减少罹患感冒、呼吸道感染的次数。尽量延迟穿棉衣、戴口罩的时间，但应注意随气候变化及时增减衣服，防止感冒。

慢阻肺患者如能注意饮食起居，可以减少急性加重的次数，减少住院，提高疗效，改善生命质量。

慢阻肺患者如何进行呼吸训练？

慢阻肺患者随着病情的进展会逐渐出现肺通气量下降，残气量增加，最终会导致肺功能下降。呼吸训练可以帮助患者建立正确的呼吸方法，通过呼吸训练改善肺的通气和换气功能，满足机体对氧气的需要，及时排除机体产生的废气。坚持锻炼还可以延缓慢阻肺向阻塞性肺气肿发展。常用的呼吸训练有以下几种：

（1）缩唇呼吸法：方法是用鼻吸气，缩唇做吹口哨样缓慢呼气，使气体通过缩唇的口型缓缓呼出，吸气与呼气的时间比为1：2，可以逐渐增加到1：3以上。呼气时将口唇缩紧，增加呼气时气道阻力，防止小气道过早闭塞，使气体容易呼出，也可减少肺内残气量，改善通气。每分钟8次左右，每次做15分钟，每天1次。

（2）加压腹式呼吸法：患者全身放松，静息呼吸。体位取站、坐、卧（体弱者）位均可。先将双手张开放在上腹部，闭嘴用鼻深吸气，同时尽力挺腹，腹部之手随腹壁上抬；然后用口缩唇呼气，腹肌收缩，双手向下、向内挤压腹部，以增加腹压，膈肌上抬。其机制不仅在于胸廓活动、协调各种呼吸肌的功能，而且更重要的是增大肺活量、增加吸氧量、减少肺内残气量、改善全身健康状况。反复训练，每次15分钟，每天2次。需要注意的是：在进行加压腹式呼吸时，全身肌肉要放松,吸气时腹部膨隆,呼气时腹部下陷,每次吸气后应屏气2秒钟左右再呼气,避免用力呼气。呼吸的频率要慢,腹式呼吸还应与日常生活结合,要经常练习,呼吸困难的症状会得到改善。

(3)暗示呼吸法:患者取坐位或卧位,一手放在腹部,呼气时腹部下陷,该手也随之下沉,并稍加压力以增加腹压,使膈肌上抬。吸气时上腹部对抗所加的压力,将腹部徐徐隆起,如此反复就可促进膈肌收缩,增大其活动范围。每次锻炼15分钟,每天2次。

(4)下胸带呼吸法:用宽布交叉缠于胸部,呼气时收缩布带以挤压季肋部,吸气时对抗此布带的压力,扩张下胸部和上腹部同时慢慢放松布带。布带要选择质软、弹性较好的材料制作,收缩布带时避免压力过大,以稍觉紧为度。每次10～15分钟,每天1次。

(5)前倾体位呼吸法:患者取轻度前屈站立位,此时可减轻腹肌的张力,常较直立位时更有利于上腹的鼓隆和下沉,可促进膈肌活动。每天可练习数次,并可配合其他呼吸训练法进行锻炼。

(6)臀高位呼吸法:有膈肌粘连的老人,较难通过其他的呼吸训练增加膈肌活动范围,可采用臀高位呼吸法,即呼气时抬高臀部,利用内脏的重量来推动膈肌向上。也可将床脚垫高一些,在脐部放一重物(如沙袋)再进行腹式呼吸。需要注意的是,床脚可以抬高30厘米,重物的重量逐渐增加,以患者能承受为度。每次练习20分钟,每天1次。

▌什么是呼吸操?

呼吸操是一种有利于调节人体各系统的健身操。能有效调节人体五脏六腑,达到增进健康的目的,尤其适合有呼吸系统疾病的人群的康复。主要要点是深吸气后慢慢吐气。

传统呼吸操以药王孙思邈的为佳,其要领是发六声"嘘、呵、呼、呬、吹、嘻"对应人体的"肝、心、脾、肺、肾、三焦"。此外,还有练习瑜伽的呼吸操。

练习者要根据自己的具体情况,同时还有自己的实践体会来决定呼吸深度和强度,循序渐进,不论是呼吸法还是呼吸操,所有的呼吸方法都更重视呼吸的自然节奏韵律,只要自行调节好呼吸力度,保持呼吸的平稳与节奏,强调一种心灵的美和舒畅愉悦,就没有必要担心肺气肿或气胸。至于呼吸是否尽力,则要根据自己的情况,适可而止就可以了,只要比平时的呼吸深一点就行了。

如何运用呼吸操防治慢阻肺?

呼吸操的作用在于锻炼呼吸肌的力量,提高肺活量,改善肺的通气功能,缓解呼吸肌及肩背肌肉的紧张,促进痰液的排出,坚持练习对慢阻肺患者大有好处。

运动之前可以先做一些准备动作,活动四肢,调整呼吸,平和心态。

第一节:呼吸运动

预备姿势:立正(身体直立,两脚分开与肩同宽,两臂下垂,双手伸直,掌心向内)。

(1)深吸气,同时配合两臂慢慢伸开,抬起,高度稍微高于头部。

(2)缓慢均匀呼气,同时两臂放下。

注意事项:深呼吸速度要慢,呼吸均匀。

第二节:扩胸运动

预备姿势:立正(要求同上)。

(1)两臂抬起,肘部半屈,双手握拳,手心向下。挺胸,同时两臂用力向后拉,使胸廓打开,暂定2秒钟左右,然后恢复原来姿势。

(2)再做1次。

(3)两臂伸举,同时挺胸。

(4)两臂放下。

注意事项:胸部要挺起,两臂向后拉直至最大极限。

第三节:体侧运动

预备姿势:立正(要求同上)。

(1)左脚向左跨一步当成左弓步,同时右手叉腰,左臂经侧向上举并带动上体向右侧屈。

(2)向右做侧屈1次。

(3)向右再做侧屈1次。

(4)左脚蹬回,同时左臂经侧放下,右臂自然放下,还原成立正姿势。

重复(1)~(4)的动作,但方向相反。

注意事项:3次侧屈动作的幅度要逐渐加大,有腰椎间盘突出者不宜进行此动作或适当减小幅度。

第四节：腹式呼吸

预备姿势：立正（要求同上）。

（1）双脚分开、双手放在腹部，全身放松。

（2）吸气时腹部用力鼓起。

（3）呼气时双手挤压腹部并用力收缩腹部。

注意事项：可以平卧做。速度要慢，呼吸要有节律。

第五节：踏步运动

预备姿势：立正（要求同上）。

原地踏步动作。手和腿的动作尽可能幅度大一些。

‖ 中医呼吸导引保健操如何做？

中医呼吸导引保健操由国家中医药管理局"十二五中医药行业攻关计划"推荐，具体做法如下：

第一节：松静站立

双脚分开站立，与肩同宽，双目微闭，舌抵上腭，口唇微闭，含胸收腹，提肛，双臂自然下垂，虚腋，髋、膝关节微屈，摒除杂念，行（鼻吸口嘘）顺式腹式呼吸5分钟。

本节为起式，可起到宁心静气、安神定志的作用。

第二节：两田呼吸

并足站立，左脚向左前45度迈出一步，双手自体前拉起至上丹田（印堂穴处），缓缓分开，同时用鼻子吸气，合拢时用口呼气。然后双手向下至下丹田（关元穴）处，缓缓拉开，鼻吸气，合拢时口呼气，如此3遍。换右脚向前，继续3次。

本节两田指上丹田（印堂穴附近）和下丹田（关元穴附近），通过双臂舒展动作，并配合腹式呼吸，起到调理肺部气机的作用。本节动作舒缓，无大的活动量。

第三节：调理肺肾

双臂自体侧缓缓拉起，掌心向下，至两臂伸平时翻掌，使掌心向上，并在体前缓缓合拢至上丹田，下按，至下丹田时，俯身，并继续向下，双膝微微前屈，双手至膝盖时停止，重心前移，以脚心涌泉穴微微踏地，起身，同时默想有一股清泉从足心开始，沿小腿内侧、大腿内侧至骶部，并继续沿脊柱上行过肾，双手在此做一个开合动作,意念继续向上,通过膈肌进入肺部,向上至腋。至此同时,双掌外翻使掌心向上,水平外摆,意念沿手太阴肺经至拇指少商穴止。然后双手合拢重复上述动作 3 遍。

本节将中国传统引导术的所有要领纳入其中,是本功法的重点。本节包括了呼吸、意念和肢体动作三部分。统括肺、肾二脏,以及足少阴肾经、手太阴肺经。肾主纳气,为气之根,影响呼吸的深度,肺司呼吸。通过肺肾两条经脉,用意念和动作将两者联系起来,对呼吸的深度和气机的通畅有很好的调理作用。

第四节:转身侧指

左脚向左开出一大步,上身缓缓左转 90 度,双手变剑指提至腰间,重心移至右腿,双手向后舒展如大鹏展翅状,同时用鼻吸气,至两手提至与肩平齐时,自耳后朝前下方指出,同时用力呼气。此动作重复 3 遍。然后右转如左式,再做 3 遍。

本节主要作用于胸廓,通过肢体与腹式呼吸,扩张与挤压胸腔,起到辅助和加强气息的作用。

第五节:摩运肾堂

双手由体侧向上收拢绕腰至肾俞穴处,用大鱼际在此上下摩动 36 次,后经体侧回到小腹处。

本节的要领是将命门区摩热,以温阳命门,辅助纳气。

第六节:养气收功

双手叠放于小腹,舌抵上腭,静心调息,心息相依,保持 5 分钟。然后舌体放平,摩擦面部,活动手脚,练功结束。

本节养气与收功是两部分内容,先养气,后收功。

▌如何护理慢阻肺患者?

(1)健康教育:气候变化时注意衣服的增减,避免受凉,帮助并督促患者加强耐寒锻炼。体质较弱,对寒冷刺激敏感者,耐寒锻炼可以从夏季开始,先用手按摩面部,然后用冷水洗手、面部、颈部,逐渐过渡到四肢,最后可用冷水浸湿的毛巾擦浴全身。体质好、耐受力强者,可用温凉水洗浴,通过锻炼可以过渡到冷水洗浴,但冬季寒冷时水温不宜低于 10 ℃。耐寒锻炼要逐渐进行,避免患者突然受凉感冒。做好宣教工作,督促患者戒烟,本病患者的护理人员也不要吸烟，以免对患者造成不利影响。

（2）生活护理：经常开门窗通气，保持患者室内空气新鲜。注意叮嘱患者采取保暖措施，冬季寒冷应保持患者居室温暖，阳光充足。鼓励患者多饮水，每天2 000毫升以上，发热的患者饮水量要加大。饮食上既要顾及患者的口味，又要保证满足高热量、高蛋白、高维生素饮食要求。经常与患者交流，让患者保持积极乐观的情绪。

（3）疾病护理：注意观察患者咳嗽的性质、节律，有无刺激因素，咳嗽剧烈出现的时间及持续时间。观察痰液的性质、颜色、有无气味，每天咳痰的量，帮助患者正确留取痰液标本以便做痰液化验检查。痰液较多者，嘱其采用头低足高位，促进痰液的排出；痰液较多且咳出不爽者，让患者自己多活动，护理者还要经常帮患者拍背，有条件者可以使用超声雾化器，稀释痰液，防止痰液阻塞。喘息症状明显者，应适当减少活动量，给予吸氧，采取半卧位，条件允许者可以采用无创呼吸机辅助呼吸，减轻呼吸困难的症状。

（4）治疗护理：慢阻肺急性发作时，要特别注意患者的体温变化，在医生指导下合理应用抗生素。本病患者不能长时间应用强力镇咳药物，以免造成痰液排出不畅，影响疾病的恢复。雾化吸入化痰药物时，应观察患者吸入的方法是否正确，保证药物充分发挥药效。

‖ 慢阻肺患者如何进行冬季保健？

冬季气候干燥而寒冷，对慢阻肺患者是极大的考验。进行适当的冬季保健，有助于减少疾病急性发作次数，延缓疾病的进展。

冬季预防上呼吸道感染，对慢阻肺患者极为重要。冬季由于室内外温差较大，气候寒冷，人体抵抗力下降，呼吸道的防御功能减弱，上呼吸道感染的几率增加。通过体育锻炼增强体质，采取保暖措施防止受凉，可以预防上呼吸道感染。感冒、咽炎、扁桃体炎等上呼吸道感染要积极治疗，防止传到下呼吸道引起慢阻肺急性发作。

冬季由于气候寒冷，患者在室内的时间往往大于室外，故室内的环境对患者影响较大。患者的卧室要整洁、安静，为拥有良好的睡眠打好基础；患者的床单、被罩、枕套要经常清洗更换，避免螨虫、尘埃等对呼吸道的刺激。居室要经常开门窗通风，保持空气清新，但同时要注意室内温度不能过低。干燥的空气对慢阻肺患者的呼吸道会造成不良刺激，可以适当应用加湿器维持室内相对湿度在 50％以上。家属不要在室内吸烟,以免引起患者呼吸道不适。

合理的饮食既能保证患者正常的新陈代谢,又能促进疾病的恢复。冬季进食应避免寒凉食物,多进热性食物。慢阻肺患者饮食应以温软、高蛋白、高热量、高维生素、低脂为主。具有化痰、健脾、温肾、养肺作用的食物可以适当多食用,如百合、山药、莲子、核桃、生梨、大枣、狗肉、银耳、黑木耳等。少食或不食产气多的食物,如土豆、地瓜、未经加工的大豆等,防止胃肠胀气,膈肌太高,影响肺的呼吸运动。

中医学有"春生、夏长、秋收、冬藏"的理论,冬季是进行滋补较好的季节,可以在中医师的指导下进行药补。如气虚者,患者除有咳嗽、咳痰、喘息的症状外,还有易疲劳乏力、少气懒言、自汗等表现,中药中的人参、党参、山药、甘草、白扁豆等都有补气的作用;血虚者,会出现头晕、眼花、面色苍白或萎黄、口唇指甲淡白等表现,当归、熟地、白芍等有补血的作用;阴虚者,易有口干咽燥、手足心热、盗汗等表现,南北沙参、百合、麦冬、石斛、玉竹等有补阴的作用;阳虚者,畏寒怕冷明显,夜尿频多等,运用补骨脂、锁阳、肉苁蓉、巴戟天、菟丝子、益智仁、仙灵脾等有补阳的作用。需要注意的是,食用上述补药一定要在医师指导下进行,以免造成药物引起的阴阳气血失调。

▍慢阻肺患者逢年过节时要注意哪些?

慢阻肺患者逢年过节必定要走亲访友,患者的饮食及生活习惯跟平时不同,但是一定要注意以下几点,防止病情反复。

慢阻肺患者春节如果要走亲访友,一定要做好防寒保暖的工作,外出及时添加衣物,进入室内适当减衣。空气污染严重的时候外出,注意戴上口罩,防止烟尘污染刺激呼吸道。尽量避免长时间坐汽车、火车等交通工具,因为长途车里的空气质量较差,对慢阻肺患者造成不利的影响。一天以上不在家的患者,一定要带好平时所用的药物,特别是喘息型的慢阻肺患者更要注意带好药物。

走亲访友难免要一起聚餐,慢阻肺患者一定要注意:
(1)忌食辛辣刺激的食物,避免食用海鱼、大闸蟹等发物。
(2)要注意饮食有度,避免暴饮暴食。
(3)限制酒量,不要饮用碳酸饮料。
(4)多食用瘦肉、豆制品、新鲜蔬菜、瓜果,减少油腻食物的摄入量。

（5）多饮水，避免饮用浓茶、咖啡等。

慢阻肺患者平时进行的锻炼，如呼吸操、太极拳、慢跑、冷水耐寒锻炼等，逢年过节时不要忘记，特别是体育锻炼及耐寒锻炼。走亲访友外出的时间较多，要注意避免劳累，可以适当减少每天的锻炼时间或强度。

中医经典著作《黄帝内经》中有"怒伤肝、喜伤心、思伤脾、悲伤肺、恐伤肾"的说法，所以不管是什么情绪都要适度，并且注意调节情绪，避免情绪激动，保持乐观、平和的心态。

慢阻肺患者逢年过节当遇到咳嗽、咳痰、喘息加重的情况，特别是伴有发热者，一定要及时就医，以防延误病情。

▌慢阻肺患者的性生活方面应该注意些什么？

（1）把自己对性生活的担心、忧虑和恐惧告诉配偶，探讨能够防止病情加重的性爱方式（性爱快乐很大程度上取决于内心情感需求的满足）。

（2）把性生活安排在一天之中症状最轻的时段，一般中午或午后常是最佳时间。

（3）确保环境舒适，室内温暖（温度在 20～22 度），湿度大约为 40%。

（4）如果感觉疲劳或有呼吸道感染时，应避免性生活，保持气道卫生有助于防止呼吸道感染的发生。

（5）通过散步或其他的活动锻炼增加体能和耐力。

（6）饱餐后至少 2 小时内不宜进行性生活。

（7）慎用含酒精饮品，酒精既有兴奋作用也有抑制作用。

（8）服用或吸入支气管扩张药 30～60 分钟后进行性生活，确保性交期间支气管扩张效果最好。

（9）避免接触可诱发呼吸困难的香水或气溶胶。

（10）将治疗气雾剂（如沙丁胺醇）、一杯水和纸巾放在随手可及的地方。

（11）性生活前进行咳嗽练习 20～30 分钟，使呼吸道通畅，避免性生活时咳嗽的发作。

（12）性生活时用放松疗法，如缩唇呼吸和腹式呼吸以控制性生活期间的呼吸困难。

（13）氧疗的患者，征得医生同意将氧流量增加到 2 升/分钟。

（14）性生活前（如洗澡、按摩）或性生活时（如听舒缓的音乐、间断的休息等），使用放松技巧以减轻焦虑。

（15）性生活时永远不要操之过急，尽量满足对方，对于不能完成性交的许多夫妻来说，温柔且充满深情的拥抱、爱抚和长时间的按摩都可以达到极大的满足。

（16）允许配偶扮演积极主动的角色，在性生活时告诉他/她你喜欢什么和不喜欢什么，比如，你可以说："当你……的时候，这种感觉真好！""当你……的时候，我感觉很不舒服。""我最喜欢最爱的时间是……""我感觉最舒服的姿势是……"。

（17）可以尝试不同的性交姿势，对患呼吸系统疾病的患者来说，感觉最舒服、胸部压力最小的姿势应当是理想的性交姿势，性交姿势的选择还应考虑配偶的健康状况。

（18）如果性生活已中断很长时间，再次进行性生活前，应给自己充分的时间进行调整，避免性生活在开始阶段遭受失败，寻找不同的技术和解决方法。自我刺激（手淫）或刺激配偶的方法都可使人产生性快感，可以代替性交活动。

（19）如果不能进行性生活，应告知医师，让医师重新调整治疗方案或重新对你的健康状况进行评估。对于女性来说，年龄和某些药物可以影响女性阴道的润滑和性欲；在男性，某些药物、吸烟、酗酒和其他疾病可引起男性勃起功能障碍和性欲下降。

▌慢阻肺患者如何融入正常的生活和休闲娱乐？

对于慢阻肺患者来说，脱离先前喜欢的活动可能是一个问题。不同的人其休闲活动的需求不同，如智力刺激、一种社会贡献感、健康的好处、精神满足或仅仅是打发时光，所有这些都是生活上有意义的方面。允许人们选择自己喜欢的休闲方式，从中获得最大的收益非常重要。

▌如何确保慢阻肺患者的旅行安全？

慢阻肺患者在准备旅行前应全面评估自身的身体情况，以保持良好的状态进行游玩，尽量避开易引起过敏的地域及场所，并备齐抗过敏药物。旅游时应及时增减衣物，注意保暖，避免受凉，饮食有规律，避免接触过敏源，避免烟雾刺激，随身备用短效支气管解痉剂，以防止过敏性疾病急性发作。

慢阻肺患者陆地旅游时需要注意哪些方面？

乘长途汽车旅行的患者应经常停车休息,伸展肢体或步行以防止静脉淤滞和血栓形成。一般来说,大多数慢阻肺患者可以耐受陆地旅游。平时需要氧疗的患者旅游期间应该备好供氧装置,一种是可以插到汽车电池的便携式制氧机;根据吸氧流量的不同,小型加压氧气瓶和液氧罐也可使用,但要注意这些供氧装置应该牢固地固定在车内。延长氧气供应时间的一种方法是使用目的地提供的氧浓缩器和储氧罐,即使没有节氧装置,也可延长供氧装置在途中供氧时间。

慢阻肺患者乘船旅游时需要注意哪些方面？

乘船旅游最常见的疾病有晒伤、晕动病和胃肠道紊乱。特别是老年慢阻肺患者,本身就有多种基础疾病,饮食量比平时在家中要多,因此更易发生胃肠道功能紊乱。因此,患者在旅游动身前应该花时间考虑自己的健康需求、了解邮轮上的医疗设施、提出特殊医疗需求申请。

慢阻肺患者航空旅游时需要注意哪些方面？

慢阻肺患者在计划航空旅游前应先征求医生意见,查看有无出游的禁忌证。乘机前还要先联系航空公司,询问飞机上的氧疗设施。平常需要吸氧的患者最好乘坐直达航班,如不能乘坐直达航班(中途需要停留)时,患者可以提前与机场急救站取得联系,以便做好氧疗的安排。

慢阻肺患者携氧乘机旅游须知:①旅游时慢阻肺患者病情稳定。②出发前 2~28 天预订飞机上的氧疗设施,必要时,在目的地预订氧疗设施。③乘客不允许携带自己的供氧设备登机。④自备吸氧鼻导管。⑤咨询飞机上氧疗的附加费用。⑥携带经治医生填写的医疗病史。⑦出发前用药,使肺功能保持最佳状态。⑧及时到达,提前登机。⑨尽量选择直达航班。⑩尽量选择走廊座位。

慢阻肺患者高海拔旅游时需要注意哪些方面？

高原对人体呼吸系统有明显影响,人们进入高原后,由于高原大气压低及环境中缺氧的影响,吸入气中氧分压不足,致使肺泡的氧分压降低,动脉血的氧分压或氧含量低于正常,首先表现呼吸加深加快,可导致呼吸性碱中毒。随着缺氧加重,呼吸频率也进一步加快,人们会感到胸闷气短。适应后,呼吸频率会逐渐恢复到原来水平。由于低氧的代偿,潮气量也增大,每分通气量进而增大,残气量和功能残气量也增加。过快的呼吸会使氧离曲线左移,同时使血管收缩,尤其是脑血管收缩使脑缺血,这对机体适应高原低氧环境是不利的。

初入高原者由于过度换气引起呼吸反馈机制的不稳定,而使整个呼吸系统控制亦不稳定,因此在睡眠和安静状态下,易发生周期性呼吸,严重时可发生呼吸暂停现象;肺通气功能降低,进一步加重缺氧,易发生高原肺水肿;低温、低湿导致气道水分过度蒸发而使气道干燥,分泌物不易引流。

因此,患有慢阻肺者,特别是呼吸功能不全者,不适合高原旅游。如果病情较轻的慢阻肺患者必须去高原旅行,建议进行彻底医学检查,包括详尽询问病史、体格检查、肺功能检测和动脉血气分析。一般建议行程中维持动脉血氧分压(PaO_2)超过 50~55 毫米汞柱,对于怀疑 PaO_2 低于此水平的人应建议辅助吸氧。以下三个因素有助于识别旅行中呼吸失代偿的慢阻肺患者:轻度体力活动时即呼吸困难;最大自主通气量<40 升/分;CO_2 潴留。有以上任一因素的慢阻肺患者在旅行过程中都应该辅助吸氧,在海平面水平已经辅助吸氧的患者应将基础流速增加 30% 以上。此外,还应该预备支气管扩张剂(如异丙托溴铵或噻托溴铵等)、化痰药物(如盐酸氨溴索等)。另外,近几年的研究还发现,有些药物如盐酸氨溴索(沐舒坦)、N-乙酰半胱氨酸等药物还具有抗氧化作用,长期服用这些药物对于慢阻肺患者理论上可延缓其病程进展。

慢阻肺患者开车时应注意些什么?

慢阻肺患者服用抗过敏药物后 24 小时内请勿驾驶车辆,在驾驶时应注意避免过多接触尾气,保持车内空气流通,驾驶员及乘客勿在车内吸烟以免诱发咳喘。同时,灰霾空气污染严重时,也尽量减少开车外出,因为灰霾空气的流动性非常差,灰霾成分中的硫酸盐、二氧化硫、大气污染物以及携带的各种细菌病毒易侵入人体呼吸道,使人体呼吸系统的防御功能降低,造成呼吸不畅、胸闷、干咳等不适,极易诱发慢阻肺的急性发作。